第一推动丛书: 生命系列
The Life Series

我们为什么会生病
Why We Get Sick

[美] 伦道夫·M.尼斯　乔治·C.威廉斯 著　易凡　禹宽平 译　傅贺 叶凯雄 译校
Randolph M. Nesse George C. Williams

U0339909

CB K 湖南科学技术出版社

THE
FIRST
MOVER

总序

《第一推动丛书》编委会

　　科学，特别是自然科学，最重要的目标之一，就是追寻科学本身的原动力，或曰追寻其第一推动。同时，科学的这种追求精神本身，又成为社会发展和人类进步的一种最基本的推动。

　　科学总是寻求发现和了解客观世界的新现象，研究和掌握新规律，总是在不懈地追求真理。科学是认真的、严谨的、实事求是的，同时，科学又是创造的。科学的最基本态度之一就是疑问，科学的最基本精神之一就是批判。

　　的确，科学活动，特别是自然科学活动，比起其他的人类活动来，其最基本特征就是不断进步。哪怕在其他方面倒退的时候，科学却总是进步着，即使是缓慢而艰难的进步。这表明，自然科学活动中包含着人类的最进步因素。

　　正是在这个意义上，科学堪称为人类进步的"第一推动"。

　　科学教育，特别是自然科学的教育，是提高人们素质的重要因素，是现代教育的一个核心。科学教育不仅使人获得生活和工作所需的知识和技能，更重要的是使人获得科学思想、科学精神、科学态度以及科学方法的熏陶和培养，使人获得非生物本能的智慧，获得非与生俱来的灵魂。可以这样说，没有科学的"教育"，只是培养信仰，而不是教育。没有受过科学教育的人，只能称为受过训练，而非受过教育。

　　正是在这个意义上，科学堪称为使人进化为现代人的"第一推动"。

近百年来，无数仁人志士意识到，强国富民再造中国离不开科学技术，他们为摆脱愚昧与无知做了艰苦卓绝的奋斗。中国的科学先贤们代代相传，不遗余力地为中国的进步献身于科学启蒙运动，以图完成国人的强国梦。然而可以说，这个目标远未达到。今日的中国需要新的科学启蒙，需要现代科学教育。只有全社会的人具备较高的科学素质，以科学的精神和思想、科学的态度和方法作为探讨和解决各类问题的共同基础和出发点，社会才能更好地向前发展和进步。因此，中国的进步离不开科学，是毋庸置疑的。

正是在这个意义上，似乎可以说，科学已被公认是中国进步所必不可少的推动。

然而，这并不意味着，科学的精神也同样地被公认和接受。虽然，科学已渗透到社会的各个领域和层面，科学的价值和地位也更高了，但是，毋庸讳言，在一定的范围内或某些特定时候，人们只是承认"科学是有用的"，只停留在对科学所带来的结果的接受和承认，而不是对科学的原动力——科学的精神的接受和承认。此种现象的存在也是不能忽视的。

科学的精神之一，是它自身就是自身的"第一推动"。也就是说，科学活动在原则上不隶属于服务于神学，不隶属于服务于儒学，科学活动在原则上也不隶属于服务于任何哲学。科学是超越宗教差别的，超越民族差别的，超越党派差别的，超越文化和地域差别的，科学是普适的、独立的，它自身就是自身的主宰。

　　湖南科学技术出版社精选了一批关于科学思想和科学精神的世界名著，请有关学者译成中文出版，其目的就是为了传播科学精神和科学思想，特别是自然科学的精神和思想，从而起到倡导科学精神，推动科技发展，对全民进行新的科学启蒙和科学教育的作用，为中国的进步做一点推动。丛书定名为"第一推动"，当然并非说其中每一册都是第一推动，但是可以肯定，蕴含在每一册中的科学的内容、观点、思想和精神，都会使你或多或少地更接近第一推动，或多或少地发现自身如何成为自身的主宰。

再版序
一个坠落苹果的两面：
极端智慧与极致想象

龚曙光

2017年9月8日凌晨于抱朴庐

连我们自己也很惊讶，《第一推动丛书》已经出了25年。

或许，因为全神贯注于每一本书的编辑和出版细节，反倒忽视了这套丛书的出版历程，忽视了自己头上的黑发渐染霜雪，忽视了团队编辑的老退新替，忽视好些早年的读者，已经成长为多个领域的栋梁。

对于一套丛书的出版而言，25年的确是一段不短的历程；对于科学研究的进程而言，四分之一个世纪更是一部跨越式的历史。古人"洞中方七日，世上已千秋"的时间感，用来形容人类科学探求的速律，倒也恰当和准确。回头看看我们逐年出版的这些科普著作，许多当年的假设已经被证实，也有一些结论被证伪；许多当年的理论已经被孵化，也有一些发明被淘汰……

无论这些著作阐释的学科和学说，属于以上所说的哪种状况，都本质地呈现了科学探索的旨趣与真相：科学永远是一个求真的过程，所谓的真理，都只是这一过程中的阶段性成果。论证被想象讪笑，结论被假设挑衅，人类以其最优越的物种秉赋——智慧，让锐利无比的理性之刃，和绚烂无比的想象之花相克相生，相否相成。在形形色色的生活中，似乎没有哪一个领域如同科学探索一样，既是一次次伟大的理性历险，又是一次次极致的感性审美。科学家们穷其毕生所奉献的，不仅仅是我们无法发现的科学结论，还是我们无法展开的绚丽想象。在我们难以感知的极小与极大世界中，没有他们记历这些伟大历险和极致审美的科普著作，我们不但永远无法洞悉我们赖以生存世界的各种奥秘，无法领略我们难以抵达世界的各种美丽，更无法认知人类在找到真理和遭遇美景时的心路历程。在这个意义上，科普是人类极端智慧和极致审美的结晶，是物种独有的精神文本，是人类任何其他创造 —— 神学、哲学、文学和艺术无法替代的文明载体。

在神学家给出"我是谁"的结论后，整个人类，不仅仅是科学家，包括庸常生活中的我们，都企图突破宗教教义的铁窗，自由探求世界的本质。于是，时间、物质和本源，成为了人类共同的终极探寻之地，成为了人类突破慵懒、挣脱琐碎、拒绝因袭的历险之旅。这一旅程中，引领着我们艰难而快乐前行的，是那一代又一代最伟大的科学家。他们是极端的智者和极致的幻想家，是真理的先知和审美的天使。

我曾有幸采访《时间简史》的作者史蒂芬·霍金，他痛苦地斜躺在轮椅上，用特制的语音器和我交谈。聆听着由他按击出的极其单调的金属般的音符，我确信，那个只留下萎缩的躯干和游丝一般生命气息的智者就是先知，就是上帝遣派给人类的孤独使者。倘若不是亲眼所见，你根本无法相信，那些深奥到极致而又浅白到极致，简练到极致而又美丽到极致的天书，竟是他蜷缩在轮椅上，用唯一能够动弹的手指，一个语音一个语音按击出来的。如果不是为了引导人类，你想象不出他人生此行还能有其他的目的。

无怪《时间简史》如此畅销！自出版始，每年都在中文图书的畅销榜上。其实何止《时间简史》，霍金的其他著作，《第一推动丛书》所遴选的其他作者著作，25年来都在热销。据此我们相信，这些著作不仅属于某一代人，甚至不仅属于20世纪。只要人类仍在为时间、物质乃至本源的命题所困扰，只要人类仍在为求真与审美的本能所驱动，丛书中的著作，便是永不过时的启蒙读本，永不熄灭的引领之光。

虽然著作中的某些假说会被否定，某些理论会被超越，但科学家们探求真理的精神，思考宇宙的智慧，感悟时空的审美，必将与日月同辉，成为人类进化中永不腐朽的历史界碑。

因而在25年这一时间节点上，我们合集再版这套丛书，便不只是为了纪念出版行为本身，更多的则是为了彰显这些著作的不朽，为了向新的时代和新的读者告白：21世纪不仅需要科学的功利，而且需要科学的审美。

当然，我们深知，并非所有的发现都为人类带来福祉，并非所有的创造都为世界带来安宁。在科学仍在为政治集团和经济集团所利用，甚至垄断的时代，初衷与结果悖反、无辜与有罪并存的科学公案屡见不鲜。对于科学可能带来的负能量，只能由了解科技的公民用群体的意愿抑制和抵消：选择推进人类进化的科学方向，选择造福人类生存的科学发现，是每个现代公民对自己，也是对物种应当肩负的一份责任、应该表达的一种诉求！在这一理解上，我们将科普阅读不仅视为一种个人爱好，而且视为一种公共使命！

牛顿站在苹果树下，在苹果坠落的那一刹那，他的顿悟一定不只包含了对于地心引力的推断，而且包含了对于苹果与地球、地球与行星、行星与未知宇宙奇妙关系的想象。我相信，那不仅仅是一次枯燥之极的理性推演，而且是一次瑰丽之极的感性审美……

如果说，求真与审美，是这套丛书难以评估的价值，那么，极端的智慧与极致的想象，则是这套丛书无法穷尽的魅力！

致中国读者

伦道夫·尼斯
乔治·威廉斯
1994

　　得知《我们为什么会生病》一书出了中文版，我们特别高兴。这将使本书的读者群大大增加，我们确信书中的观念将惠及全人类。本书依据演化生物学的观点来理解人类疾病的起因，可以预见，本书不仅对医学大有裨益，而且具有其他方面的重要意义。我们特别希望本书帮助更多的人了解科学观念的重大突破，即，演化生物学。自然选择塑造了生物 —— 关于这一过程的知识是属于全人类的宝贵财富。演化生物学使用的方法及其展现的理论力量对许多文化和学术领域都有影响，许多迹象才刚刚出现。现在，能有机会与中国人民分享演化生物学的美妙和益处，我们深感快慰。我们相信，中国文化为世界上其他的民族提供了许多宝贵财富。我们希望本书有助于东西方文化间的交流，也许书中阐述的一些观点本来就源于中国文化。本书作者之一，伦道夫·尼斯博士对中国和中国人民一直怀有深厚的感情，因为他的父亲是在河南信阳出生、长大的。

　　自然选择的核心观念非常简单，但是常常被人误解。无论什么时候，生物体的遗传变异总会导致后代具有不同的生存率和生殖率，于是，子代数目更多的个体，在下一代里留下的基因就更多。依此类推，在许多年的世代更替之后，生物体逐渐变化，更好地适应它们所处的环境。对生物体而言，这根本不是什么有待探讨的观点，而是生存和繁衍的必然结果。只要生物体具有遗传变异的潜能，只要外界环境对各种变异具有不同的选择压力，自然选择就会发生。依赖于这个简单的原则，生物体演化出了不同的形态和功能，进而组成了我们目前看到的丰富多彩的大自然。演化医学的一个贡献在于，它表明了自然选择如何塑造了这些精妙的设计，同时又留下了病痛的隐患。人，毕竟是脆弱的。这种脆弱性不是源于任何智能设计的不足，而是出于自然选择的基本工作原理。我们很难改变这一切，但是我们能够理解它，并在这种理解中找到新的方法来保护自己，改善生活。

演化医学在北美和欧洲已不再是一种新的思想。在美国、英国、瑞士和意大利，科学家和医学专业人士就演化医学已举行了多次国际会议。这本书已经以五种欧洲文字，以及日文和韩文出版。它在医学杂志、科学期刊等许多报纸、杂志上也广受好评。许多教师发现这本书对介绍演化生物学的中心思想很有帮助，特别是对即将进入医学院的学生。我们预料，再过十年，演化生物学将成为医学必不可少的一部分。我们对有志于此的中国同道表示热烈欢迎。

我们感谢中文版译者易凡先生和禹宽平先生，他们认真负责地将本书译成了汉语，我们还感谢湖南科学技术出版社为本书中文版的出版和发行所做的努力，我们也非常感谢本书的代理商约翰·布洛克曼先生和他的同仁为中文版出版牵涉到的国际合作所做的贡献。

前言

　　1985年，本书的两位作者在一次会议上相遇，谈及了许多共同关心的话题。后来，参加这次会议的一些学者组建了人类行为与演化学会。

　　尼斯是密歇根大学医学院精神病科的医生。他一直为精神病学缺乏理论基础而感到苦恼，同时又对演化论思想在动物行为学研究中取得的突出进展十分感兴趣，于是他与密歇根大学的"演化和人类行为研究项目"取得了联系。与这个课题有关的许多同事得知他长期关注衰老的演化起源，就推荐了生物学家（本书另一位作者）乔治·威廉斯（George Williams）早在1957年发表的一篇文章。这篇文章根据演化史观对衰老提出了解释，对尼斯很有启发。他猜想，焦虑或者精神分裂症可能也有类似的解释。随后的几年中，他与多位演化生物学家，尤其是与威廉斯，以及医学院的住院医师和教授们进行了许多讨论，发现用演化论的学说去观察、理解疾病不仅顺理成章，而且有实际应用价值。

　　威廉斯的主要工作领域是海洋生态学和演化理论。他后来之所以对演化思想在医学研究中的应用感兴趣，缘于1980年保尔·爱华德（Paul Ewald）在《理论生物学杂志》（*The Journal of Theoretical Biology*）上发表的一篇文章，题为《演化生物学与传染病症状和体征的治疗》（*Evolutionary Biology and the Treatment of the Signs and Symptoms of Infectious Disease*）。爱华德在文章中提出，演化论思想不仅对感染过程中的问题，而且对其他许多医学问题都有意义。威廉斯利用他演化遗传学方面的知识来解释遗传疾病发生的原理。此外，他早年也研究过衰老过程的演化问题。这些研究提示，关于老年的医学研究与演化理论有着深刻的关联。

我们结识不久就达成了一个共识：演化生物学对于促进医学的进步有很大的潜力，我们有必要把这种思想传播给更多的人。我们决定将我们的思考成果和某些明显的实例发表出来，抛砖引玉，以激发大家共同探讨，或阐明其他方面的一些问题。1991年3月，我们又在《生物学季刊》（*The Quarterly Review of Biology*）发表了一篇题为《演化医学的黎明》（*The Dawn of Darwinian Medicine*）的文章，这得到医学界、演化领域和媒体界同仁广泛的赞赏。我们决定把这篇文章扩展成书，以期引起更多读者的关注。

本书的思想基础是达尔文的自然选择理论，它为生物体中所有的功能设计提供了理论解释。沿着这个思路，本书探讨的核心概念是"适应"（adaptation），包括：我们为了对抗病原体而产生的适应，病原为了对抗我们的这些适应而产生的适应，我们为了这些适应付出的代价，或称，"适应失调"（maladaptation），以及我们的机体设计与现代生活环境之间的适应失调，等等。

在写作过程中，我们不断发现，达尔文学说确实有助于医学的进步。我们逐渐认识到，演化医学涉及的不只是一些零星的观念，而是一个全新的领域，而且正在以越来越快的速度展示出许多令人惊叹的进展。然而，必须强调，演化医学还处于初级阶段；科学家用演化思想来思考医学问题提出了一些假说，但这些并不是已经证实的结论，许多理论仍有争议，指导临床实践就更要慎之又慎。现在，我们只是尝试着把演化思想在医学中做一些运用，并非指导人们维护自身的健康，遑论治疗疾病。但这并不是说，演化医学只是不切实际的思辨。绝对不是！我们预期，对疾病演化根源的阐明将大大改善人类健康，只是这还需要我们投入大量的人力、物力和财力来进行更细致的科学研究。我们希望这本书能启发人们从新的角度去考虑疾病，去追究它们的历史根源，向医生多问几个问题，甚至与他们辩论一番，不过，也不要忽视他们的意见和忠告。

做出上述申明之后，我们还有几点需要澄清。这本书不是否定现代医学的研究成果或者医疗实践，而是提议"如果我们把生物体的演化历史与目前已知的物理和化学机制一同加以考察，将会更加富有成果"。我们并非另立门户，试图取代现代医疗实践，我们的初衷是为一个比较完整的科学体系补充某些被忽视的东西。我们反对把演化医学当作现代迷信去攻击某些正统观念。我们的目的也不是提出政策建议，虽然我们相信书中的某些观念对卫生和环境部门的决策者具有重要意义。

为了让本书更为通俗易懂，并为广大的读者提供更多的信息，我们在保证内容准确性的同时，力图深入浅出，使那些在各自研究领域中已经开始思考这类问题的医生和科研人员都有所收获。我们知道，已经有不少医生被病人问到过这类问题，他们只能抱歉地说：他们的想法只是一些猜想，不是严肃的假说，不值得严肃考察。我们将尽力改变这种状况，并且希望书中提到的例子可以说服科学家，演化解释是合理的，值得接受科学的检验。此外，进行这些考察需要的办法比人们想象的更加简便，所得到的答案也更加明确。书中没有正式提出如何考察演化假说的系统指南，但是我们举了许多例子，供感兴趣的读者参考。

我们希望读者理解，与医学问题相关的演化论思想博大精深，这本简陋的小书只是一点概述。今天，医学已经是一个无比庞大的领域，任何人都只能掌握其中的一个分支，甚至像内科这种专业也正在迅速地分解为更加细致的专业，比如心脏内科、呼吸内科。我们十分清楚，在一本小书里讨论这样一个涉及面如此之广的课题，不免失之过简，甚至流于肤浅。我们希望这不至于引起严重的误导，同时希望专家们能够谅解我们的一些无关紧要的错误。考虑到对演化医学做一番全面的鸟瞰势在必行、意义重大，我们冒点风险是值得的。我们希望读者理解演化理论，借助它来观察身体的正常功能以及偶尔出现的失常功能，并从这种理解中体会到愉悦。子曰：学而时习之，不亦乐乎？

中文修订版序言

伦道夫·尼斯
美国亚利桑那州立大学
演化与医学中心主任
2016 年 12 月

25年前，当本书首次出版时，副标题"达尔文医学的新科学"似乎陈义过高；今天来看，它却有先见之明。《我们为什么会生病》确实开创了一个新的科学领域，人们现在习惯于称它为"演化医学"。

当乔治·威廉斯和我写作本书的时候，我们没有意识到我们最大的贡献在于提出了新的问题。回头来看，科学中的许多主要进展不是来自新的发现，而是来自于提出了新的问题。在医学领域，人们通常提出的问题是，"到底是机体的什么环节出了问题？"这个提问旨在回答为什么有人生病有人健康。我们提出的新问题则是，"为什么自然选择没有使身体对疾病更有抵抗力？"

一旦我们开始寻找答案，我们就会发现，身体里没有哪个环节尽善尽美。眼睛里有盲点；胃酸水平过高导致了胃溃疡；产道和动脉血管都太窄；我们的身体对抗癌症和感染的能力有限；我们的免疫系统不仅在对抗感染的时候时常捉襟见肘，而且还会攻击我们自身的细胞。

　　对于"我们为什么会生病"这个问题，目前医学院里的传统回答是：因为身体发生了突变，而自然选择不足以清除它们。这个解释固然没错，却失之片面。本书描述了另外五种可能性。

　　另外一个重要的因素是适应失调。我们的身体演化得不够快，还来不及适应快速变化的环境。过去50多年里我们身边的环境发生了许多新变化，我们的身体没有适应它们，因此出现了肥胖症和各种自身免疫病——这不难理解。事实上，我们也没有完全适应过去一万多年来农业生产的生活方式。

　　我们的身体同样无法追赶上病毒或细菌演变的速度。因为这样，我们仍然会被它们感染。除此之外，我们的免疫系统也带来了许多危险，比如炎症会引起慢性疾病。值得警醒的是，由于自然选择，任何一种抗生素都会筛选出耐药细菌。世界卫生组织已经把耐药性列为威胁当今人类健康的重大威胁之一。寻找新的策略对抗耐药性，我们需要演化的思考方式。

　　身体容易生病的另外一个解释是：这是妥协的结果。妥协，可以说是演化医学的中心原则。身体的每一个特征都可以更为优化，但这可能会以牺牲其它特征为代价。比如，如果我们的胃酸更少，胃溃疡可能会有所缓解，但是肠道感染性疾病却会增多；我们的骨骼可以更粗壮，但是如果真是那样，我们的身体也会更笨重，移动也会更不灵活。

演化医学里最令人不安的一个观点可能是，自然选择的方向并不是把我们塑造得健康，而是繁殖的成功。这解释了为什么男性比女性的平均寿命更短。

最后，疼痛、发热、呕吐、咳嗽和焦虑都是身体的防御机制，不是疾病本身。这一点与临床治疗可能会直接相关。自然选择塑造了这些防御机制。知道了这一点，以及烟雾报警原理，医生可以决定用药阻止这些防御机制是否安全、是否明智。烟雾报警器原理告诉我们，我们忍受那些虚假的警报是为了避免真正的火灾。这既解释了为什么生命里有如此多不必要的受苦，也解释了为何我们可以用药物来缓解它们。

有人认为演化医学是一种特殊疗法，或者什么新式医学。这是误会。演化医学所做的，只是用演化生物学这门基础科学来提高我们理解、预防、治疗疾病的能力。演化的原则不会直接延伸出临床建议，但是它可以为许多研究提供新的好主意，包括各种临床问题的研究。比如，它为癌症化疗直接提供了新的策略。最后，对学生而言，演化提供了理论框架，他们可以借此把无数知识点组织起来，而不必死记硬背。

近年来，演化医学方面的课程日益增多。我希望这次的修订版可以对中国的医学生们有所帮助。欢迎感兴趣的读者进一步访问演化医学方面的网站，比如http://evmeded.org/，其中包含了许多有益的资源。也欢迎大家参加国际演化医学与公共健康学会的年会。

最后，借此机会，我要为即将推出的新书《我们为何悲伤：精神病学的演化基础》做个广告，希望感兴趣的读者留意。当初我开创演化医学这个领域的时候就希冀有朝一日它可以为精神病学提供更强的科学基础。它确实可以。

目录

第1章	001	疾病之谜
第2章	013	自然选择产生的演化
第3章	029	感染病的体征和症状
第4章	054	不断升级的"军备竞赛"
第5章	073	受伤
第6章	085	毒素：生生不息，无处不在
第7章	102	基因与疾病：缺陷、脱轨以及妥协
第8章	122	衰老是青春的代价
第9章	140	演化的历史遗产
第10章	160	文明病
第11章	176	过敏反应
第12章	191	癌症
第13章	204	性与生育
第14章	232	精神病是病吗
第15章	263	医学的演化
注释	282	
再版后记	312	

第1章
疾病之谜

3　　我们的身体似乎设计得十分精巧，为什么还留下了许多弱点，害得我们要遭受疾病的痛苦？自然选择的演化过程既然能够塑造出像眼球、心脏、大脑这样精致灵巧的器官，为什么没有安排好措施预防近视、心肌梗死和阿尔茨海默症这类疾病？既然我们的免疫系统能够识别和攻击好几百万种异源蛋白，为什么人们还会得肺炎？既然DNA的双螺旋结构可靠地记录了一个成年人体内亿万个细胞的设计方案，当我们的手指受伤或者残废了，为什么不能重新长出一根手指来？还有，为什么我们不能活到200岁？

　　现在，我们对于各种病症的了解越来越多、越来越细，但是面对"我们为什么会生病"这个大问题，却仍然感到难以作答。我们知道，高脂肪引起心脏病，晒太阳可引起皮肤癌，但是为什么我们仍然喜爱高脂食物，并对日光浴乐此不疲？为什么我们的身体不能疏通堵塞了的血管，修复被阳光伤害了的皮肤？为什么日光灼伤会带来疼痛？事实上，为什么压根儿会有疼痛？经过了百万年的演化，为什么我们仍然容易遭受链球菌的感染？

　　凡此种种难以解答的医学谜题，归结起来就是，在这样一个设计精密的人体机器中，为什么还有这么多使人容易出毛病的弱点、瑕疵？从演化的角度来考察，这些近乎无解的天问就能变成一系列可以 4 回答的问题。在历史的长河中，为什么自然选择没有把那些使我们对疾病易感的基因清除掉？为什么没有保留下来那些能使我们完全抵抗损伤、促进修复、消灭衰老的基因？"自然选择不是万能的"这一简单的搪塞，总的说来并不正确。那么，我们要如何理解这些问题？在本书中，我们将力图表明：我们的身体是一个精心安排的妥协方案。

让我们来看看身体中最简单的构造吧，它的设计方案之高明，远在人类文明之上。以四肢的长骨为例，它的空心管状结构在重量最小、材料最节约的前提下，同时具备了最大的强度和弹性。它比同等重量的实心钢筋强度更高。有专门用途的骨骼又十分巧妙地设计成便于实现其功能的形状：在容易受伤的两端加厚，在受到肌肉杠杆作用力的地方长出表面突起予以加固，安排一些小沟为娇嫩的神经和血管留下通道。在需要加强的地方，它会增加自己的厚度。一旦骨折了，骨骼将沉积更多的骨痂，就连空心的内腔也用作新生血细胞的摇篮。

人体的生理解剖结构更加令人惊叹。试想一台人工肾，即使像冰箱那么大，也只能完成肾脏的一小部分功能。再看现在质量最好的人工心脏瓣膜，一般只能使用几年时间，而且每次打开或关闭都会挤碎一些红细胞，而天然的心脏瓣膜却能在一生中柔和地开合25亿次之多。或者再看看我们的大脑，它能把生活中经历的许多细节编码为记忆，在几十年之后依然可以在不到1秒的时间里检索出来。人类文明还没有发明出运算速度这么快、记忆存储量这么大的计算机。

身体还有精密灵巧的调节系统。以激素调节为例，它配合着生命活动的每一个侧面，从进食到繁殖。一层又一层的反馈回路，比任何现代化工厂的控制系统都要复杂。再看那感觉运动系统里错综复杂的线路板：影像落在视网膜上，每个视网膜细胞通过视神经向大脑的解码成像中心送出信号，成像，辨色，判断它的运动速度，访问记忆中枢，识别出这个影像是一条蛇。然后立即联络恐惧中枢以及决定行为的决策中枢，运动神经元立即牵动特定的肌肉群，手迅速挪开 —— 这全部活动是在不到 1 秒的时间内完成的。

5　　　骨骼的解剖学、激素的生理学、神经系统的网络 —— 我们的身体里有上千个完美得令人惊叹的设计方案。然而，也有不少地方似乎是无法原谅的疏忽。举例而言：把食物送到胃里的食管与把空气送到肺里的气管会在咽喉交叉。这种低劣的设计，无疑是一个重大的"交通隐患"，每次我们吞咽的时候都必须把气管关闭，否则就会被呛到。再比如近视的问题：人群中 25% 的人带有近视基因，如果你碰巧是其中之一，你几乎肯定会得近视，只有当老虎近在咫尺的时候才认得出它们并开始逃跑（如果还来得及跑的话）。为什么这种基因没有在演化过程中被淘汰掉？再看动脉粥样硬化：一个庞大的血管网络系统，可以把所需要的血液分毫不差地分送到全身各个部分。然而，这个系统却会发生胆固醇沉积在动脉壁上这样的问题，导致血流不畅、心肌梗死和中风。这就好像是奔驰汽车的设计师在设计油路时用的是喝汽水的吸管！

我们的身体设计里当然还有不足之处。每个不足之处都成了医学上的难解之谜。为什么我们会有过敏反应？免疫系统当然是有益的，但是为什么对花粉免疫就有害？还有，为什么我们的免疫系统——我们身体里的"公安部门"——会"违规执法"，攻击我们自身的组织引起风湿热、关节炎、甲状腺功能亢进、糖尿病、红斑狼疮以及多发性硬化等自身免疫疾病？还有妊娠时的反应：孕妇怀胎，子宫里的胎儿急需营养，但此时母亲却因为恶心而吃不下东西，甚至还因为呕吐而把已经吃下去的东西吐了出来，真是费解！还有衰老与死亡这个人人无法幸免的终极谜题！

甚至我们的行为和情绪也似乎是由一个喜欢恶作剧的上帝塑造的。为什么我们偏爱的食物往往都对身体有害，比如高脂肪和高糖，而不是营养又健康的蔬菜和粗粮？为什么明明知道自己已经太胖，还是控制不住食欲？在欲望面前，我们的意志力为什么显得如此孱弱？为什么男女在性生活中的反应是那么不同步，为什么没有设计成双方同时达到高潮？为什么我们之中有人总是焦虑不安，一生都在"为从未降临的灾难痛苦"（马克·吐温语）？最后，为什么幸福显得那么难以捉摸，快乐转瞬即逝？为什么实现一个目标之后感到的只是短暂的满足，而后怅然若失，永远是这山望着那山高？

近因解释与演化解释

6

为了解释这些矛盾，我们必须找出每种疾病演化方面的原因。现在，我们十分清楚，疾病的演化原因与人们平常所说所想的原因不一样。以心肌梗死为例，摄入了大量的高脂食物，并携带着易患动脉粥样硬化的基因是心绞痛或心肌梗死的主要病因。这些，是生物学家所说的"近因解释"（proximate explanation）。在本书中，我们更关心的是"演化解释"（evolutionary explanation），即，我们为什么演化成了现在这个样子。研究心绞痛和心肌梗死，演化学家想了解哪些基因让人偏爱高脂食物，哪些基因导致胆固醇沉积，为什么自然选择没有剔除掉这些基因。近因解释试图阐明，就个体而言，机体现在是如何工作的，为什么有的人得病而另外一些人不得病。演化解释试图阐明，就整体而言，为什么人类对某一些疾病更易感，为什么人体的某些部分更容易衰竭，为什么我们会患一些病而不患另外一些病。

当我们把近因解释与演化解释区别开来之后，生物学中的许多问题将更有针对性。近因解释描述的是生物性状 —— 它的解剖、生理、生化特征，以及它从受精卵到成体的发育生物学规律。演化解释所要阐明的是，为什么受精卵从一开始就需要这种生物性状，而我们的基因又为何编码这种结构而不是另外一种结构。近因解释和演化解释各有千秋，不能互相替代 —— 对于理解每一种生物性状，两者都是必要的。对外耳郭的近因解释需要知道如下信息：它怎样收拢声音，它包含哪些组织、神经和血管，以及它怎样从胚胎型发育为成人型。即使我们对这些问题已经有了充分的了解，我们还需要从演化的角度了解这种构造对于人类有哪些好处，为什么会在自然选择的过程中被保留了下来，从古至今的漫长演变中都经历过怎样的中间形式。再看味蕾，近因解释关注的是它的解剖构造和化学性质，它怎样检测到酸、甜、苦、咸的味道，怎样把这些信息转变为神经信号，然后经过神经元传送给大脑。演化解释则要说明，味蕾为什么只检测酸、甜、苦、咸，而不包括其他的化学性质（辣其实是一种痛觉 —— 修订者注），以及检测到这四种化学性质对于动物的生存有什么帮助。

近因解释回答的是"是什么？"（what）和"怎么发生的？"（how），即，关于构造和机制的问题；演化解释回答的是"为什么？"（why），即，关于起源与功能的问题。大部分医学研究寻求的是近因解释，解释机体的某些部分如何工作或者疾病怎样打乱了正常功能。生物科学的另外一半——演化生物学，则试图解释它们的功能是什么，以及为什么会是现在这样。这在医学中几乎被忽视了。生理学的基本任务就是要弄明白每一个器官正常状态下是做什么的。生物化学旨在了解代谢机制是如何工作的，为何而工作。但是在临床医学中，寻求疾病的演化解释却没有得到足够的重视。有人认为，疾病是一种不必要的、反常的现象，研究它的"演化"史更是荒谬的。然而，从演化的角度去研究疾病，并不是关注疾病的演化本身，而是揭示出那些使人类对疾病易感的设计缺陷。机体设计方面显而易见的缺陷，同自然界的一切事物一样，只有结合近因解释和演化解释才能得到充分的阐明。

演化解释是不是纯属猜想，只有思辨的意义？不完全这样。例如，妊娠呕吐，如果确实如西雅图的研究员马姬·普罗费（Margie Profet）所推测的那样，这种发生在妊娠早期的恶心、呕吐、厌食，是为了防止发育中的胎儿遭受毒素的伤害而自然选择出来的，那么症状便应当在胎儿组织分化时开始，在胎儿变得不那么容易受伤害时减轻，而且应当首先拒绝那些最有可能含有干扰胎儿发育的有毒物质的食物。事实上，我们的许多观察都与这些推测相符合。

因此，演化解释提出的假说有可能会预测到近因机制遭遇的问题。例如，如果演化论认为感染时出现的缺铁不是感染的直接原因（即，并非贫血导致了抵抗力减弱），而是机体防御机制的一个组成部分，我们便可以预测补铁可能使感染恶化 —— 情况的确如此。事实上，厘清疾病的演化史根源，绝不只是一种思辨游戏。它对于我们了解、预防、治疗疾病都非常有意义，可惜目前这种工具尚未得到充分的利用。

8 疾病的演化解释

研究各种疾病的专家时常会自问，这些疾病为什么会存在，他们也常常会萌生一些颇有价值的想法。但是，大多数情况下，由于混淆了演化解释与近因解释，或是不知道怎样把想法诉诸检验，或者是因为看法不合主流观念，他们三缄其口。在演化医学的框架正式建立之后，这些难题也许会迎刃而解。为此，我们提出疾病演化解释的六个范畴，下文将逐一详细阐述。我们现在提纲挈领地概述每一个范畴的基本逻辑，对即将展开的讨论做一番预告。

1.防御

防御不等于疾病的起因，但是人们常常把防御反应与疾病的其他症状混为一谈，所以我们首先讨论它。皮肤白皙的青年人患上严重的肺炎时可能面色发青，同时伴有剧烈的咳嗽。肺炎的这两个症状反映着两种截然不同的范畴，一种属于缺陷，另外一种则是防御。皮肤发青是因为血红素缺氧时颜色加深，肺炎的这种表现类似于轿车轴承的声音异常，它不是事先设计的针对问题的解决方案，只是毫无益处的一种无奈。另一方面，咳嗽是为了从呼吸道排出异物而专门设计的一种复杂反应，是一种防御机制。咳嗽牵涉到膈肌、胸肌、声带腔互相配合的运动，把黏液和异物从气管向上推，到达咽喉的后部，或者吐出去，或者吞入胃中，利用胃酸杀死大部分细菌。咳嗽不是对机体缺陷的无可奈何的反应，它是由自然选择留下的、一种互相配合的防御活动。当特定的感受器发觉了特定危险的线索时，它们就会被激活，这就像汽车仪表盘上的警告灯，当油箱快空时会自动闪烁一样。它本身不是问题，而是由问题引发的一种防御性反应。

防御和缺陷的区别，并非只有学术意义。对于某些病人，这种区别十分关键。纠正缺陷几乎都是有益的。如果你把轴承的异常响声消除，或者使肺炎病人的面色转为红润，几乎总是有益的。剪断指示灯的电路，多半会导致半途油尽抛锚。过度地止咳，有可能导致肺炎加剧，甚至死亡。

2.感染

考虑到有些细菌和病毒害我们受苦，我们不免把它们看成敌人。但是，它们可不是简单的寄生虫，而是老练的对手。在演化过程中，我们演变出抵御它们攻击的手段，它们也演变出了克服防御的对策，甚至利用我们防御的办法来反防御。这种永无休止的、不断升级的"军备竞赛"可以解释为什么我们无法消灭所有的感染或者避免自身免疫病。随后的两章将对这些问题展开详细的论述。

3.新环境

我们的祖先来自非洲平原，在几百万年的时间里，我们的身体也是在狩猎采集的部落生活中塑造出来的。自然选择还来不及重新改变我们的身体，来配合高脂食物、汽车、药物、人工采光和中央空调等前所未有的新环境。结果，我们的身体构造与现代环境之间发生了不匹配，许多现代疾病都是因此而产生的。心脏病和乳腺癌是两个常见的典型。

4.基因

人类的某些基因虽然可以引起疾病，却仍然存留了下来。这是因为它们的影响是"环境决定"的：当我们生活在更加接近自然的环境里，这些基因是无害的；在现代生活条件下，负面效果就显现出来了。例如，与心脏病有关的大多数基因，在我们过度放纵自己摄取大量脂肪之前，是无害的。引起近视的基因，也只在儿童阶段需要大量读书或做近距离工作的文化氛围中才起作用。那些引起衰老的基因，在人类平均寿命较短的时代也很难有机会被自然选择淘汰。

还有一些引起疾病的基因之所以被自然选择保留下来，是因为它们本身，或者是与其他基因配合在一起，对基因的携带者有益处。例如，引起镰刀型贫血症的基因同时可以防止疟疾。除了这一众所周知的例子之外，后面的章节中还要讨论其他例子，包括性拮抗基因，它可能只对一种性别有利。

我们的遗传密码经常会产生突变。有益的基因突变非常罕见，大多数突变都会引起疾病，自然选择确保了这些受损的基因及时得到清除，或者起码将受损基因的数量控制在很低的水平。因此，那些只有害处而没有益处的基因突变并不常见，也不是引起疾病的主要原因。

最后，还有一些"无法无天"的基因。它们为了自己的传播让携带它们的个体付出了很大的代价，赤裸裸地说明"自私的基因"是为了基因本身，而不是个体或者物种。但是，因为个体之间的竞争是一种强大的演化力量，这些自私的基因可能也是引起疾病的原因，尽管并不常见。

5.设计上的妥协方案

许多基因会造成一定的弊端，却也会带来更大的益处，因而被自然选择保留了下来；类似的，每一次重大的有希的结构性改变也要付出必要的代价。直立行走使人类得以携带食物和婴儿，但也留下了腰酸背疼的风险。身体构造上的种种缺陷，细究起来并非失误，而是妥协的方案。为了更好地理解疾病的原因，我们需要透过"失误"的表象，看到背后的潜在益处。

6.演化的遗产

演化是一个渐进的过程，它没有跃进，只有微小的改变，而每一个小的改变都必须具有立竿见影的益处。重大的改变不易完成，即使是对人类工程师来说也是如此。普通货车从侧面被撞时起火，是因为它的油箱安装在框架外面。但是要把油箱装到框架之内，必须进行大幅度的重新设计，这种改变又会产生新的问题，需要新的妥协方案。[11]这说明，即使是人类工程师也受到历史遗留问题的限制。与此相类似，我们的食管与上呼吸道共用一段管道，食物途经这段管道之后必须做出正确的变道才能滑进胃里；如若不然，我们就会被呛到。如果鼻孔长在颈部的某个地方，这种局面就不会出现，但是限于历史原因，这已经是不可能的了。理由将在第9章中解释。

几点澄清

在详细展开讨论之前，我们必须做出一些澄清，以消除误会。首先，我们与优生学或社会达尔文主义毫无瓜葛。我们的兴趣不在于人类的基因库（gene pool）是在优化抑或劣化，我们也不提倡任何旨在改良人种的活动，我们对人与人之间的遗传差异也没有太多的兴趣。事实上，我们更重视的是人类共有的遗传信息。

从演化的视角来考察疾病，并未改变医学的宗旨。位于纽约东北部的撒拉纳克湖畔，树立着特鲁多医生（E. L. Trudeau）的墓志铭："有时去治愈，常常去帮助，总是去安慰。"医学的目的，一直是帮助所有病人，而不是去专门帮助哪个人种（而且我们认为应当永远如此）。历史上，受一些危险的观念的引导，人类曾为某些罪行辩护。在20世纪初，社会达尔文主义的思潮曾经有意放纵资本巨头的战争狂热，限制贫困者得到医疗帮助。这些观点与"优生学"密切联系，他们主张为了改进人种（或种族）应对某些人绝育。这种意识形态早已臭名昭著。他们利用演化理论的一些名词，断章取义，甚至故意歪曲生物学中的原意。我们从不主张医学应当帮助自然选择，更不认为生物学可以指导道德决策。我们举出许多例子说明某些疾病出现的原因可能具有某些未被理解的益处，但是，这并不意味着我们认为疾病是一件好事。演化理论与医学结合，对于人应当怎样生活、医师应当如何执业这类问题，无意做出任何道德上的规劝。将演化视角应用于医学有助于我们了解疾病的演化起源，而这些知识对于实现医学的崇高目标具有深远的意义。

第 2 章
自然选择产生的演化

13　　　既然身体的每个部分都像一种工具，是为了某种目的，即某种

活动而存在的；显然，整个身体也是为了某种复杂的活动而存在的。

—— 亚里士多德

要解答第 1 章中所提到的难解之谜，我们不妨到自然选择的过程中一窥究竟。这个过程的本质十分简单：凡是影响到物种个体生存和繁殖的遗传差异都会受到自然的选择。如果一个基因编码所产生的特征使下一代后裔的生存率降低，这个基因将逐渐被淘汰，直到消失。假如某种遗传突变增加了感染造成的危害，或者使个体对危险不知闪避，或者对性不感兴趣，这种突变也不会在这个物种中散播开。另一方面，如果突变的基因增加了个体对感染的抵抗力，对危险迅速闪避，并能成功地选择有生育能力的配偶，它们多半会在基因库中传播，哪怕个体要为此付出一定的代价。

在英国空气污染的下风区生活的蛾群，它们中黑色翅基因的传播就是一个经典的例子。在被煤烟熏黑的树丛中，浅色的蛾变得十分显眼而容易被鸟捕食。这时，有一种数量很少的突变蛾种，具有与树丛
14　近似的颜色，因而避开了捕食的鸟嘴。当树丛颜色继续变深时，黑色

翅突变基因迅速传播开来，几乎取代了浅色翅基因的蛾群成为优势蛾群。故事就是这么简单。自然选择没有任何计划、目的，也没有什么方向 —— 基因频率在种群中的起伏消长仅仅取决于携带这种基因的个体繁殖成功率的大小差异。

自然选择的特点简单明了，却时常被误解。例如，19世纪斯宾塞的名言"适者生存"成了对自然选择过程的通俗解说。然而，这种提法引出了不少误解。首先，生存本身并不重要，这就是为什么自然选择造就了鲑鱼和一年生植物这样的生物，它们在繁殖一次之后就死去。只有促进繁殖的生存才称得上"适者"。如果基因能够增加生物的繁殖力，那么它们就会被自然选择保留下来，即使它会使个体的寿命缩短。相反，降低繁殖力的基因肯定会被自然选择淘汰，即使它能使个体的寿命延长。

所谓的"最适者"（fittest）同样遭到了误解。最适应环境的个体，从生物学的角度看，不一定是最健康、最强壮或者最敏捷的。古往今来，运动健将并非都是儿孙满堂，而后代的数量大体上可以反映"适应度"。对于深谙"自然选择"规律的人来说，长辈关心晚辈的生育问题实在是顺理成章。

单个基因或者个体谈不上"适应"。只有将个体放在特定的参照系，即，在特定环境中生活着的特定物种里，"适者"的概念才生动起来。即使是在单一环境里，不同的基因也各有利弊。设想，有一种基因使兔子更加胆怯，因而有助于它们避开狐狸。现在，假设田野中有一半的兔子有这种基因。因为它们花更多的时间用于东躲西藏，吃得较少，平均而言，这些胆怯的兔子可能没有它们那些胆大的同伴长得壮实。结果，在漫长寒冷的冬天过后，它们中三分之二因饥饿而死去，而那些胆大的、长得比较壮实的兔子只有三分之一因饥饿而死去。那么自然选择对胆怯的兔子是不利的，若干个严酷的冬天有可能把它们全部消灭掉。反过来，如果狐狸的数量增多，而冬天又比较暖和，那些胆大的兔子就倒霉了。适应与否，都因环境变化而异。

15　自然选择只有利于"基因"，而不是种群

很多人都看过一部描写大自然的影片，其中有一群饥饿的北极鼠勇敢地跳进冰河自杀。画外音解说，当食物匮乏时，一部分北极鼠就勇敢地自我牺牲，以便剩下的同伴有足够的食物能够活下去。十几年前，这种"种群选择"的解释一度得到生物学家的认可，但现在他们已经抛弃了这种见解。为什么？

让我们设想两只这样的北极鼠，其中一只"品格高尚"，看到同伴们面临饥饿，马上就跳进最近的冰河里去。另一只则"自私卑劣"，躲在一旁等待那些高尚的北极鼠死光，然后尽情觅食、交配、生育，养育了许多后代。那些携带着"高尚基因"的北极鼠的命运会是怎样的呢？不论它们是如何的"高尚"，对种群是如何的有益，它们毕竟没有留下后代。这样说起来，我们又如何明白地解释北极鼠自杀的行为呢？在冬季末期食物变得稀少时，北极鼠便开始大规模地迁徙，哪怕是遇到早春融化的冰河也不逗留。然而，淹死并不是常见的事情。为了得到戏剧效果，制片人暗地里用扫帚将北极鼠赶入冰水中 —— 人类在理论和实践发生矛盾的时候不惜伪造事实来为自己辩护，这不过

是又一个典型！一般而言，自然选择作用在个体水平上的效果比在种群水平上的效果更强，但是在某些特定的环境条件下，情况也可能反过来。

英国生物学家，《自私的基因》的作者理查德·道金斯（Richard Dawkins）主张，个体可以看成是基因用以复制基因的载体，完成目的之后就可以被抛弃。这种观点颠覆了那种认为演化将带来一个更和谐、稳定、健康的世界的传统信念。我们都希望生活得健康快乐，但是自然选择却一点也不关心我们是否快乐。从纯演化论的角度来看，如果患上焦虑、心脏病、近视、痛风以及癌症的倾向在某些方面或多或少 [16] 地增加了繁殖的成功率，这些基因就会被选择保留，我们也将承担这些"成功"的代价。

亲属选择

在上一节中，我们表示，"适者"之所以在自然选择中胜出，关键是繁殖的成功。在关于北极鼠的讨论中，我们提到，为了帮助同类而牺牲自我利益的个体并不受到自然选择的青睐。但是，这样的概括只揭示了部分真相。事实上，演化意义上的成功最终体现为未来后代所携带的遗传基因的频率，至于这些基因是直接来自你，还是间接来自你的亲属，则无关紧要，因为亲属里有许多基因与你的基因是一样的。

子女的基因有一半与母亲相同，另一半与父亲相同。孙辈的基因有四分之一与祖父母相同。同胞兄妹之间，平均有一半的基因相同，侄表兄妹之间有八分之一相同。这意味着，从基因的立场来看，你的兄妹和儿女的生存、生育的重要性，等于你自己的生存、生育的二分之一。根据这一推理，自然选择偏爱帮助亲属的物种。前提是，假定其他诸如年龄、健康等条件都相同，个体帮助亲属所付出的代价低于受益亲属的数目乘以血缘亲密的程度。有一个古老的故事，英国生物学家霍尔丹（J. B. S. Haldane）在被问及是否愿意为兄弟牺牲自己的生命时，他回答："不是为一个兄弟牺牲，但我可以为两个亲兄弟或者八个叔表兄弟牺牲。"直到英国生物学家哈密顿（William Hamilton）1964年发表了一篇重要论文，这个原则以及它对群体中的合作现象的解释才算被正式承认。哈密顿因此获得了1993年的克拉弗奖（Craford Prize），这是那些诺贝尔奖没有覆盖到的研究领域里的最高学术荣誉。另一位伟大的英国生物学家约翰·史密斯（John Maynard Smith）将这种现象命名为"亲属选择"。

　　"好人笑到最后"的规则在演化过程中有一个明显的例外：互惠的交换不一定只发生在亲属之间。假如张三是一个鞋匠，而李四是一个可以提供优质皮革的猎人。资源的交换对他们都有好处，即所谓的"双赢"。自从1971年罗伯特·泰卫斯（Robort Trivers）关于互惠学说的著作发表以来，生物学家经常把自然界的合作现象归因于互惠交换或者亲属选择。

　　多亏了先驱威尔逊（E. O. Wilson）、亚历山大（Richard Alexander）的努力，关于社会行为的生物学研究才日益成形。他们分别有《社会生物学》（Sociobiology）和《达尔文主义与人类活动》（Darwinism and Human Affairs）等作品发表。早先的争论和误解已经冰释，取而代之的是日益增长的新的成果。

自然选择是怎样进行的？

　　关于演化，有人认为它是向着特定方向按照固定计划进行的。这是一个误会。其实，演化受偶然性主导，既无目的又无方向，演化的前途无法预测。生物个体的随机变异导致了它们的适应能力具有微小的差异。某些个体比另外一些个体留下更多的后裔，而那些增进适应性的特征会在后代中更加常见。很久很久之前，生活在热带非洲的人群中发生了至少一次突变，血红蛋白分子可以抵抗疟疾了。这一重大的优势使这个新基因传播开来，但随之而来的代价是镰刀型细胞贫血。我们将在后面关于基因的章节中详细讨论这个问题。

　　偶然性可能会影响到自然选择的各个阶段：第一，基因突变的出现本身就是偶然的；第二，携带这种突变基因的个体能不能活得足够长久，使得该突变基因的效果得以显现，也是未知数；第三，该个体未必能够繁殖；第四，这个基因，即使增进了第一代的适应性，也可能由于某种偶然事件在第二代的时候被淘汰；第五，无疑，还有许多不可预测的环境变化将在每个物种的历史过程中产生不同的影响。著名生物学家史蒂芬·古尔德（Stephen Jay Gould）说过，如果有可能把生命演化的历史重演一次，结局很可能不一样，不仅可能没有人类，甚至可能没有哺乳动物的出现。

　　我们经常强调，自然选择塑造了许多优美的生物性状，但是这 18 并不等于认同"自然选择创造完美"的流俗意见。对于后者，我们需要辩证分析。演化所达到的完美程度取决于你对完美的认识。如果你的问题是："自然选择是否总是使得物种获得更长久的安乐？"那么回答是否定的。因为这意味着种群受到选择，而如上文所述，这不大可能。如果你的问题是："自然选择是否会创造出每一种有价值的适应？"回答仍然是否定的。例如，南美洲有一种猴子可以用尾巴抓住树枝，这种本领对于非洲的猴子也一样有用。但是，仅仅是因为运气不好，它们没有产生这种技巧。在远古时代，南美洲出现的某些环境组合使某些猴子开始使用它们的尾巴，最后它们养成了用尾巴抓住树枝的能力；这一发展过程却不曾在非洲发生。有用的性状未必会出现。

然而，在优化一些数量性状方面，自然选择确实常常是向着接近完美的方向发展。如果某个特性有助于某项功能，那么，当它们经过世世代代的选择，无数微小的改进会积少成多，愈发趋近理想的功能。例如，鸟的翅膀可以更长，具备更好的提升力；也可以更短，更易于控制。观察大风暴过后鸟类的幸存情况便会发现，死去的往往是那些翅膀特别长或特别短的鸟，能生存下来的鸟的翅膀大都偏离平均值不远，也就是接近最佳的翅长。

在人类生理特征中可以找到上百个性状接近最佳值的例证：骨的大小和形状、血压的高低、血糖水平、脉搏次数、青春期发育年龄、胃的酸度，等等。观察值可能不是十分精确，然而已经十分接近。当我们质疑自然选择为什么没有起作用的时候，多半是因为我们忽视了某些未知因素。例如：胃酸会加重溃疡，但服用了抗酸药的人仍然可以消化他们的食物。所以，是不是胃酸太多了呢？可能不是，胃酸对消化和杀菌都是重要的，包括杀灭引起结核的细菌。为了识别身体的不完善之处，你必须首先理解其完善和妥协之处，因为它们是不完善之处的代价。

同所有的工程师一样，演化也经常需要采用妥协方案。汽车设计 [19] 师可以把油箱设计得更厚从而减少起火的风险，但是这样一来就增加了成本，又减少了行驶里程和加速度，这就需要妥协。于是，油箱没有变得更厚，在某些车祸中它们确实破裂了，代价就是每年都有几个人为此而丧命。当自然选择不可能同时在方方面面都达到尽善尽美的时候，它的妥协方案不是随意的，而是尽可能使净收益最大化。

有这么一个未必可信的传闻：亨利·福特在巡视一个堆满了废旧T型车的仓库时问道："这些旧车里是否有绝对不发生故障的部件？"随从人员回答："有的，一种驾驶杆决不会失灵。"福特转向他的总工程师，说道："那么我们就重新设计它。如果永不发生故障，我们花在上面的成本一定太高了。"自然选择同样会避免"过度"设计（过度加大安全系数）。如果某件东西运行得相当不错，那么它的某些不重要的缺陷就不会成为选择因素，自然选择也就没有改进它的机会。因此，身体的每个器官都具备一定的抗压能力，足以应付可能偶然遇到的极端环境；同时，一旦压力过大，这些器官也会受到伤害。身体里没有哪个器官是永远不出毛病的。

对某种资源的供应若适度增加，常常会带来很大的益处，但是大量增加却可能会使收益减少。比如炖汤，放两个洋葱可能比放一个好，但是放十个进去不仅浪费而且也没有什么好处。这种成本收益分析是经济活动中的常规操作，也同样适用于生物学和医学。例如使用某种抗生素治疗肺炎，剂量太小可能产生不了明显的益处，中等剂量时费用虽有增加但能得到更多的收益，过大的剂量徒然使费用更高却不能增加多少疗效，甚至还有风险。

　　每一个工程或者医疗上的决策都会进行成本和收益两方面的考量，每一个在演化中保留下来的有益的遗传变化，也不可避免地要付出一定的代价。自然选择的力量并不弱小，也不是不可捉摸；它选择的是对整体适应更有好处的基因，即使这个基因会使个体对某些疾病更易感。那么，我们可不可以认为某一些性状，例如焦虑，也有必要的功能呢？想一想前面提到的兔子，在狐狸特别多的一年里，那些"无知无畏"的兔子的命运会怎样呢？即使是引起衰老的基因也并不一定都没有好处，它们可能对年轻时的生活有益。自然选择对青年阶段的作用最强，这个阶段的适应对于生存和繁殖的益处远远超过衰老和死亡的代价。为了更好地理解疾病，我们一定要透过"设计缺陷"的表象，理解背后的收益何在。

如何检验演化假说

　　本章开头，我们引用了亚里士多德的话，这并非调侃，我们是有严肃考虑的。亚里士多德是功能分析的开山祖师。功能分析在生物学的众多领域中已取得了丰硕的成果，我们预期，它在医学领域中也将有用武之地。当然，亚里士多德与现代生物学家的世界观迥异。他对生物体中生命活动的物理和化学机制几乎一无所知。他也不懂得实验检验的重要性。他更不曾听说过自然选择的原理，而且也不知道生物完全是按照繁殖成功率最大化的原则塑造出来的。不论是对人类的手、大脑或者免疫系统，亚里士多德的重磅问题："它是做什么的？"现在已经有了非常明确的科学含义："这种特征对繁殖的成功有什么贡献？"他认定生物体作为一个整体的存在一定有某种目的，这是正确的。不过，直到最近人们才逐渐把这个问题弄清楚，这个目的就是繁殖。

有人认为各种关于生物性状功能的讨论不免会滑向"目的论"或流于纯思辨，因而不适于科学探索。这种想法是不正确的，本书将举出许多例子来反驳它。有关生物性状的适应性功能的问题，如同解剖学和生理学方面的问题，都是可以经得起科学检验的。询问生物性状（例如眼睛、耳朵和咳嗽反应）的适应性作用是有意义的，因为在演化的历史过程中，这些生物性状逐步改变，从而能够更好地完成特定的功能。

然而，当我们提出这类"为什么"的问题时，我们必须警惕那些"想当然"的故事。为什么我们的鼻梁凸起？因为要用来支起眼镜架。为什么婴儿会啼哭？那一定是在锻炼肺部。为什么我们几乎都在100 [21]岁之前死去？那是为了给下一代人腾出生活的空间。几乎每个问题都可以编出一个"想当然"的回答，但是如果它们仅限于此，就谈不上是科学。这里的问题不在于提出的问题不对，而在于这些"想当然"的回答没有经过审慎的科学考察。

我们不妨用上述几个荒谬的例子来说明如何检验这些解释，并证伪它们。远在眼镜出现之前，我们就有了鼻梁，所以鼻梁不可能是为了支起眼镜架而演变出来的。成年期肺的健康并不取决于婴儿时的啼哭，所以啼哭不是为了肺的发育。衰老不是为了给后代腾出生存空间而演化出来的，因为这样的种群在自然选择中并不具有额外的优势；而且，有关衰老的机制细节也否定了这种猜测。

另外，许多关于生理特征的功能假说是如此明显以至于没有什么新意。任何熟悉心脏结构和工作过程的人都可以看到它是用来泵血的。我们也知道咳嗽是将异物排出呼吸道，而寒颤会使体温升高。你也不需要演化专家指出牙齿是用来咀嚼食物的。有意思的假说要切中重要的问题，并且能付诸检验，哪怕真伪不是一目了然。这样的假说可能会带来新的发现，对医学也可能带来重要的突破。

适应主义者的工作程序

对人类生物学特征的功能研究，我们需要用到一种被称为"适应主义者的工作程序"（adaptationist program）的研究方法。根据人类生理结构的已知功能，我们可以逻辑地预测到未知的新功能。经过适当的探索研究，能够证实或者证伪这些特征的存在。如果存在，它们便可能具有医学上的意义。如果不存在，我们便抛弃这一假说从头再来。

下面，我们将举出三个有趣的发现作为例子。科研人员之所以能做出这些发现，正是因为他们将促进生物适应性的各方面因素都考虑进来了。这三个例子涉及河狸与鸟类，而不是医学问题（以后的章节中将谈到许多有关医学的例证）。这几个例子或多或少可以说明，关于适应性，常人的直觉理解未必靠得住，即使是生物学专家也高明不了多少。我们需要严肃（这意味着它们往往包含数学模型）的理论，才能得到合乎逻辑的答案。之后，我们可以进一步研究活生生的生物体来检验其真伪。

河狸从池塘附近采集树干，这既是筑巢的材料，也是维持生命的食物。它们用牙齿将树干从靠近地面的根部咬断，拖下水，然后拉进巢穴里。河狸是怎样选择树干的呢？密歇根大学的生物学家格·贝诺夫斯基（Gary Belovsky）提出的假说是，它们用的是"适应性"的办法。这就是说，河狸尽可能按经济原理决策，综合考虑咬断和拖运树干的难度以及离家的距离。贝氏的计算表明，高效的河狸离巢穴越远应该越挑剔。太小的树，使用价值太低，不要；太大的树，咬断运输的成本太高，从远处拖到湖里浮起来的路程太远，也不要。贝氏预测，离巢穴的距离越远，河狸采集的树径会越小。但是，它们只采集符合理想直径的树干。对河狸在池塘边所采集的树桩的观察与测量证实了这一预测。下一次你再看到河狸栖居的池塘时，不仅要欣赏河狸神奇的技巧，也要赞赏它们统筹规划的智力。

现在，试想一只将要产卵的林地鸟，它将和配偶一起孵育一窝幼鸟。林地鸟在这个季节里的繁殖将完全取决于这几个蛋。那么，它应该产几个蛋好呢？记住，它的目的不是种族繁衍，而是为了让自己一生之中繁殖最多的后代。产蛋太少是愚蠢的，但是产蛋太多也可能要降低一生的总繁殖率，因为食物可能不够，一些小鸟会养不活，或者它和配偶在育雏过程中体力消耗太大，自身可能活不到下一个繁殖季节。这些因素适用于丛林中的每一只鸟，但是不同鸟类的产蛋数是不相同的。如果有一种鸟的平均产蛋数是4个，其中也会有些是5个，有些是3个的，我们是否能认定它们都是想要4个，却因为不会计数而犯了错呢？或者，产蛋数不是通过自然选择来优化调整的？

另外一种解释是林地鸟有"选择"能力，但是适应主义者否定了这种解释。事实会不会是这样的：一般来讲，产3个蛋的一对最适合产3个，产4个蛋的一对最适合产4个，以此类推呢？做一个简单的实验便会给我们答案。假如丛林中有30个鸟巢，其中都有4个蛋。随机选10个巢不动（作为对照组），再选10个巢作为实验组一，从中各取出一个蛋，放到另外10个巢中，成为实验组二，这样便有3组鸟巢，其中分别有3个（实验组一）、4个（对照组）、5个蛋（实验组二）。现在，我们就可以观察这3组鸟孵育幼鸟的平均成功率的差异，衡量增加或减少一个蛋是否会影响后代的繁殖率。

将所有的相关因素都仔细控制之后，这类研究结果往往都支持牛津鸟类学家戴维·赖克（David Lack）50年前得出的结论："鸟类调整其产蛋数，使得个体繁殖后代的成功率最大。"为了做到这一点，鸟类需要比较准确地评估自己的健康状况、能力和经验。喂养4只雏鸟比喂养3只雏鸟显得更困难、更危险。如果有5只雏鸟，巢可能更加拥挤，长大的幼鸟离巢时可能体重偏低，活到下一个冬天的可能性也要降低。每年的环境变化也难以预测。年景差的时候，幼雏过多的鸟巢将特别危险。可以肯定，有了这些知识，博物学家对禽类哺育幼雏的野外观察将更加有趣。这些鸟选择了最佳策略，这不仅符合平均规律，而且有利于自己。

在刚刚的讨论中，我们只关心蛋的数目，没关注鸟类后代的性别。这些鸟是否会遵循最佳雌雄比例呢？在关于性别比例的自然选择中，一个最重要的原则就是使适应最大化："数量较少的性别将占据优势。"经常光顾单身酒吧的人知道，人数更少的性别求偶成功的概率更大。在自然界，雌性稀少时，产出雄性后代的个体是自然选择淘汰的对象，因为许多雄性不会留下后代。如果雄性稀少，产出雌性就不如产出雄性能留下更多的后代。这种自然选择解释了为什么会有大致相等的雄性和雌性个体。这一简明有力的演化解释是由伟大的遗传演化学家费希尔（R. A. Fisher）在1930年提出的。如果你认为相近的 24 性别比例是因为有相等的机会从父亲那里得到X或者Y染色体，这当然没错。不过，这是近因解释。这种近因解释不能解释某些特殊生物，例如蚂蚁和蜜蜂，它们具有巨大的性别差异。它们的情况太复杂，需要更加复杂的分析手段，此处暂且不表。

自然选择是否在群体中产生数量绝对相等的雄性和雌性？不是这样的。可以想到，还有许多别的因素。例如，两性成熟的年龄差异，两性死亡率的差异，雌性和雄性亲代在生存和繁殖中所付出的代价的差异，等等。认真地分析之后，科学家得到了这样的结论："对于与人类一样、同样具有性别决定方式和生殖方式的生物而言，如果父母哺育子女时付出的代价也相当，性别将维持在稳定的比例上。"统计结果与该预测吻合。

在接下来的章节中，我们希望说服读者，有关自然选择的最新理论可以预测河狸的筑巢方式、鸟孵化后代的数目变化以及哺乳动物的性别比例，同样也可以帮助医学做出重大发现。假设、推理、论证，总是要从现有的生物医学知识和一个有关适应性演化的问题开始：人体的这一特征，是否是某种适应机制的一个方面？如果是，其他方面还有什么可能的机制？怎样去检验这些未知的机制？如果人类生物学的某些特性看起来不尽理想，自然选择是怎样把它选出来的？为什么它们没有被淘汰？这种看似糟糕的设计，是否有其他有用的功能？是否有可能，它适应于石器时代，却与现代环境不相匹配，因而引起了疾病？侵扰我们的病原体和寄生虫同样在自然选择中不断改进，这对我们意味着什么？这些不过是演化生物学研究的几个常见的例子，对这些问题的解答已经结出了许多硕果。

　　不过，我们不要被热情冲昏了头脑，还是要冷静地分析问题。事关功能的问题，可能有不止一种正确的答案。例如，舌头对咀嚼和讲话都很重要，眉毛对防止汗液流进眼睛和交流也都很重要。其次，对一个物种或一种疾病的演化史的研究与其他历史研究一样，都是无法直接进行通常意义上的实验检验。我们无法通过实验来确定我们的祖先在多久之前第一次使用火，以及这对后来的演化又发生了怎样的影响。探索历史的唯一途径是考察它留下来的纪录。对考古学家来说，古代遗址留下来的炭末和烧焦的兽骨是宝贵的原始资料。类似的，从蛋白质和DNA的化学结构中，生物学家也可以解读出远古时代物种之间的亲缘关系。在发明时间飞船之前，我们还无法回到古代去直接观察演化史上的重大事件，但是我们可以根据化石、碳元素追踪、解剖构造、行为倾向、蛋白质和DNA的结构去重建史前时期的事件。即使一时无法说明某个生物性状的演化史，我们仍然可以相信，它是由自然选择塑造的，可以与其他物种里类似的功能做比较，以此取得旁证。

因此，关于特定生物性状的演化起源及功能的假说，正如关于该性状近因解释的假说一样，都需要，而且也都可以诉诸检验。检验关于演化的假说需要克服特别的困难，但这不是我们放弃的借口 —— 这只会使得研究更富挑战性，也更有趣。作者不敢夸口在本书中检验了演化的假说。我们努力将猜想与事实区分开，而且对所举的大多数例子都提供证据，但是就我们提供的证据而言，这些假说还称不上已经得到证实。有些例子有大量的研究为依据，这些研究涉及了演化问题的方方面面，但是就整体而言，证据仍然不够充分。

本书的目的不是去证明哪个具体的假说，而是向读者表明，用演化的视角来审视医学问题不仅重要、有趣，而且可以诉诸科学的检验。我们希望人们开始提出新的问题。因此，我们关于许多疾病提出了各种演化意义上的问题，并冒昧地提出了我们的猜想。再次申明，这些只是猜想，不是事实。也许再过几年，演化医学会有足够的发现来完成一本专著。但是现在，我们的目的不是勉力验证几个假说，而是鼓励病人、医生和研究人员去提出更多的问题：为什么有这种疾病？正如格特鲁德·斯泰因（Gertrude Stein）临死前的问题："答案是什么？"—— 她没有得到任何回答，然后又问道："既然这样，问题是什么？"

第 3 章
感染病的体征和症状

26 假定在猫鼠之争中，你站在老鼠的立场上。老鼠说它讨厌猫的气味，猫的气味使它紧张不安，分散它对食物、配偶、幼鼠等重要事情的注意力。假如有一种药可以使嗅觉迟钝，老鼠吃了这种药可以不再受猫的气味的干扰。你是否会给它开这个处方？可能不会。因为猫的气味对老鼠来说太重要、太有用了。猫的气味是利爪和锐齿逼近的紧急信号，逃避天敌要比气味好闻来得重要。

现实的问题是，假定你是一个治疗儿童感冒的医生。感冒带来令许多父母担忧、孩子也不喜欢的症状 —— 流鼻涕、倦怠，特别是发热和头痛。扑热息痛（对乙酰氨基酚）能够减轻甚至消除发热和头痛的症状。你是否会告诉家长给孩子吃扑热息痛呢？如果你是一名传统的医生，或者你自己也习惯了使用扑热息痛来缓解这些症状，那么你可能会这么做。但这样是否明智？考虑一下扑热息痛与上一段中治疗老鼠嗅觉的药物的类似之处。就像猫的气味，发热的确令人不舒服，但它有用。这是自然选择塑造出来的对抗感染的一种适应性防御机制。

发热以对抗感染

马特·克鲁格（Matt Kluger），这位罗维雷斯研究所（Lovelace [27]
Institute）的生理学家认为："已经有大量的证据表明，发热是一种宿
主针对感染的适应性防御机制，而且在整个动物界中已经存在了亿万
年之久。"他认为，用药物控制发热，有时反而会使病情加重，甚至致
命。他在实验室里收集了一批重要的证据。他甚至还证明了冷血的蜥
蜴在感染时也会发热，并从中获益：当蜥蜴受到了感染，它们会选择
一个温暖的地方使体温升高一些，大约2℃；如果找不到这样一个温
暖的地方，蜥蜴多半会死去。幼兔不能自己发热，因此一旦患病，它
也会找一个暖和的地方来升高它的体温；成年兔能自行发热，但一旦
被退热药阻断，也多半会死去。

发热并不是体温调节失控，而是演化出来的一种精细的体温调节
机制。把因感染而体温上升了2℃的大鼠放进一个很热的温室，它会
启动降温机制保持那高于正常的2℃；放进凉爽的小室，它便启动保
温机制来维持2℃的发热。这个实验说明，即使是在发热的时候，体
温也受着精细的调控，无非是它的控温中枢调高了2℃。

20世纪初，居利士·瓦格纳·焦内格（Julius Wagner Jauregg）取
得了支持发热价值最重要的证据。他注意到两个事实：一，有些梅毒
患者在患疟疾之后病情有所好转；二，梅毒在疟疾高发地区比较少见。
于是，作为治疗手段，他便有意使上千名梅毒患者感染疟疾。在那个
年代里，梅毒的自然痊愈率不到1%，他的新疗法达到了30%的治愈
率。因为这一重大成果，他荣获1927年的诺贝尔生理学或医学奖。那

个时候，发热的价值要比现在更为人熟知。

人们爱开玩笑说，现代医生的口头禅是"先吃两片阿司匹林，明天早晨再打电话给我"。这并不奇怪，因为目前将发热作为对抗感染的一种适应性机制进行的研究寥寥无几。有一个研究发现，使用了扑热息痛的水痘患儿与摄入了安慰剂（糖丸）的对照组相比，平均要延迟一天才能恢复。另一个研究，56 名志愿者特意吸入了感冒病毒，患上了感冒，然后接受不同的治疗：一部分人用阿司匹林或扑热息痛，另一部分人用安慰剂。安慰剂组的人里，抗体水平更高，也较少鼻塞，播散传染性病毒的日程也要短些。无数的病人都在使用退热药，但事实上这方面的研究寥寥无几，这似乎说明人们不愿意研究这些不适症状还有什么适应性功能。

不过，情况可能正在好转。华盛顿大学的医学教授丹尼斯·斯蒂文森（Dennis Stevens）指出："有证据表明，某些情况下对发热病人进行退热治疗，有可能导致感染性休克。"干扰了发热，也就干扰了机体对感染的反应，后果可能非常严重。

在进一步讨论之前，应当强调，防御机制的具体表现不一定都是适应性的，即使发热是有益的，甚至是重要的，我们也并非主张全面禁用退热药物。即使有研究证明了发热对于预防感染一般都是有用的，但是一味鼓励发热的态度是不合理的，更不应听任体温不受限制地升高。从演化论的观点出发，在看到适应性反应的益处时，也要看到代价。如果 40℃ 体温对人没有什么不好的话，那么就一直保持 40℃ 避免感染就好了，何必等到感染之后再来发热呢？但是，40℃ 的体温有着不菲的代价，能量消耗增加20％，还会使得男性暂时不育。更严重的发热，有可能引起谵妄、惊厥甚至永久性的组织损伤。还有，我们可以预期自然选择把对抗感染的体温升高调整到了一个最佳平均值。但是，调节的精确度有限，有时体温会太高，有时又会太低。有时虽然退热会使感染延长，我们还是需要退热。如果高音歌唱家芭芭拉·波莉正在发热，又安排好要到大都会剧院演唱，扮演福斯塔夫[29]（莎剧《亨利四世》和《温莎的风流娘儿们》中一个肥胖、快乐、滑稽的角色），她可能要吃退热药，哪怕这将延迟痊愈。人们在感冒时可能宁愿恢复得慢一点，也要吃药使自己不那么难受。

就发热的适应性意义而言，关键在于，我们在干预之前对它要有所了解。日前，我们并没有这样做。如果问题仅仅是舒服与否的话，我们尽可以减轻或者消除不适。但是，如果退热会延迟恢复，甚至可能增加继发感染，那么我们在干预之前就需要权衡得失了。我们希望，医学研究不久就可以取得证据，帮助医生和病人判断发热的性质。

限铁机制

人体还有一种罕为人知的防御机制，甚至有些医生不经意间也会破坏它。下述线索可以使我们对这种机制的工作原理一窥究竟。线索一：一位慢性结核病病人同时患有缺铁性贫血。有一位医生认为，纠正贫血或可增加抵抗力，因此给他补铁，结果感染恶化。

线索二：祖鲁部落人喝一种在铁罐中酿造的啤酒，他们常患有严重的阿米巴引起的肝部感染。与此相反，马赛部落只有10％的人患有阿米巴感染，他们是游牧人，喝大量的奶。当一部分马赛人接受了补铁之后，立即有88％的人患上阿米巴感染。另外一项研究，善意的资助人给索马里流浪者中缺铁的人补铁。一个月之后，他们之中有38％的人发生感染，而未补铁的那些人只有8％发生感染。线索三：鸡蛋的营养很丰富，但是它们的蛋壳却并不致密，细菌很容易侵入。既然如此，鸡蛋为什么能在相当长的时间里保持新鲜？鸡蛋中的铁元素都在蛋黄里，蛋清里一点也没有。鸡蛋蛋清的蛋白质含有12％的伴清蛋白（conalbumin），这是一种能与铁牢固结合的蛋白分子，使入侵的细菌得不到铁。在抗生素大规模使用之前，蛋清曾被用于治疗感染。

30　　母乳的蛋白质里含有20％的乳铁蛋白（lactoferrin），这是另一种可以结合铁的分子。牛奶中只含有2％的乳铁蛋白，所以母乳喂养的婴儿要比配方奶粉喂养的较少受到感染。乳铁蛋白在眼泪、唾液，特别是伤口中含量很多，这些地方的酸性偏高，进一步提高了蛋白与铁结合的效率更高。发现了伴清蛋白的研究人员想到，人体里应当也有一种与铁结合的蛋白，果然，他们发现了转铁蛋白（transferrin），这也是一种与铁结合得很牢固的蛋白。转铁蛋白只向带有特殊识别标志的细胞释放它所结合的铁，细菌没有这些标志，因此得不到铁。蛋白营养不良的病人，体内的转铁蛋白不到正常人的10％。如果他们在改善蛋白营养不良和增加转铁蛋白之前就补充了铁，血液中所含的大量游离铁就有可能促成致命的感染——这种意外的悲剧在救助大饥荒时经常发生。

现在，限铁机制的性质已经十分清楚了。对细菌来说，铁是一种必需但又稀有的营养元素，它们的宿主演化出了各种限制铁元素的机制，使得细菌无法得到它。当感染发生的时候，机体释放出白细胞内源性介质（LEM, leukocyte endogenous mediator），既升高体温，又减少血液中可能被细菌利用的铁元素。甚至我们对食物的喜好也会发生变化：患病时，含铁的火腿和鸡蛋变得不再可口；我们只喜欢茶和面包。这又是另一个使病菌得不到铁的策略。我们现在认为曾经流行的放血疗法是一种无知的行为，但是，也许如克鲁格（Kluger）提议的那样，降低铁含量确实对病人有好处。

20世纪70年代中期，上述结论就已明确：感染时缺铁是有益的，补铁反而有害。但是，到了今天，据克鲁格调查，只有11%的医生和6%的药师知道这一知识。虽然他们调查的人数不多，但足以说明，医学界很不重视这些研究，即使是一流的研究人员也不例外。《新英格兰医学杂志》最近有一篇研究报告表明，如果脑型疟疾的患者接受了一种与铁螯合的化合物治疗，会更容易恢复。这篇文章却没有提到人体管制铁元素的天然机制。这不过是又一个具体的例子。一般说来，[31]我们应当更仔细地将防御机制与感染表现区别开，不要匆忙地认定一种机体反应是不适应的表现，更要慎重地避免破坏这些天然的防御机制。总之，我们应当尊重机体在演化过程中获得的智慧。

攻防策略

医学研究者并不是唯一关注生物之间冲突的人。生态学家和动物行为学家也会关注捕食者和被捕食者之间的关系、雄性为争夺配偶的斗争以及其他类似的矛盾。他们意识到这些现象的演化意义，并使用了诸如策略、战术、胜者和败者等名词来描述它们。这些都符合适应主义者的工作程序。这种研究方法极大地丰富了生态学家的研究手段，并取得了丰硕的成果。我们在考虑疾病等问题的时候，也可以采取类似的研究方法。

病原体和宿主之间的对抗无异于一场战斗，每一种感染的体征和症状都可以理解为双方的策略。其中某些事件对宿主有利（防御机制），例如发热和限铁，有些对病原体更有利，也有一些纯粹是随机事件，对双方都无益。

这些策略和对策，当然谈不上是有意识的活动，但也不妨看作是一种战术。细菌伪装自己无害，偷偷地潜入宿主体内，颇有点类似特洛伊木马的故事。当感染的表现对某一方更有利时，便可以根据其功能的重要性归类。表3-1对它们做了大致的划分，作为讨论的提纲。

宿主怎样抵御病原的感染呢？首先，他可以避免与病原体接触。其次，可以建立一道屏障，使病原体不能侵入，防线一旦出现缝隙，就迅速采取行动去修复漏洞。一旦病原体突破了外层防线，人体便立即识别这些外来的大分子（通常是一种异蛋白的抗原），然后制造出化学武器（通常是一种抗体），驱逐或者破坏病原，向病原体宣战。如果赶不走病原，便在它们身上戳出一个洞，毒害它们，饿死它们，用尽一切手段消灭它们。万一没有成功，还可以把它们包围起来，抑制它们的繁殖和扩散。如果它们造成了破坏，可以修复，不能立即修复的则设法寻找替代方案。有些破坏对宿主和病原双方都没有好处，犹如陈旧的弹坑，只是战斗的遗迹。

表 3-1　与感染病有关现象的归类

功能表现	观察例子	获益者
宿主的卫生措施	灭蚊，避开患病的邻居，避免排泄物	宿主
宿主的防御措施	发热，管制铁元素，打喷嚏，呕吐，免疫反应	宿主
宿主修复损伤	组织的再生	宿主
宿主对损害的代偿	为避免牙痛用另一侧咀嚼	宿主
病原使宿主组织损坏	牙腐蚀无法咀嚼，肝炎使肝损害，解毒能力下降	双方无益
病原对宿主的伤害	无效的咀嚼，解毒能力下降	双方无益
病原回避宿主的防御	分子模拟，改变抗原	病原
病原攻击宿主的防御机制	破坏白细胞	病原
病原摄取利用营养	锥体虫生长和繁殖	病原
病原传播	利用蚊子把血液寄生虫传给新的宿主	病原
病原操纵宿主	打喷嚏更多，腹泻，行为改变	病原

病原当然不会轻易地放弃进攻。毕竟，我们的身体是它们赖以生存的场所，它们在此安家、谋生。我们有理由把细菌和病毒当成魔鬼和敌人，但是，这种观点是多么地以人类为中心！我们力图阻止可怜的链球菌的入侵，寸土必争；但是，它们如果找不到防御的缺口，只有死路一条。因此，针对我们的防御策略，链球菌演化出了一套反防御机制。它们"想方设法"地接近我们，突破防线，躲避免疫系统的监视，利用我们的营养生长繁殖，然后再散播出去攻击下一个受害者。它们常常能把我们的防御变成对它们有利的条件。在描述它们"狡诈的伎俩"之前，我们先来回顾一下人体的防御手段。

卫生

最好的防御是避开危险，清洁的卫生条件可以阻止病原体获得最初的立足之地。人都会本能地拍死蚊子，这不只是避免它们的骚扰，还可能避免许多蚊媒传染病，包括疟疾、乙型脑炎、丝虫病。蚊子叮咬之后的瘙痒只是蚊虫的恶作剧吗？它也许是蚊子在吸血时释放的化合物的偶然结果，也可能是我们为了防止再被叮咬的适应性反应。设想一个对蚊子叮咬无所谓的人会有什么下场：蚊子将随意地叮他（她）！

我们回避传染病病人的倾向可能也有同样的意义。一种本能的冲动使我们回避粪便、呕吐物或其他传染源。我们大便时总要避开别人，这可以避免传给其他人。社会压力也减少了我们从他人获得传染的可能。最好的防御是避开传染源，自然选择塑造了许多让我们避开病原体的机制。

皮肤

皮肤类似于古代环绕城市的城墙，是一道很难攻破的屏障。它不仅防止了病原的入侵，也保护我们免受机械、热力或化学因素的伤害。与发热要等到感染发生后才启动的机制不同，皮肤时刻都在护卫着我们。它比较坚韧，比内部组织更能抵抗擦伤或刺伤。对皮肤小规模的侵犯不至于造成伤害。底层的皮肤细胞不断地生长出来，替代逐渐脱落的表层。手指上的墨迹几天之内就会消失，因为表皮细胞被下面新生长出来的细胞替换掉了。寄生在皮肤表层的霉菌同其他病原体随着迅速更新的表皮一道脱落。法国梧桐和糙皮山核桃似乎也采用着同样的策略更新表皮。

皮肤还有一些特别的设计：在足掌和手掌经常被摩擦的部位有特别厚实的皮肤，例如抄写员的食指外侧或吉他手的手指内侧会长出茧来。这类适应性增生，既避免了机械损伤，又减少了病原体入侵的机会。

我们有许多卫生行为有利于维护皮肤屏障。脏东西难以在皮肤上维持很久，抓搔和其他清洁手段可以除去体表寄生虫，后者曾给人类带来许多疾病和痛苦，至今仍然是不发达地区的一大卫生问题。加州大学兽医教授本杰明·哈特（Benjamin Hart）证明了梳理毛皮对动物的健康有重大意义。不能梳理毛皮的动物很快因蚤、螨、蜱、虱的侵袭而体重下降，随即患病。猴子互相梳理皮毛不仅是嬉戏，也是一种 36 保健措施。

疼痛和不适

瘙痒会引起防御性抓挠，类似的，疼痛会引起回避和逃遁，这也是一种适应。皮肤感觉灵敏，对疼痛高度敏感。如果皮肤受了伤，就一定有什么不正常，所有其他一切活动都应当暂停下来，皮肤才能够避免进一步受伤，并开始修复的过程。其他疼痛也有好处：因牙周脓肿而咀嚼困难时，就要换到另外一侧去。牙痛虽然折磨人，却有效地避免了对患病的一侧施加压力造成的愈合推迟、感染扩散。感染或创伤引起的持续疼痛迫使患处中止活动，避免妨碍组织重建和抗体攻击细菌，等等。疼痛使我们在即将受到伤害前迅速闪避，疼痛的记忆还教会我们将来避免发生类似事件。

判断一个器官功能最简单的方法之一是把它拿掉，然后观察有什么后果。例如拿掉甲状腺后，看看会发生什么样的功能障碍。疼痛不能拿掉，但是有极少数的人天生就没有疼痛的感觉。听起来他们似乎是幸运的，但事实并非如此。这些不知疼痛的人，长期以同一姿势站立，不会因为疼痛而"坐立不安"，结果是他们的关节供血不良，在青春期就开始损坏。感觉不到疼痛的人，多半在 30 岁左右就死去。

一般意义上的酸痛，或者不适，医学术语叫倦怠（malaise），都是适应性反应。它使全身的活动都减少下来。我们都知道这是适应性反应，因为生病时要卧床休息为好。减少活动，有利于修复、调整，有利于免疫系统发挥作用。使病人误以为病情有所好转的药物，事实 36 上并不利于调整和修复。让病人认为实际的病情要比感觉到的更严重，是更稳妥的策略。否则，他们可能提前活动，干扰恢复。

驱逐

为了呼吸、进食、排泄和生殖，身体必须有一些开口。这些开口都是病原可以入侵的途径、门户，但它们也都有特定的防御机制。唾液不断地冲洗着口腔，杀死一些病原菌，把另一些赶到胃里让胃酸和消化酶把它们杀死。眼泪里含有防御性化学物质。呼吸系统里布满了抗体和酶类，它们不断地向咽喉移动，与入侵者结合，然后落进胃里同归于尽，蛋白残体可以被身体再使用。外耳道分泌一种抗菌的蜡质。鼻内的突起结构，也叫作鼻甲，以巨大的表面积把吸入的空气加温加湿，滤除尘埃和病原体。用口呼吸的人得不到这种保护，因而容易被感染。鼻孔和耳朵里的毛发可以防止昆虫的入侵。

这些开口处的防御能力都会在发生危险时迅速增强。眼睛受到刺激会大量流泪。鼻子被病毒感染，会立即排出大量黏稠的鼻涕，让你一天用掉一卷卫生纸。很多人用喷鼻剂去阻止这种看似尴尬的反应，却很少有人研究这是否会延迟感冒的痊愈。有限的几个研究认为这并不延迟痊愈，若果真如此，我们就认为这是病原操纵宿主的生理功能以达到播散目的的一个例证。打喷嚏肯定是一种防御反应，但也未必都是必要的，当然，它也有利于病毒的传播。

下呼吸道的刺激引起咳嗽。咳嗽是一种复杂的机制，它涉及觉察异物，大脑处理这些信息，启动位于脑底部的咳嗽中枢，然后还有横膈、气道、胸壁等许多肌肉协调一致的收缩。呼吸道内壁的纤毛以恒定的规律运动，把裹满尘埃和病原体的黏液向上送出。在尿道，周期性的尿液把病原体从尿道壁细胞的表面冲走。于是，当膀胱或尿道感染时，就会发生尿频。

消化系统有它自己的防御机制。食物中细菌的代谢和霉菌的生长会产生令人厌恶的气味，我们憎恶这种气味，不愿意吃它，已经吃进去的也要吐出来。有毒的东西多半是苦的，苦味也是我们不喜欢吃的。已经吞进胃里的毒物，有时能被察觉而呕吐出来，尤其是细菌毒素。一旦毒素进入血液循环，被大脑中的某些细胞察觉到，人体就会产生恶心的感觉，继而呕吐。这就是为什么有些药物，特别是用于肿瘤化疗的有毒药物，容易引起呕吐反应。

血液中的毒物几乎都是从胃里吸收的，所以呕吐的用处不难理解。恶心呢？恶心阻止我们吃下更多有害的东西，恶心的记忆使我们以后也不吃类似的有毒食物。在尝过新的食物引起恶心呕吐之后，老鼠在几个月里都不会再碰它。这种特别强烈的一次性学习能力，被马丁·西格曼（Martin Selgman）称作"贝尔奈斯酱综合征"（sauce béarnaise syndrome）。他是一位精神病学家，他是在深思某次丰盛宴会留下的痛苦记忆之后意识到的。为什么只要一次食物中毒就会留下这么强烈的记忆？只要稍微设想一下反复吃有毒的食物会有什么结果就不难理解了。

消化系统通过腹泻加速排出有害物质，这也是一种防御手段。人们要求制止腹泻是可以理解的，但是假如减轻腹泻反而干扰了这种防御，就很可能造成不利的后果。田纳西的传染病专家杜邦和荷立克（H. L. Dupont & Richard Hormick）报道过这种情况。他们募集了 25 名志愿者，他们主动感染上了志贺菌（Shigella），表现出严重的腹泻，然后接受泻药治疗。结果发现，用止泻药的病人发热和中毒的时间比不用止泻药的对照组要长一倍。吃了 lomotil（地芬诺酯与阿托品合剂，它能减少肠蠕动）的 6 个人里 5 人大便中仍有志贺菌，而服安慰剂的 6 个人中只有 2 人仍有该菌。他们得出结论认为，"lomotil 应忌用于志贺菌感染，腹泻可能是一种防御机制"。病人当然想知道自己是否应当服药物治疗普通腹泻，但是由于缺乏必需的研究，我们还不能做出肯定的答复。目前，关于止泻药的副作用、安全性、有效性的研究很多，但是很少有研究考虑到阻断一种防御机制可能造成的后果。

生殖系统有一个开口。对男性来说，生殖道与尿道是同一出口，它也因此担负着双重防御任务。女性有两个分开的出口，防御感染也有了专门的问题。女性生殖道里有许多防御机制，诸如宫颈黏液及其他抗菌物质，另外一个尚未被充分理解的防御机制是腹腔分泌物的正常外流。这种分泌物从腹腔经输卵管、子宫腔、宫颈和阴道经常地流向体外。但是有一个特别值得注意的例外，精子是向上游动的，从阴道通过子宫腔、输卵管进入盆腔。与人类其他细胞相比较而言，精子是很小的，但是与细菌相比还是非常大的。病原体可能附着在精子表面进入女性生殖道的深处。

人们最近才认识到精子携带病原体的危险性。生物学家马姬·普罗费注意到，月经付出的代价相当大，进而推断它应有一定的补偿性益处。她分析了一些证据之后认为，月经似乎是为了对抗精子携带的感染原而设计的。为了抵御感染，皮肤细胞会周期性地脱落，这与子宫内膜周期性的脱落类似。证据还有，月经血比正常血可以更有效地破坏病原体，而损失更少的营养。与其他哺乳动物进行的比较研究提示我们，不同哺乳动物的月经失血量与雄性精子受感染的危险程度相关。对于那些仅在发情期才进行性行为的物种来说，由于发情期的间隔较长，它们受感染的可能性也更低。但是女性持续的性吸引力和接受性交的能力很大程度上与排卵周期无关。这种特别频繁的人类性交活动有它的好处，但也增加了感染的危险。普罗费认为这种危险可能是人类比其他哺乳动物月经量多的原因。 ³⁹

我们已经多次提到，涉及演化解释的假说必须而且可以诉诸检验。斯陶斯迈（Beverly Strassman）就对普罗费的"月经抗感染"假说提出了质疑。她指出，月经前后生殖道内的病原体数量没有明显变化；在感染发生时，月经量也并不增加；对雌性动物来说，她接触到的精子量与月经量之间并无相关性。作为替代假说，她认为子宫内膜脱落或者重吸收的程度取决于其代谢代价。哺乳动物之间比较的结果，以及女性月经量与其体重及新生儿体重的关系研究，都支持她的这个假说。显然，这个议题目前还没有定论。

攻击入侵者

存在于脊椎动物，特别是哺乳动物中的免疫防御，实质上是一个精确制导的化学武器系统。它的效率之高，堪称奇迹。巨噬细胞时刻在机体里巡逻，搜寻一切异源蛋白（即抗原），不论它是来自于细菌、病毒、皮肤上的灰尘，还是癌细胞。巨噬细胞像一群警惕性很高的哨兵，一旦发现这样的入侵者，就立即把它"押送"给辅助性T细胞，再转移给B细胞，同时刺激后者制造针对异源蛋白的抗体。抗体与抗原的结合不仅会挫伤这个细菌，也会使该细菌带上特殊的标志，以便更多更专门的免疫细胞发动后续攻击。如果细菌感染仍未停止，抗原依然存在，它们会刺激更多的B细胞产生更多的抗体，进而遭受更大规模的攻击。自身的正常细胞则不受巨噬细胞的干预。除此之外，一切异源蛋白——包括致病的生物体、从体外移植来的组织器官、肿瘤组织——都会受到免疫系统的攻击。

有人会问，身体是如何识别自身细胞的？每个细胞表面都有一簇分子图案，称作"主要组织相容性抗原复合物"（major histocompatibility complex，MHC），类似于一个身份证件。带着"身份证"的细胞可以自由自在地生活，那些带有外来身份证或者没有身份证的则受到攻击。有趣的是，细胞一旦被感染，它们会把入侵者的异源蛋白送到MHC上，变成"涂改过的身份证"。于是，这些被感染的细胞，就像"主动报警"一样，使自己成为免疫系统中杀伤细胞攻击的对象。腺病毒，一种引起喉咙痛的常见病毒，能产生一种蛋白质，可以阻止细胞把异源蛋白送到MHC。也就是说，它可以阻止被感染的细胞"主动报警"，从而逃避免疫系统的监视。

从生物学的观点看，被感染的细胞"主动"为整体利益牺牲自己，似乎是利他主义的生动例证。类似于一个患了鼠疫的士兵要求同伴把他消灭。当然，这种类比在一个关键的方面并不成立。在人体里，每一个细胞的遗传基因都是一致的，只有整体存活下来，它们的基因才可能传到下一代。然而，并肩作战的士兵们一般没有遗传上的类似性（除非他们碰巧是同卵孪生兄弟），他不会自愿地消灭自己。

免疫系统确实威力强大，它的武器库中包括一般性的炎症，无数种特异性极强的抗体，以及一系列化学物质（又称补体系统），其中的五种专门攻击靶细胞，在它们的膜上打孔，进而消化它们。尽管如此，还是会有一些入侵者能生存下来。如果有少数细菌没有被驱除、消灭，免疫系统还可以用一层膜把它们包围起来，使它们不能危害周围的组织。"结核病"的命名就是一个典型的例子（tubercle意味着突起、结核）。圆虫与其他多细胞寄生虫也会遭遇这种情况。在人类的演化过程中，它们具有十分重要的意义。

损伤和修复

病原体在与宿主的拉锯战中，必须从宿主那里夺取生长和繁殖必需的营养。许多细菌和阿米巴原虫分泌酶类消化附近的宿主组织，吸 [41]

收营养。寄生在眼球里的一种丝虫，是边吃边通过宿主组织的。血管圆线虫是在脑内打隧道通过的。它们分泌抑制炎症的物质来保护自己。还有引起非洲昏睡病的锥虫，它们住在血液中，直接从血浆中吸收营养。不论用什么方法，寄生虫总是从宿主那里找到资源，维持自己的生存、生长和繁殖。

病原体的这些活动，偶然对宿主造成了损害，但是这并非病原体演化形成的一种适应性。对绦虫而言，宿主营养不良对它没有好处。疟原虫破坏宿主的红细胞，只是为了让铁释放出来供其利用。寄生虫能否生存下去以及生活质量如何，取决于宿主能否继续生存，能否为它提供营养和庇护所。长远来看，损害宿主对寄生虫也没有好处。

寄生可能会使宿主的资源普遍减少，或者对宿主的某个局部造成明显的破坏。细菌侵蚀牙根部位的骨质，造成破坏，使牙齿脱落。引起淋病的细菌可侵蚀结缔组织和关节软骨，造成功能障碍。肝炎病毒会破坏大量的肝细胞，使肝脏的解毒功能减弱。这类功能障碍，都是病原体生存带来的偶然结果。宿主因此咀嚼效率降低，跑得更慢，肝脏不能分解毒素，这些对细菌也没有什么好处。

这里有两个概念要注意区别：器质性破坏和功能障碍。破坏引起了障碍，这种障碍本身又可以引起宿主的适应性变化——我们称之为"代偿性调整"（compensatory adjustment）。这样的例子有很多，简单的比如左侧的牙疼时我们用右侧的牙咀嚼。当然，还有更加微妙的例子。比如，当肺部因疾病受到损害，血液供氧效率变低，血液中血红蛋白的量会有代偿性的增加。身体里有监测血液中的氧饱和度的机制。如果氧含量太低，不论是因为处于高海拔地区，还是由于肺部功能障碍所致，身体都会产生更多的红细胞生成素，从而提供更多的红细胞。

修复受伤害的组织是宿主的另一种适应性反应。自然选择会根据各种组织在正常条件下的有用程度，精细地调整不同组织的再生能力。皮肤是防止病原入侵的第一道防线，经常受损，所以它可以很快再生。消化道的内壁和肝脏也有迅速修复的能力。消化道对外开放，经常接触传染源和毒素。相反，心脏和大脑，一般不会接触到病原体。一旦病原体接近心脏或大脑，通常都会引起致命的伤害。因此，自然选择没有机会让它们发展出再生能力。

病原体入侵宿主的防御系统

到目前为止，我们还只提到过病原体的一种适应行为，即，从宿主体内获得养分的能力。我们同样可以想像，在演化的过程中，它找到了保护自己，避免被宿主驱逐、破坏、捕获的办法。我们现在要讨论的就是这样的一种机制：入侵宿主的防御系统。

许多病菌进入体内之后的第一个诡计就是想方设法"混进"细胞内。它们伪装成送货员，敲开细胞的大门。狂犬病毒与乙酰胆碱结合冒充一种有用的神经递质，牛痘病毒与表皮生长因子结合冒充一种激素，类似的，EB病毒（引起单核细胞增多症）与C4受体结合。鼻病毒，一种常见的感冒病原体，与呼吸道内壁上淋巴细胞表面的ICAM（细胞间附着分子）结合。这是一种十分狡猾的伎俩，受攻击的淋巴

43 细胞释放的一种化学物质会进一步增加ICAM结合部位的数量，使更多的病毒有机会进入细胞。

另一个诡计是逃避免疫系统的监视。引起非洲昏睡病的锥形虫迅速地改变自己的外衣来达到这一目的。我们的免疫系统大约需要十天才能制造出足够的抗体来控制锥形虫。但是，大约在第九天的时候，锥形虫就会改变它的外衣，露出一种全新的表层蛋白，从而逃脱抗体的攻击。锥形虫的基因可以编码上千种不同的抗原外衣，所以总是能够"跑赢"免疫系统，在人体里生存多年。另外两种常见的病原菌：嗜血流感杆菌，一种引起脑膜炎和中耳炎的细菌，和奈氏淋球菌（淋病的病原体）也采用类似的策略。它们的遗传机制好像总是有毛病，总是制造出有缺陷的表面蛋白。然而这正是它们的狡猾之处，由于它们经常发生变异，我们的免疫系统很难赶上它们突变的步伐。

疟原虫有一种特殊的表面蛋白，它可以与血管壁结合，避免被冲到脾脏去。因为一旦被冲到脾脏，疟原虫便会被滤出并死去。编码这种结合蛋白的基因以每代2%的速度发生突变，恰好足以使得免疫系统不能把疟原虫"带上手铐"送进脾脏。引起肺炎的肺炎球菌表面有一层滑溜的多糖，使得白细胞无法抓住它，我们的免疫系统为此产生一种叫作"调理素"（opsonin）的化学物质，可以给这些细菌装上手柄，便于抓住它们。

另外一种常见的诡计，类似于间谍潜入敌后使用伪装。有一些细菌和蠕虫的表面化学物质与人类细胞的相似，以致免疫系统难以识别它们，还导致抗体有时既攻击入侵者又误伤宿主细胞。链球菌，历史悠久的人类病原菌，最善于使用这种诡计。针对某些链球菌菌株的抗体会引起风湿热 —— 身体产生的抗体攻击自己的关节和心脏；另一种抗体攻击自己的脑基底节细胞，引起西得纳姆舞蹈 44 病（Sydenham's chorea），产生无法自主的肌肉抽搐。有趣的是，许多强迫症患者（常常表现为过分的洗手和害怕伤害别人的一种心理疾病）在儿童期都患过西得纳姆舞蹈病。现在，越来越多的证据表明，与强迫症相关的脑区和西得纳姆舞蹈病损害的区域非常靠近。因此，有些强迫症可能源于链球菌和免疫系统之间的"军备竞赛"。

衣原体，当今最常见的性传染病病原体，逃避的办法相当于"躲进警察局"。它潜入白细胞，然后筑起壁垒来保护自己不被降解。曼氏血吸虫（Schistosomiasis mansoni Sambon）走得更远，它们还偷穿上保安的制服。它们会"穿上"血型抗原"冒充"人体内正常的血细胞，从而逃过免疫系统的监视。这些寄生虫在亚洲引起了严重的肝病。

攻击宿主的防御机制

病原体不但能够躲过宿主的攻击，它们也有自己的反击武器。常见的引起皮肤感染的细菌 —— 金黄色葡萄球菌，可以分泌一种神经肽，能有效地阻断海格曼因子（Hageman's factor）。这是炎症反应的第一步。不能分泌这种肽的葡萄球菌不会引起感染。哪怕是引起喉咙痛的最普通的链球菌也制造链溶素O（streptolysin-O）来杀死白细胞。引起牛痘的牛痘病毒，可以制造一种蛋白质来抑制宿主的补体系统，该系统是一种重要的防御机制。为什么补体系统不攻击我们自己的细胞？部分原因是我们的细胞表面有一层唾液酸（sialic acid）。某些细菌，例如常见的住在我们消化道的大肠杆菌K1株，也能把自己包上一层唾液酸，因此不受补体的攻击。

细菌严重感染的重大危险之一是休克，伴随着血压下降，甚至会致命。休克是由细菌分泌的脂多糖（lipopolysaccharide，LPS）引起的。初看起来，脂多糖似乎是一种"毒素"，是细菌产生出来故意伤害我们用的。然而，正如爱德蒙·李格兰德（Edmund LeGrand）指出的，45 这种可能性并不大，因为脂多糖是细菌细胞壁的重要成分。宿主发现了可靠的线索，表明体内存在严重的感染，于是做出强烈反应——有时这种反应太强了，反而伤了自己。这是防御武器"倒戈"的一个典型例子。

人类免疫缺陷病毒HIV（引起艾滋病的病毒），潜伏在辅助T细胞里面。辅助T细胞是一群帮助免疫系统识别病原体的重要细胞。辅助T细胞的外膜上有一种蛋白叫CD-4，HIV能与其结合并进入细胞。CD-4蛋白结合上HIV本来是会让HIV更加容易被免疫系统识别并破坏，但是HIV恰好把CD-4隐藏在自己病毒外壳的缝隙里，使得它失去了作用。在HIV杀死辅助T细胞之后，病人更容易受到其他感染或并发症的伤害，而后者才是艾滋病病人死亡的直接原因。

病原体的其他适应行为

病原体还有两种相关联的适应行为。一种病原体，无论它在宿主体内生活、繁殖得如何好，它还必须有一种传播机制使后代可以传播到新的宿主。对体外寄生虫说来，这相当容易。例如虱和引起皮肤癣的霉菌，可以在人与人接触时传播。体内寄生虫面临较大的困难。那些能够到达皮肤上的寄生物更有可能接触到别的易感个体。感冒病毒可能经过握手或者更加亲密的身体接触传播。

血液中的微生物不大可能用这种方法传播，往往只能通过昆虫叮咬或者借助其他传播媒介传播。疟疾是一个众所周知的例子。假设每毫克血液中有10个疟原虫，它们刚好处于传播期（有性繁殖的配子体状态），有一只蚊子吸了3毫克血，它便吞进了大约30只配子体。之后，蚊子把这顿丰盛的血餐转化培育了它的卵，使它们受精，然后产在合适的环境里；与此同时，疟原虫通过有性繁殖产生的后代也移动到达蚊子的唾液腺，在唾液里发育到传染期。当蚊子再次吸血时，会把这些唾液注入受害者的体内以防止血液凝固。这个时候，毫不知情的蚊子就把疟原虫注入了下一个牺牲者体内。除了蚊子，许多昆虫和其 46
他动物都可能是疾病的传播媒介。

病原体的另外一种适应行为叫作"操纵宿主"。通过微妙的化学作用，寄生虫可以操纵宿主的机体，使它为病原体的利益服务。动物界有不少稀奇古怪的例子。烟草花叶病毒使烟草相邻细胞之间的孔隙变大以便病毒颗粒通过；有一种寄生虫在蚂蚁和绵羊之间交替度过不同的生命阶段，如同疟原虫一定要在蚊子和脊椎动物之间交替完成生活史。这种寄生虫能够有效地从蚂蚁传播到绵羊的原因在于：它进入蚂蚁的神经系统，使得蚂蚁爬到叶片的顶端逗留，这就大大增加了这只蚂蚁被绵羊吃下去的机会。另一种寄生虫在螺蛳和海鸥之间交替完成生活史。它使原来喜欢藏在浅海杂草中的螺蛳爬到裸露的沙滩上，这样就容易被海鸥看见并吃掉。

狂犬病毒则使用了一种特别可恶的操纵手段。通常，它都是通过受感染动物的噬咬进入受害者体内，然后，病毒会沿着神经纤维抵达大脑，在控制攻击性的区域集拢起来。它使宿主更富攻击性，咬别的动物或人，从而传播到新的宿主。它还使病人的吞咽肌麻痹，从而使含有病毒的唾液留在口中，增加传播的机会，同时又使病人害怕被液体呛到，所以狂犬病也叫作恐水病（英文名hydrophobia即由此而来——校者注）。

病原体操纵人的最重要的例子，可能是细菌和病毒感染引起的喷嚏、咳嗽、呕吐和腹泻。在感染的某个阶段，这种排异反应对宿主和病原体都有利。宿主得以排出攻击组织的病原体，病原体获得了入侵新宿主的机会。这场博弈的结果是，那些暂时还健康但是易感的个体被感染上了。霍乱细菌释放的一种化学物质使肠道吸收的液体减少，47　引起大量水样腹泻，在没有公共卫生设施的地方，这可能会引发一场瘟疫。

有时，我们完全被寄生虫操纵；有时，我们又能完全抵制它们的操纵；更多的时候，双方会达成一种妥协。这些妥协的例子多半都是演化过程中的暂时平衡，双方的收益也基本一致。不过，矛盾的天平常常会偏向于更容易获利的那一方。例如，如果打喷嚏的次数是驱逐感冒病毒的最佳次数的两倍，这对宿主是有利的，而且也花不了太多的时间或精力，但是病毒找到新宿主的机会也增加了一倍。在这场竞赛中，病毒才是最终的赢家。现在的问题是，宿主的排异机制在多大程度上被病原体"绑架"了呢？这个问题还鲜有研究，再次说明，我们还不习惯于思考这类演化问题。

疾病的功能

我们对表3-1做三条评论来结束本章。

第一，对症状和体征进行功能分类不仅可以做到，而且有实际的意义。为了选择适当的治疗，我们必须首先知道咳嗽或者其他别的症状是有益于病人还是病原体。我们还要知道这是病原体在操纵宿主还是在攻击宿主的防御系统。与其单纯地去缓解症状，或者试图去消灭病原体，不如去分析它的策略战术，并逐个予以还击，我们还可以尝试帮助宿主，利用宿主原有的防御、反抗机制去控制病原体和修复损害。

第二，这种分类相当简单，明显，也容易理解。

现在来说第三点。你认为这一章里面的观念是由谁、在什么时候提出来的？你也许会猜测，他是一位19世纪的医学家，熟悉巴斯德和达尔文的思想，结合当时迅速增长的有关寄生虫生活史的知识，他提出了这些想法。对吗？不对。表3-1的分类是1980年密歇根大学的保尔·爱华德（Paul Ewald）首次提出的。他是一位鸟类学家和演化生物学家，现在在亚姆赫斯特学院（Amhest College）从事教学研究工作。[48]本章中的这些观念是什么时候变成医生和医学科研人员思维中的必要一环？回答很简单，也挺令人失望：至今还没有。不是说医生们从来没有凭直觉想到爱华德提出的这种分类，而是说医学教育中还没有明确传授过这些思想，医学教育的缺陷使他们在思考传染病时容易忽视这些思想。在最近的几次研讨会上，有学者开始强调演化论学者与传染病专家交流的益处，事情开始有了好转。但是，等这类观念正式成为医学教育的一部分, 恐怕还需时日。

为什么医学还没有从演化生物学中汲取有益的帮助？要知道, 演化生物学是生物科学中地位明确的一个分支科学, 对医学同样会有洞见。当然, 美国各个水平的教育中都有意忽视演化生物学。宗教和其他反对势力抵制在基础教育中讲授演化理论, 这妨碍了我们用演化理论理解我们自身以及我们身处的世界。为什么医学教育研究特别忽视演化论, 在第15章我们将深入讨论这个话题。

另外一个原因是, 许多对医学有重大意义的演化理论直到最近几年才被明确表述出来。这些思想一经指出, 往往都很简单, 更像是常识。然而, 直到最近几年我们才认识到它们, 并理解它们的重要性, 这远远落后于许多更加复杂的科学, 比如物理学和分子生物学。演化生物学诞生于1859年, 以达尔文的《物种起源》发表为标志。但是, 为什么长久以来把演化生物学应用到医学和其他与人类有关的科学中的进展如此迟缓, 这是留给科学史家思考的课题。

第 4 章
不断升级的"军备竞赛"

　　古往今来，每一个部落或国家发明出一种新式武器之后，敌对的 49
部落或国家就会很快想出一种对付它的武器来。有矛就有盾，有弓箭
就有盔甲，有偷袭轰炸机也就有了雷达。类似的，在生物亿万年的演
化史中，捕食者与被捕食者也在训练着彼此的攻防能力。捕食者的捕
猎技巧愈发进步，被捕食动物的逃避技巧以及防御性措施也会提高，
然后捕食者又进一步更新捕猎的手段。如果狐狸跑得很快，自然选择
留下的是比狐狸跑得更快的那一批兔子。于是狐狸还得加快速度。如
果狐狸的视觉有所改进，留下的是与背景色更加难以分辨的兔子；这
就选择出能用气味找寻兔子的狐狸，又选择出会躲到狐狸下风方向的
兔子。因此，捕食者和被捕食者共同进化，日趋复杂。生物学家把这
种现象归纳为"红色皇后原则"。这是引用了刘易斯·卡罗尔（Lewis
Carroll）《爱丽丝镜中奇遇记》（*Through the Looking-Glass*）一书里
"红色皇后"说的一句话。在书中，她告诉爱丽丝："现在，你看，你必
须努力奔跑才能保持原地不动。"

　　与捕食者和被捕食者之间的竞赛相似，病原体和宿主之间不断升
级的"军备竞赛"代价极高，也制造了一批异常复杂的攻防系统。在
人类社会，政治力量必须不断地把力量投入军备竞赛以免落在对手的

50 下风。类似的，宿主和病原体都要演化得够快才能保持他们原来的适应水平。终会有一天，"军备竞赛"的耗费大到生物体耽误了其他方面的基本需求，然而失败的代价又是如此之高，以至于双方都不得不苦苦硬撑。我们与病原体正在进行一场经久不息的战争，双方永无可能达成彻底的调停协议。

宿主和病原体的关系表现出的对抗性、浪费性和毫不仁慈的破坏性，使得"军备竞赛"一词成为最贴切的描述。本章的后续部分将展开论述。作为引子，想一想整个人类历史中传染病酿造过多少人类惨剧吧！威廉斯（本书的作者之一）的外祖父母因脑膜炎去世，他的母亲在9岁时成了孤儿。他一个姐姐的好朋友在四年级时突然死于急性阑尾炎。这些微芥之物可不在乎什么达官显贵。卡尔文·柯立芝在继任总统前不久，他16岁的爱子在打网球的时候脚上磨出了一个水疱，这孩子仍然勇敢地坚持到比赛结束。不幸的是，水疱发生了感染，两周之后就夺去了他的生命。这位总统在感情上受到了沉重的打击（即使是他的追随者也承认这一点），以致任满一届之后无意谋求连任。

国际间的军备竞赛与宿主–病原体之间的协同演化当然不是完全一样。五角大楼能够在图纸上打出草稿，然后做出模型及样品。它可以进行合理的规划，失败了还可以重新再来，并在试错中不断改进。而演化的过程，没有幕僚顾问，也不知道怎样把科学知识用到新颖的毁灭性或者防御性武器中去。演化没有事先安排的计划，失败了也没有机会重来。演化过程里只有试错，以及不断的修补。每一代的微小变化逐渐在生存竞争游戏中积累或者淘汰。有一些带来了更高的繁殖率，群体也就向这边倾斜。这是一个相对缓慢、盲目的过程，有时还不免走入歧途；然而，自然选择产生出的适应性，却可以极尽精微。

演化的过去与现在

不少生物学家错误地认为，宿主和病原体通常处于一种缓慢的演变过程中，逐渐走向未来的最佳状态 —— 多半是和平共处。这非常不切实际。病原体和宿主在对立的价值观之间交易，都必须保持一种接近平衡的稳定状态，诸如生长速度和防御活动，在平衡的过程之中，一方应变能力的微小改善，必定要导致另一方付出损失。瘦的兔子可能跑得快一点，但是瘦到一定程度之后，再瘦一点与饥饿所增加的风险相比就不合算了。同样，我们的发热反应可能也是经过优化的，至少在历史上的正常情况下是如此的。更严重更频繁的发热，可能会使我们较少受病原之害，然而组织损伤和营养消耗的代价可能弊大于利。当环境保持恒定时，这些都可以成立；如果环境发生了变化，宿主和病原体的最佳状态也需要重新调整。如果我们长时间控制住了病原体，那么我们的反应可能不会那么强烈；一旦技术出错，我们再次变得易于受害时，病原体可能会诱发更剧烈的发热反应。

在本书的其余章节，我们讨论的一般是人类在长期历史阶段建立起来的那些生物学性状。在本章，我们先来讨论那些短时间内发生的演化，长则数年，短则数周。因为病原体繁殖得非常快，所以它们的演化也十分迅速。

　　我们对抗疾病的某些策略，例如对抗疟疾的镰状细胞血红蛋白，是在过去的一万年左右产生的，也就是大约 300 代之前。人类作为一个物种，在过去的几百年里，也就是大约十几代人的时间，对诸如天花和结核之类的传染病产生了更高的抵抗力。与这相比，细菌一两个星期里就能繁殖 300 代，而病毒繁殖得更快。细菌一天的演化可以与我们一千年的演化相当，这就使得我们在与细菌的"军备竞赛"中明显处于下风。我们不能演化得更快，所以无法逃脱细菌的追杀。人类只好通过迅速改变各种产生抗体的细胞的比例去应付细菌快速的演变。幸好，这种化学武器工厂的数量和种类相当多，起码可以部分地抵消病原体巨大的演化优势。

　　从免疫学的角度看，一次流行病可能使人类群体发生显著变化。凡是曾患过流行病又康复的个体都可能对"再感染"免疫，因为他们带有大量新增加的淋巴细胞，后者能针对这种病原体合成具有极大杀伤力的抗体。另外，成年人对儿童期传染病，诸如流行性腮腺炎和麻疹等更具免疫力，这并不是因为基因有了什么变化，而是体内的抗体浓度升高了。

　　病原体的小个头给了它们另一个优势：它们的数量特别巨大。我们每个人身上的细菌数量比地球上的人口总量还多，大部分都栖息在我们的消化系统和呼吸系统。这种巨大的数量意味着即使是概率极小的突变也会经常出现，只要这种突变菌株比其他菌株有极细微的优势，它们就会繁殖得更多。我们由此可以推测，我们病原体的数量性状始终会快速演化，达到适应当前环境的最佳值。

在某些灾难性的瘟疫中，人群可以在几个月里演化出对这种传染病更强的抵抗力。当欧洲人首次到达新大陆的时候，某些欧洲传染病在极短的时间里造成了美洲土著90％以上的死亡率。如果美洲土著的易受伤害性是由于遗传上的原因，那么，在幸存者之中，这些抵抗基因的比例必然有所增加。我们就可以说，这个群体，在有限的意义上，演化出了更高的抵抗力。这是一个极端的例子。通常，流行病对人类基因库的影响极小，而病原体的特征却可能发生了巨大的变化。

耐受抗生素的细菌

20世纪医学取得的最大进步，也许是有史以来医学上最大的进步之一，是利用霉菌产生的毒素来治疗感染人体的各种细菌。这些毒素也就是抗生素。虽然艾立希（Paul Ehrlish）早在1901年就引入了有机砷用于治疗梅毒，然而抗生素的时代却肇始于1928年。那一年，弗莱明（Alexander Fleming）留意到，培养基中的细菌无法在青霉菌落的附近生长。为什么会有这种现象？为什么最有效的抗生素大都来源于霉菌？抗生素是霉菌与细菌为了对付竞争者或病原体而发明的化学武器。它们是在几百万年的鏖战中由自然选择出来的，专门针对细菌的弱点，却无损于霉菌。

霉菌和细菌产生的许多抗生素对人是安全的，却能扫除那些引起结核、肺炎及许多传染病的细菌。在过去的几十年里，抗生素的广泛使用使得发达国家中细菌感染引起的疾病大为减少，史称"抗生素的黄金时代"。再加上公共卫生条件的进步，传染病的死亡率急剧下降，以致1969年美国卫生总监踌躇满志地宣布："现在，可以把与传染病相关的书收起来了。"

　　像其他"黄金时代"一样，它也没有延续很久。现在，危险的细菌，特别是引起结核和淋病的细菌，比10年或20年前更难控制了。病原体已经演化出耐受抗生素的本领，正如它们过去演化出耐受其他药物的本领一样。美国疾病控制与预防中心的米歇尔·柯恩（Mitchell Cohen）最近指出："这些事件，使我们不得不考虑，我们是否正在逼近后抗生素时代。"

　　事实可能确实如此。以葡萄球菌为例，这是最常见的伤口感染细菌。1941年，所有这种细菌都可以被青霉素杀死。到1944年，已经出现了一些突变株能分解青霉素。到今天，95%的葡萄球菌都对青霉素有一定程度的耐药性。20世纪50年代中期发明的一种人工半合成的青霉素，甲氧青霉素（methicillin），能杀死这些抗药菌株。然而，细菌又同样演变出耐受甲氧青霉素的突变菌株；于是，我们又需要开发更新的药。20世纪80年代，人们对环丙沙星曾抱有很大希望，但现在，纽约市有80%的葡萄球菌对它有耐药性。在俄勒冈退伍军人医院，抗药菌株仅一年内就从不足5%飙升到80%以上。

54　　20世纪60年代，大多数淋病是比较容易用青霉素控制的，抗药菌株则用氨苄青霉素对付。现在，已有75%的淋球菌株可以产生特殊的酶，使氨苄青霉素失活。其中一些变化是染色体突变经自然选择的结果。但是细菌还有别的办法：它们自己也被一些细小的环状DNA所感染，这种环状DNA也叫质粒（plasmid）。一些质粒会在细菌的基因组中留下一些片段，或者带着另外一些片段转移到另外的细菌体内。1976年，科学家发现淋球菌从大肠杆菌的质粒中获得了编码耐受青霉素酶的基因，所以现在泰国和菲律宾90%的淋球菌已经变成耐青霉素菌株。与此类似，1983年，荷比印地安保留地发生了一次严重的流行性腹泻病原菌。后来查明，病因是福氏痢疾杆菌（*Salmonella flexneri*），这株细菌来自一位妇女，她长期使用抗生素控制大肠杆菌引起的尿路感染。该福氏痢疾杆菌从大肠杆菌的质粒里获得了抗药基因。

现在，耐药细菌的清单越来越长，而且越来越可怕。由于耐药质粒的传播，法国约有20%的肺炎球菌现在都可以耐受红霉素。在南美洲，某些霍乱弧菌已对之前有效的五种药呈现出耐药性。阿莫西林对30%～50%的致病性大肠杆菌已经失效。看来，我们与红色皇后的赛跑，很难保持现有的名次了。

最危险的事情也许在于，在纽约城所有的结核案例中，1/3以上的病原菌耐受一种抗生素，而3%的新病例和7%的复发病中的病原菌则耐受两种或更多的抗生素。受耐药结核菌感染致病的病人中，只有50%的生存希望。这是与抗生素发明之前同样严峻的情况！结核病仍然是发展中国家里最常见的感染病之一，它占了成人死亡率的25%和全部死亡率的6.7%。1985年以前，美国结核病的发病率稳步下降，然而1985年至今却回升了18%。病例中约有一半是因为艾滋病引起的免疫缺陷，另一半是因为接触传染源和耐药性菌株的机会增多。

耐药细菌的日趋增多是人们最熟悉，也最了解的一种病原菌演化。自从20世纪50年代首次发现细菌耐药性以来，科学家进行了大量的研究，并确立了不少重要的结论。

①细菌对抗生素的耐药性，不是单个细菌逐渐积累起来的耐受力，而是因为某种罕见的突变或者由质粒引进了新的基因。

②基因突变可由质粒或其他方式在不同的细菌之间传播。

③抗生素的存在，使最初极稀少的突变株迅速增多，并取代原来的始祖型细菌。

④如果除去该抗生素，始祖株又将逐渐取代该耐药菌株。

⑤耐药性菌株内的突变可以进一步增强，因此，加大抗生素剂量只会暂时有效。

⑥只能略微抑制细菌生长的低剂量抗生素，最终也会选出耐受这种抗生素的菌株。

⑦耐药性更强的菌株更有可能出现在抗药菌株中，而不是本来没有耐药性的菌株中。

⑧耐受一种抗生素可能也意味着耐受另一种抗生素，这种情形叫作交叉耐药性。当这两种抗生素的化学结构相似的时候，这更容易发生。

⑨最后，在没有抗生素的情况下，耐药菌株的劣势在进一步的演化过程中有可能得到弥补；因此，即使是在很长时间没有用过该抗生素的地方，耐药细菌仍然可能占有相当大的比例。

以上结论已经在医学实践中得到公认。如果某种抗生素没能控制住病情，与其加大剂量不如换另一种抗生素。避免长期使用抗生素；每天一粒青霉素曾经是预防心脏瓣膜感染的标准治疗方案，但这有可能筛选出耐药菌株。不幸的是，我们还有可能在不知情的情况下担上了风险：喂食过抗生素的动物会有痕量抗生素残留，当我们食用肉类、蛋、奶的时候，有可能接触了这些抗生素，从而筛选出耐药菌株。这一问题最近引起了饲养业主和公共卫生人士之间的冲突。饲养场是否需要使用抗生素，需要认真评估其经济价值，衡量是否值得去冒耐药性菌株出现的风险。哥伦比亚大学医学教授哈罗德·纽（Harold Neu）1992年在《抗生素耐药性危机》（The Crisis in Antibiotic Resistance）一文中指出："避免耐药细菌的产生，医生和病人都可以有所作为：因为医生有开药的权力，而病人在确诊为病毒感染的时候应该避免要求使用抗生素（它只对细菌有效）。同样关键的是，医药工业也不能为了扩大营销额而纵容滥用抗生素。正是对人和牲畜的抗生素滥用，引起了我们目前的抗生素危机。"然而这样的建议恐怕会被人们当作耳边风。正如迈特·瑞德利（Matt Ridley）和鲍比·娄（Bobbi Low）最近在《大西洋月刊》（The Atlantic Monthly）上的一篇文章中所指出的："对公众进行善意的道德劝诫即便受到欢迎，也很少有人会当真。要使人们为了公众利益合作，必须让不合作者付出代价。"

病毒的代谢机制与细菌的不同，因此抗生素对它们不起作用，不过仍然有对付它们的药。最近出现的一个重要的例子是齐多夫定（zidovudine，ZDV），也称为叠氮胸苷（azidothymidine，AZT），可以延缓艾滋病的发作。不幸的是，AZT与其他抗生素一样，现在的效果已经不如之前理想了，因为某些HIV病毒株也产生了耐药性。HIV是一种反转录病毒，一类非常小的生命体。它的遗传物质不是DNA，而是RNA。它的RNA链可以慢慢地"绑架"宿主内用于复制DNA的分子机器,制造出它自己的RNA拷贝,实现自我繁殖。它甚至可以入侵免疫细胞,隐藏在这些细胞里,逃避抗体的追杀。

57　　　反转录病毒缺乏自我复制的机制,这既是弱点又是长处。它的繁殖和演化过程要比细菌或DNA病毒慢;另外一个特点是复制的精确度较低,这意味着它产生相当多的"缺陷拷贝"。不过,这一功能上的缺陷反过来成为演化上的优势,因为有些"缺陷拷贝"能更好地入侵宿主免疫系统或者应付抗病毒药物。此外,反转录病毒的结构如此简单,以至于没有可以轻易攻击的目标。至简,则无敌。

　　　反转录病毒演化出对AZT的耐药性需要数月乃至一年的时间,这与某些细菌只要几个星期就能演化出耐药性显然不同。不幸的是,HIV在一个宿主体内有足够长的时间来演变。只要受过一次感染,经过若干年的复制、突变和选择之后,一个宿主体内可能共存着许多株互相竞争的病毒。而占据主导地位的是那些可以耐受各种选择压力(比如AZT或其他药物)的病毒。毒力最强的病毒最善于掠夺宿主的资源。

毒力的短期演化

　　　毒力的演化过程广受误解。传统观点认为,人体中病原体的毒力应当逐渐降低。它的理由如下:宿主活得越久,病原体也就可以活得越久,也就有更多的机会、更长的时间把后代散播到新的宿主;病原体对宿主的任何伤害,最终也将反过来伤害到自己;最成功的病原体不仅对宿主的伤害不大，甚至还有所益处。从这种推理出发，演化的进程应当是病原体的毒力稳步降低，最终无害，甚至对宿主的生存有利。

这个论证看似合理，但有几处谬误。第一，它忽视了病原体最终都要将后代散播到新宿主这个事实。这种传播过程，如上一章所述，往往借助于宿主的防御机制，比如咳嗽和喷嚏。而引发这种防御机制需要病原体维持一定的毒力。设想一种鼻病毒，不能刺激宿主的防御机制，宿主因此不会分泌大量黏液或打喷嚏。在这种情况下，鼻病毒将很难传播。

第二，这一观点认为演化是一个缓慢的过程：不论是就传代的时间而言，还是就演化所需的绝对时间而言，都是非常之慢的。这种观念没有意识到病原体是可以快速演化的：它们在宿主的生命期间可以繁衍上百甚至上千代，所以有可能迅速演化。如果引起腹泻的阿米巴虫起初的毒性太低或太高，它们在演化中都会趋于最佳中间值。它的 58 毒性一般不会变化，除非最近环境发生了变化。对我们而言，"最近"是指上一个星期或者上一个月；对演化生物学家来说，"最近"则是指上一个冰河期。

第三，传统观点忽视了各种病原体在宿主体内的竞争，在刚刚举的HIV例子中我们暗示过这一点。一只肝吸虫在一个感染了志贺菌而快要死去的病人的肝脏里约束自己的行为，这会有什么好处呢？肝吸虫和志贺菌都在掠夺宿主的资源，因此它们是竞争者；只有更无情的掠夺者才有望胜利。类似的，如果有不止一株志贺菌，那么，能够最有效地掠夺宿主资源的那一株将在宿主死去之前产生更多的后代。

如果其他条件相等，宿主体内的竞争只对毒力强者有利。最近，对11
种无花果黄蜂与其体内的寄生虫的比较研究证实，寄生虫的毒力增强
与其传播机会增加相关。

同演化学说的其他应用一样，要准确地理解宿主内与宿主间自然
选择的平衡，需要精细的思考。图4-1是一个简单的图解：

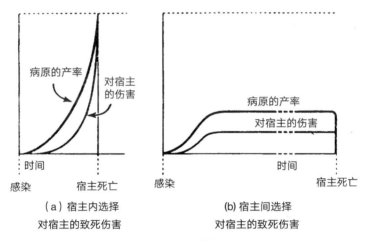

图4-1　宿主内和宿主间选择

　　图（a）示一毒力极大的病原，它在宿主体内的自然选择中处于有利地位。它尽
量地掠夺它的宿主使当前的播散最大化。它可能很快使宿主死亡，但在宿主生活期
间，它在各个互相竞争的病原中获利最大。
　　图（b）示一在宿主间的自然选择中处于有利地位的病原。它的长期总产率（longterm
total productivity）得以最大化，它的长期总产率等于繁殖率乘以时间，即图中繁殖
曲线下的面积。

要建立关于毒力演化的完备的学说，需要考虑新的感染在宿主
发生的速度、互相竞争的病原体毒力差异的程度、宿主体内产生新突
变株的速度，以及新突变株毒力上的差异程度等几个方面。之后，还
要假定其他情况不变，才有可能对某一病原体的毒力加以预测；然而，

所有的情况都是在不断变化的 —— 最重要的一个变化是病原体可能会改变传播到新宿主的办法。如果传播的过程不仅仅取决于宿主的存活，还依赖于宿主的活动，那么对宿主的任何伤害，都会对病原不利。因为如果你因感冒病重而不得不卧床在家，那么你就多半不会接触到新的宿主；如果你虽患感冒但病情不重仍能起床外出，你将病毒传播给其他人的可能性就更高。对感冒病毒而言，不要使你病得太重，即不至于让你卧床不起便十分重要。相反，疟疾的疾原虫在病人感觉良 59 好时得不到什么好处。事实上，兔子和小鼠的实验证明，疲惫的宿主更易受蚊虫的侵袭。正在"打摆子"的人，多数不会花力气去驱赶蚊子。蚊子可以从容不迫地吸血，然后四处传播。

根据演化理论，通过人际接触传染的疾病，应当比由昆虫或者其他媒介传播的疾病毒力小。事实确实如此。保罗·爱华德验证了这一普适原则，并阐明了它对公共卫生的重要意义。他发现，通过媒介传播的病原体一般比通过人际接触传播的病原体毒力更大。类似的，蚊 60 媒传播的病原体一般在蚊中温和，而在脊椎动物中严重。因为假如蚊子受了伤害的话，它就不会再去叮咬另一只脊椎动物了。

就胃肠道病原体而言，可以直接传播的要比靠水传播的致死率更低，只要患病的宿主能够有效地污染水源，情况就一直如此。自20世纪初美国开始用上干净的水源以来，致命的痢疾志贺菌就逐渐被毒力较低的福氏志贺菌所取代。在20世纪中期南亚各国开始净化水源以后，致命型的霍乱就逐步地被更为温和的病原体所取代，而这种转变是从水源最先得到净化的地方开始的。

　　不卫生的水源仅仅是爱华德所谓的"人工媒介"（cultural vectors）的一个例子。医学史反复证明，最容易染上致命性病原体的地方，不是妓院，也不是拥挤的血汗工厂，而是医院。在医院里，大量的病人携带的都是通过接触传染的病原体。这些病重的住院病人不会到处走动传播疾病，但是医务人员和他们的工具可以把病原体从病人传到易感者。没有洗净的手，消毒不严的体温计或者食物器皿，都可能成为有效的人工媒介。从直接接触传染变成媒介传染，病原的毒力迅速加强。

　　让我们看看链球菌这个例子吧。它们可以导致妇女产后尿路感染。19 世纪的妇女大都知道，在医院分娩常常会有生命危险，但是这并未阻止她们前往医院分娩。维也纳医生西迈尔维斯（Ignaz Semmelweis）在 1847 年注意到，由医生接生的妇女患产褥热的发病率比助产士接生的高 3 倍。他经研究发现，有时候医生从病理解剖室出来就径直去检查产妇，而解剖室里常常是因产褥热而死去的妇女尸体。西迈尔维斯提出，是医生传播了病原，而且还证明了如果医生在检查前用漂白粉溶液洗手可以减少传播的可能性。那时候，人们是否认可了他的伟大发现呢？并没有。恰恰相反，由于归罪于医生，他丢了工作。他专心致志于挽救那些不必要死去的产妇，但是他的观点一直被人忽视，最终，47 岁的他死于精神病院。今天，我们都知道保持医院里的卫生条件非常重要，一旦有所松懈，医院就会出现毒力更强的病原体。爱华德的研究也证明，从医院获得的婴儿腹泻要比从医院外获得的严重得多。

61　　一般认为，HIV 是一种新的病原体，最初或许来源于一只感染了类人猿免疫缺陷病毒（SIV）的猴子。但是，现在有证据提示，有可能是猴子从患有HIV的人那里获得了SIV。虽然HIV可能在一些人群中存在了许多代，艾滋病似乎是由近几十年来高毒性的HIV演化出来的一种新的疾病。某些传统社会经济生活被破坏，性行为发生了变化，这可能是引起艾滋病的原因。大量的妓女在短期内接触许多嫖客，大大加速了传播，宿主的存活对病毒的生存变得无关紧要。迅速破坏宿主的强毒力株在宿主体内变得更加多见，即使是毒力最强的病毒株也有充分的机会在原宿主死亡之前传播给新的宿主。

在西方国家，艾滋病最初似乎是男性同性恋者之间流行的疾病，因为他们有大量的性伴侣而大大加速了性传播；还有静脉注射毒品者，因为针头是有效的传播媒介。在非洲，毒力强大的病原病毒之所以成为优势菌株，是因为宿主间选择被大大削弱。反过来，使用避孕套和清洁的注射针，不仅能减少传播，**而且可以使毒性降低**。

免疫反应的代价与收益

如前所述，自然选择给了我们一个极其有效的化学武器系统。每一个入侵的病原体都将遭到一种或者几种化学分子猛烈的攻击。我们的免疫系统是在几百万年的自然选择之中塑造出来专门对付各种病原体的。不幸的是，任何一种有效的武器都不时会伤到自身。

免疫系统有两种类型的失误：没有攻击它所应当攻击的对象，或 62
者错误地攻击了它不应当攻击的对象。第一类错误是因为反应不够及时，某些本来应该在萌芽状态被阻止的疾病于是变得严重起来。第二类错误是因为对细微的化学差别给予了过分猛烈的攻击。自身免疫病，诸如红斑狼疮和类风湿性关节炎都属于这种情况。普通人免疫反应的敏感性和反应性可能是在演化中优化出来的：足以应付病原体，但又不至于攻击自身的组织。

既然我们有了这种超级化学武器 —— 免疫系统，为什么仍受传染病之害呢？如上所述，这是因为病原体可以迅速演化，并在自然选择的塑造下变得更加适应宿主。那些更能躲避免疫攻击的变异基因在新一代病原体中将越来越多。因此，病原体可以演化出各种超级防御武器，前一章提到的分子模拟便是一个明显的例子。

尔虞我诈

昆虫学家在描述蝴蝶翅膀的外形时提出了伪装（mimicry）的概念。美洲有一种帝王斑蝶，它的幼虫以有毒植物马利筋（milk weed）的叶子为食，体内积累了毒素，鸟类不得不避开它；另一种黑红色的总督蝴蝶的外形与其几乎完全相同，但它没有帝王斑蝶的那种毒素。鸟类见到这极为相似的外形就躲开它。这种例子存在于许多物种之中。任何一个被捕食的物种，因偶然的机会变得类似于另一个有毒物种时，便取得了一种优势，自然选择促使它的这种类似更加逼真。这对天然的模型种不利，因为鸟类也可能错误地捕食它。这就引起了伪装（mimic）种和模型（model）种之间的一场竞赛：伪装种变得更像模型种，而模型种则变得尽可能与伪装种有区别（就像山寨与正版，阿迪王和阿迪 —— 校者注）。有些环境因素对伪装种如此有利，以至于不相关的物种之间都可能演化出惊人的一致性。人们能够很快理解视觉

伪装,因为人类在很大程度上用视觉认识这个世界。察觉化学伪装需 63
要敏锐的技术手段,然而有理由认为它跟视觉伪装一样普通。

　　病原体的分子模拟同样精巧、复杂、高明,与这些动物的视觉模
拟相比丝毫不差。各种寄生虫、原生动物、细菌都会伪装成人类的蛋
白。如果它们在伪装的程度上还存在什么不足,它也有能力迅速改进。
病原体表面有复杂的凹凸面,而抗体最容易识别的抗原分子往往都被
隐藏在凹进的裂缝之中。许多病原体可以迅速改变它们表面的分子结
构,以致宿主难以产生最新的抗体。这种快速变化不是演化,因为它
们并不需要遗传物质的改变 —— 同一个病原体的基因组就可以编码
多种多样的分子结构。

　　伪装不仅能使病原体逃脱免疫系统的攻击,而且还能利用宿主的
细胞活动。例如,链球菌能制造类似宿主激素的分子,它们在细胞膜
上有对应的受体位点。这就像细菌"复制"了一把钥匙,可以把正常
情况下接纳激素分子的门打开。一旦进入细胞,这个细菌就有了一把
保护伞,避免了免疫系统或其他宿主防御机制的攻击。宿主还有一种
吞噬体 —— 溶酶体系统能消灭细胞内的病原体,但是病原体还有别
的分子伪装和对抗措施可以自我保护。

新的环境因素

　　在结束对传染病的讨论之前,我们将稍微提到本书第10章的主
题:历史上大部分传染病变得流行是因为环境条件发生了变化。我们
已经讨论过,变化的社会环境怎样促进了艾滋病的流行,其他许多瘟

疫也是如此。美国国立卫生研究院（NIH）的理查德·克劳斯（Richard Krause）研究发现，麻疹和天花曾经在第 2、第 3 世纪沿着商队走过的路径传播流行，造成某些地区三分之一的人口死亡。腺鼠疫和黑死病长期在亚洲肆虐，随着蒙古人的铁蹄才入侵欧洲。无数无辜的群众因为家里的老鼠带有跳蚤而受到传染，才造成了大瘟疫。当我们天真地以为这些已经是历史的时候，艾滋病开始以惊人的速度传播，其他许多传染病突然爆发，原因并不清楚。埃博拉病毒在 20 世纪 80 年代在部分非洲地区肆虐，病人死亡率高达 50%，包括不少医生和护士，后来又突然中止，原因同样不明。

还有一些传染病直接与现代技术有关。军团病的起因是一种在水冷式空调中生长、传播的病原菌；中毒性休克综合征起源于使用具有超吸收能力的材料做的塞子，它的表面积大、氧气供应丰富，使毒性链球菌得以生长。莱姆氏病之所以成为一个问题，是因为在郊区繁殖饲养鹿群。流感成为人类的一大威胁，也是始于国际空运能够传播含有新基因的病毒株。它通常被称为亚洲流感，因为新病毒株通常来自亚洲的农场，在那里，人群、禽类和猪（有些株称为猪型流感）住得十分靠近，流感病毒之间的基因很容易互相传播。

随着拥挤的大城市在欧洲兴起，结核病开始流行。过去认为，贫穷和不卫生的生活是结核病流行的原因，然而以前人们更加贫穷，结核病也没有流行。只有在大城市兴起之后，大量的人才开始在拥挤的室内生活。实验表明，结核病房空气里残留的病菌能使豚鼠感染，然而只要它们稍微接触一下紫外线，感染就不会发生。一次喷嚏产生100 万粒飞沫，在静止的空气中以 1 厘米/分钟的速度向地面慢慢沉降。

在室外，飞沫中的结核菌被吹散或者被阳光杀灭，然而在室内条件下它们可以存活好几个星期。如同1651年，结核病在伦敦的全部死亡率中占20%。

　　最后，我们注意到，流行病还可以因为"照顾得太周到"而发生。在20世纪之前，肠道病毒还不会引起瘫痪（灰白质炎）。过去，多数 65 儿童在一岁以前都会感染它，但通常病得很轻；到20世纪中期，随着卫生条件的改善，发病年龄逐渐推迟到童年后期，病情也严重得多。类似的，早年发生的单核细胞增多症也不大严重。在这些例子里，流行病的发生都是因为在新的环境下传播方式发生了变化。在本书第10章，我们将回到这一主题，进一步讨论环境变化与疾病的关系。

第 5 章
受伤

66　　哈克贝利·费恩的老爹又喝醉了，摔倒的时候碰到了一个装着腌猪肉的桶，刮破了小腿。他立刻对桶踢了一脚，咣咣作响。但是这于事无补，因为他的靴子早就破了，脚趾头露在外面⋯⋯他咒骂起来，继而懊恼刚才的鲁莽。

　　　　　　　　　　　　　——马克·吐温　《哈克贝利·费恩历险记》

　　哈克贝利·费恩的老爹表现得好像这个桶成心跟他过不去，似乎踢它一脚并咒骂它就可以避免小腿不再受伤。但是这纯粹是一厢情愿。桶不是情敌，要跟他争夺配偶；也不是天敌，试图捉住他；更不是微生物，想要侵入他的身体。它只是一块木头。

　　在讨论哈克贝利·费恩老爹的受伤问题时，我们把敌对物种间的"军备竞赛"的话题放一下。创伤的概念比传染病简单，不过也很丰富多彩。有些事故，例如被陨石砸中，过于罕见而无法预料，因此生物也没有演化出什么特别的防御措施；其他一些，例如高能伽玛射线，因为太新，我们也还没有来得及演化出防御办法；不过，像溺水或被猛兽袭击，在人类的生活史中足够常见，我们就演化出了一些回避手段。本章讨论的是回避、逃离和修复各种受伤的手段，包括机械创伤、辐射创伤、烧伤、冻伤，等等。我们也将讨论这些机制为什么也会失败。

避免受伤

加了牛奶之后，咖啡凉了一点，需要稍微加一下温。微波炉愉快地响了三声，好了。打开炉门时，空气中洋溢着牛奶和咖啡的香味。然而在端起瓷柄时，立即感到剧烈的灼痛。如此突然，如此严重，杯子甩了出去，摔到地板上，热咖啡溅出好几米远。把灼痛的手浸入冷水之后，这个倒霉蛋（作者之一）才发现这只杯子与别的杯子不一样：别的杯子在微波炉加热之后仍然是凉的，而这只杯子的瓷柄中间有金属芯子。疼痛使他避免了更加严重的烫伤，如果时间稍长一点，烫伤可能会更加严重。由于这次的遭遇，几个月之后，他仍然不愿意去用这只杯子。

疼痛和恐惧是有用的。不能感觉疼痛和不知道畏惧是严重的残疾。前面已经提过，生来就不能感觉疼痛的人，几乎都活不过30岁。如果有人生来就不知畏惧，他们必定更容易受伤或者死亡。我们需要疼痛和畏惧，这是对危险的预警。疼痛是组织正在受伤的信号，它使我们立即放下一切活动以防止进一步受伤。畏惧，表示可能有危险情况，有可能受到伤害，以逃避为宜。

现在我们来谈谈这个令人不安的洞见。疼痛和畏惧是许多苦难的根源，也是医疗干预的目标。它们本身不是疾病，而是防御体系的一部分。不首先消除病因，而去阻断预警系统，很可能会把事情弄得更糟。举例而言，脊髓空洞症病人，由于脊髓内部与感觉疼痛有关的神 68

经退化，手感觉不到痛。他就会端起那个滚烫的咖啡杯，平静地啜饮，而不在乎手指被烫伤。如果他抽烟，手指多半会被烧焦。疼痛，是有用的，疼痛和畏惧相关联不是偶然的。当身体受到伤害时，疼痛迅速地启动躲避，而畏惧防止伤害再次发生。

避免受伤，要比简单地躲开疼痛或其不良后果要复杂得多。形成"回避"的条件反射的难易，取决于潜在伤害的类别。心理学家约翰·加西亚（John Garcia）发现，让狗回避薄荷气味非常容易，因为这种味道与肠胃不适有关；但是，要用音调建立起这种关联就很难。在声音和电击之间建立条件反射比较容易，但气味与电击之间就很难建立起这种关联。这些事实很容易用演化理论来解释。声音比气味更常表示临近的危险，而气味常常用来提示食物有毒。像许多新颖的观点一样，加西亚的论文发表的过程充满了曲折，见刊之后饱受奚落，现在才重新得到重视。

某些信号，例如蛇、蜘蛛、高处，立刻会使我们和其他灵长类动物产生畏惧心理。要知道，这类信号长期以来与危险有关，因此，我们本能地回避它们。毕竟，被狐狸抓住才学会怕狐狸的兔子，恐怕也不会留下后代。兔子的大脑已经预置有回避狐狸的程序，我们的大脑也有类似的能力，这并不奇怪。这类本能行为的弱点在于不够灵活。那些更灵活的系统比固定的本能要优越，因为后者只有在危险确定来临时才产生恐惧。新生的小狗看见狼时会站在原地愣愣地盯住它，看到妈妈逃开才跟着逃开，从此，逃走模式便在它的一生中确立了，一代一代地通过模仿传下去。怕蛇、怕蜘蛛和怕高处，是后天形成的，但不是根深蒂固的，我们也能通过学习消除这种畏惧心理。

　　心理学家明纳卡（Susan Mineka）在威斯康辛大学的灵长类研究中心做过一系列极富创意的实验。实验室饲养的猴子不知道怕蛇，它会跨过蛇去取香蕉。有一次，它看到电视里的猴子对蛇警惕，从此之后，这只猴子会在很长时间里厌恶蛇，它不再走近蛇边上的篮子，更不跨过蛇去取篮子里面的香蕉。相反，如果另外一个电视表演一只猴子恐惧一朵花，它就不会对花产生厌恶。猴子很容易学会怕蛇，但不会怕花。 69

学习和理解

　　除了条件反射，人类还有更加微妙的适应机制：我们有交流、记忆和推理的能力。司机不必亲眼看到在冰冻的路上高速下山的事故，也能想象出这样做的危险。即使从来没有见识过因火致死的人，我们也懂得失火是严重的灾难，而且知道烟雾检测器可以减少这种灾害。多亏了学习和推理，人类甚至懂得要避开那些感觉不到的危险，例如氡气、二恶英、食物中所含的铅。我们的想象能力、推理能力有许多益处，预见危险便是其中之一。这些能力有助于我们避免危险和创伤，但又不会产生不必要的恐惧。看到一个穿着吊带裤的人受了电击，我们知道肇因是电线而不是吊带裤。

修复创伤

　　创伤在所难免。无论是在第十次还是第一千次锤打，榔头同样有可能落到拇指上。所造成的创伤会启动一系列修复活动。血小板分泌凝血因子立即止血，不论这创伤是在体内（挫伤）还是体表。其他细

胞分泌出一系列复杂的炎症相关物质，升高局部温度，使入侵的细菌
难以生长；拇指疼痛得不能活动，可以避免更多外力的影响，从而加
速愈合。同时，免疫系统迅速调动特异性免疫细胞到达创伤部位，攻
击入侵的细菌，或者用淋巴细胞消灭它们。之后，纤维蛋白（fibrin
strands）再把组织连接起来，慢慢收缩，使伤口合拢。最后，神经血
管重新生长出来。又可以砸锤子了，不过这次会更加小心一些。修复
过程所显示的复杂性和协调程度足以使一个管弦乐队自叹不如。

　　不幸的是，至今我们也还没有把完整的乐章谱写出来。病理学的
教科书里对许多局部进行了大量的描述，我们也曾注意到某些部件之
间的协调，尤其是几类免疫细胞所起的作用。我们目前缺少的是整个
过程的演化史。这个故事中应当有一个情节，可以把所有细节联系起
来，从而达到最佳修复水平。这涉及最好地分配稀缺资源，包括时间
和材料，并在继续使用受伤部位与休养生息之间做出权衡。要选择种
种事件的最佳时机，按部就班，循序渐进。它要协调的不仅是免疫系
统，还包括一切参与其中的激素、酶和结构上的适应过程。它要处理
的不仅仅是局部受伤问题，还涉及全身的激素、情绪、行为等全部生
理过程。希望这个复杂和谐的乐谱能够在不久的将来被完全谱写出来。

烧伤和冻伤

　　虽然疼痛来得无比迅速，但是在这片刻之间，已经有成千上万个
细胞被那咖啡杯柄烫伤了。拇指和食指上有两个地方在几秒钟之内变
白。好像是鸡蛋白落入沸水中，皮肤细胞里的蛋白质受热变性了，这
是一种比割伤更难修复的创伤。毫无疑问，这就是烫伤痛得如此迅速

的原因。皮肤在极轻微的、很浅的烫伤之后不难痊愈，因为上皮层下面的基底细胞仍然能够工作；如果是更深的烫伤，毁掉了整层皮肤，包括用来更新上皮层的基底层细胞，那么，人体就需要专门的机制来保护烫伤处免受感染，清除已死亡的组织，引入新皮肤细胞，等它们生长，逐渐覆盖烫伤处。我们的身体可以完成这项工作，不过需要时间，而且有发生感染的危险。防止烧伤要比修复烧伤容易，效果也要好得多。

　　人类使用火的历史已经有上万年之久。在学会制造火种之前，人类就已经会利用并保存自然火种，用于烧烤食物和其他用途。与火的这种长期的密切关系，是否使我们对火的危险更加敏感了呢？我们不妨比较人类与其他灵长类物种，看看我们是否更会保护自己不受烫伤，也许我们对烫伤的反应更加敏锐，也许我们的烧伤愈合得更快。如果答案是肯定的，那将是十分有趣的发现。

　　除了高温，冷冻也会使细胞变焦死亡，即，冻伤。虽然这种事故在人类演化史中不是经常发生，但是它也使我们避免在冷空气或者冷水中待得过久。在石器时代，我们还完全没有经历过液氮或干冰的危险。它们同火一样有害，但是我们还没有足够的时间演化出像回避烧红的炭块那样的本能。

辐射

　　太阳一直是最主要的辐射伤害来源。黑色人种的皮肤表层含有黑色素，起了屏蔽作用，保护着下面的组织。如果人类连续几千代不见阳光，就像蛰居动物那样，也许会丧失制造黑色素的能力。黑色人种一直都有黑色素，这意味着他们有抵抗太阳辐射伤害的长处。

欧洲的白色人种似乎说明他们在演化史中没有防御太阳辐射的长期需要。现在他们特别容易遭受阳光灼伤。春光明媚的日子里，他们喜欢日光浴，裸露皮肤晒几小时太阳。他们去年有过痛苦的教训，然而在寒冷的冬季之后，晒太阳实在是太舒服了。如果他们忘记了去年的教训，今年仍会重蹈覆辙，因为发现的时候已经来不及了。晒了几小时之后，皮肤才开始发红、疼痛。几天之后，层层死掉的皮肤细胞脱落，一两周之内皮肤就可以完全复原。然而这并非故事的终结，因为即使是几次阳光灼伤，也会使今后十几年里发生皮肤癌的风险大大增加。

逐渐增加晒太阳的时间，受到的伤害反而会小一些。因为除了少数皮肤最白的人以外，大多数人的皮肤都能逐渐产生一层足够防护阳光辐射的黑色素。皮肤能够慢慢地被晒黑，说明这是一种在需要时可以启动的防御机制。浅肤色的人不总是有很多色素，说明他们的祖先一定曾经因为色素付出过适应方面的沉重代价。在第9章中，我们再解释浅肤色可能是在阴天、多云环境里的一种适应。

人们都知道，阳光中太强的紫外线会引起灼伤，可见光的破坏性要低得多，但是后者的光化学作用同样可能造成伤害。自然选择赋予了我们足够的黑色素和酶应付光化学反应引起的变化，所以在正常情况下不会造成伤害。习惯于黑暗环境的动物对日光比较敏感，甚至对人工光源也敏感。例如，当荧光灯首次代替白炽灯用于鲑鱼孵化池时，大量鲑鱼卵因此而死亡。养鲑鱼的人知道，在自然环境中，这些卵是在河床石砾的荫蔽下孵化的。他们推测，可能的原因在于荧光灯的波长更短，而辐射更强。实验证明这些推测是正确的：当鲑鱼卵得到荫蔽后，它们就能生长良好。

太阳光会伤害皮肤细胞，不是因为热力学的原因，而是因为光化学反应引起的物质变化。光化学反应所产生的不正常化合物和死细胞会招致免疫系统的攻击。在一定限度以内，这是有益的。用宝贵的资源支持已经死去的或者正在死去的细胞是一种浪费，身体需要将这些细胞尽快处理掉。同样重要的是，不能把那些会自行修复的细胞也消灭掉。然而要区别这两者并非易事。所以对于不涉及病原体入侵的创伤，诸如日光灼伤、单纯性骨折，还是抑制免疫反应以免干扰愈合为好。 73

免疫细胞本身，同别的细胞一样，也可能被辐射伤害。我们现在还不完全清楚，在紫外线所诱发的免疫系统变化中，哪些是适应性调节，哪些是纯伤害。表皮中负责将异物呈递给免疫系统的朗格罕细胞（langerhans cell）对波长在 290～320 纳米的短波紫外线 B（UV-B）有复杂的反应，这种细胞与神经系统有密切关系，它们分泌的一种激素能阻断神经活动。UV-B 紫外线能抑制皮肤朗格罕细胞，从而阻断它对抗原做出反应。几乎所有的皮肤癌病人都缺乏这种敏感性。但是 UV-B 不是唯一的祸根。有证据表明，某些商品如防晒霜可以阻断 UV-B，防止日光灼伤，却允许较长波长的 UV-A（320～400 纳米）通过。UV-A 也会伤害皮肤中的免疫细胞。在阳光下皮肤被晒红了的人常常需要使用防晒霜；事实上，防晒霜可能使你更多地暴露在 UV-A 之下，超出可以耐受的剂量，事情反而更糟。

　　黑色素瘤是一种非常可能致命的皮肤癌，它的发病率逐年攀升，这使人们对晒太阳产生了畏惧。在过去的10年里，苏格兰的黑色素瘤的发病率增加了1倍。在许多国家的白种人中，发病率以每年7%的速度增加。发病率的增加可能有多种原因，包括新兴的崇尚古铜色皮肤的文化，以及臭氧层变薄使得更多紫外线照到地球。虽然这两个因素都有可能，但从演化生物学的角度看还有其他的可能。我们的确在海滨逗留的时间更长了，但是我们也更少裸身在太阳光下行走。臭氧层变薄所失去的对紫外线的屏蔽作用已经被空气污染所补偿，甚至是过量补偿。问题不在于晒太阳本身，也不是臭氧层缺乏，而是在于我们晒太阳的方式。人们现在大多数时间都生活在室内，只有周末到海滨或者郊外去享受日光浴的时候才接触到皮肤难以适应的强光，结果产生灼伤。那些每天都有好几小时在户外工作的人，适应了他们的日光接触量，因而不容易被灼伤。与黑色素瘤更相关的是日晒次数，而不是日晒时间的总和。

　　另外一个新的环境因素是日益流行的化学防晒霜。阻断紫外辐射确实可以避免致癌突变的发生。最近，针对588名澳大利亚人的研究表明，与普通化妆品相比，防晒霜确实可以减少皮肤受的伤害。但是防晒霜中所含的化学物质会不会引起新问题呢？它们不会老老实实地待在皮肤表面，而是被吸收进去了。它们对皮肤细胞有什么作用，它们与组织蛋白结合之后再被阳光暴晒可能发生什么变化？我们并不清楚。如果发现皮肤癌直接或者间接与防晒霜有关，岂不讽刺！还有一些产品用于抑制日光灼伤引起的炎症反应，对它们也要注意。抑制这种炎症反应，可能会避免不必要的自身免疫反应，从而规避了癌症；不过，这也可能会使那些已受伤害的细胞逃逸免疫系统的监视，诱发癌症。

　　我们需要强调，上述提法并非结论，只是推测，我们目前对此还缺乏足够的了解。尽管信息很多，但我们对日光灼伤并不完全了解，为什么会这样？要达到对日光灼伤完全的理解并以此为基础找到有效的防护和治疗措施，研究者们需要掌握演化论的思考方法，探明灼伤的细胞与分子机制，然后提出一套新的综合理论。新的理论必须能够：①区别UV造成的皮肤功能障碍与皮肤对UV的适应性反应；②区别UV引起的皮肤免疫功能障碍与适应性反应；③区别UV造成的朗格罕细胞的功能障碍与适应性反应；④厘清修复过程中的各个组成部分及其协调活动；⑤阐明暴露日光前使用防晒霜和事后使用抗炎药的作用和副作用。

　　太阳紫外线辐射伤害还可能引起白内障，这是一种眼内晶体雾状混浊性病变。现在，大多数新式太阳镜都能阻断紫外线，比起过去，这是一个进步。老式太阳镜仅仅减少了可见光的通过量，瞳孔直径放大，反而增加了紫外线的通过量。糟糕的是，现在还有不少廉价的儿童太阳镜是不能阻断紫外线的。今天的白内障病人，可能有一部分正是10年前使用劣质太阳镜的受害者。

器官再生

　　孩子们常常提出难以解答的问题："为什么残疾人不能像海星一样长出新的腿？"真的，为什么不能呢？既然蜥蜴能再长出断掉的尾巴，海星能长出丢失的臂膀，鱼能长出丢失的鳍，那么为什么杨过不能再长出断掉的胳膊？成年人很少去想这个问题。从演化生物学的角度看，回答是，如果一项能力不大有用，或者代价明显超过收益，自然选择往往不会保留下它们。所以，如第 3 章里已经提到的，严重的心脏或脑损伤都难免会导致死亡，所以人类没有演化出再生这些器官的能力。石器时代，失去手臂的人将在短期内死于出血；即使出血能够止住，也会死于破伤风、坏疽或其他感染。即使我们的远始祖先有再生手臂的能力，它也会在突变的积累过程中丧失，哪怕自然选择没有剔除它。

但是，失去手指多半不会像失去手臂一样死亡，这类创伤在石器时代也能愈合。为什么手指无法再生而只是愈合？上面的解释在这里便显得不够充分。我们提出两条可能的理由：第一，这种再生能力不会经常用到，而且没有很大的益处。许多人并没有丧失手指，既使丧失了，也没有严重的功能障碍。九个手指的尼安德特人（旧石器时代中期的原始人类，分布在欧洲、北非、西亚一带）可以活到成熟的老年（50 岁左右）。第二，如我们反复强调的，这种适应能力是有代价的。维持组织再生的机制消耗资源，对有害生长的控制能力也会下降。允许细胞复制也会增加癌症的风险。让成熟的、高度分化的组织保持76 高于所需的修复能力是危险的。在关于癌症的一章中，我们将再次讨论这个问题。

此外，还可以提出另一个理由。再生的过程需要生长激素，需要控制细胞移动，并协调许多部件和过程，而它们通通都不存在了。换句话说，在早期胚胎发育期之后，产生手指的相关机制已经丧失。这是典型的近因解释，诉诸于机制的细节，也是多数医学研究者努力了解的。但是我们也需要演化解释，说明为什么相关机制丧失了，无论这个具体的机制是什么。这种演化解释更有可能满足一个孩子的好奇心，而且为研究人员思考修复手指需要哪些可能的机制开辟新思路。我们预料，这种机制兼顾各方面的平衡：修复要快速而且可靠，代价与收益相当，而且需要避免癌症的风险。

第 6 章
毒素：生生不息，无处不在

77　　在经典影片《失去的周末》中，童·贝罕（由雷·米兰饰演）对酒吧招待说："耐特，你不赞成我喝酒，是因为它让我的肝萎缩，是不是？它还侵蚀我的肾脏。没错，但是它对我的大脑呢？"现在我们来考虑酒精对肝脏和肾脏的作用，稍后再说大脑。

　　黑麦威士忌流过食管进入胃，贝罕感到一阵轻微的灼烧感；而后，酒精迅速通过黏膜保护屏障弥散侵入上皮细胞，上百万细胞死亡，他的大脑将收到细胞死亡的信号。死亡的细胞，以及那些细胞膜受伤的细胞，都会释放创伤激素和生长因子。后者会弥散到正在准备等待扭转这种危机的其他细胞里。这些参与修复的细胞位于胃壁腺窝深处。它们对这些化学信号做出反应，移动到受伤部位，迅速分裂，产生新的细胞。裸露在胃表层的细胞在几分钟之内就被更换 —— 问题只是，在贝罕再次举杯之前，这一切是否来得及。

天然的和非天然的毒素

78　　烈酒不过是我们接触的众多新的毒素之一。田地里的害虫现在是用杀虫剂控制的，这在1940年以前还从未听说过；食物储藏室中使用有毒气体保护谷物，防止害虫和鼠类；有毒的化学物质，诸如硝酸盐，被用来延长食物的保质期；许多工人吸入有毒的粉尘和烟雾；郊区别墅的主人向树上喷洒林丹时，没有考虑过对自己和邻居有什么危害；饮水里有许多重金属，空气中有汽车尾气，新装修的房子里有甲醛，还有来自房屋地下室的放射性元素氡（radon）—— 显然，现代生活，特别是我们的食物和空气，到处是前所未有的危险。是这样吗？

不尽然。虽然现代社会出现了众多新的毒素，但是比起石器时代，甚至早期农耕社会，我们接触到的毒素已经少多了。在关于传染病的一章中，我们讨论过病原体与人体的"军备竞赛"，植物无法逃跑，所以它们用化学武器来防身。我们都知道，许多植物是有毒的。园艺书上列出的那些有毒植物，只是最厉害的几个代表。事实上，大多数植物都有毒。科学家直到最近才弄清楚，这些有毒物质并非副产品，而是植物对抗昆虫和草食动物的一种重要的防御手段。它们在自然生态环境平衡中起着关键作用。美国东岸生有一种羊茅，长得很快，又能抵抗害虫。也许有人会设想，每星期让马来啃它一次，这样就省了除草的麻烦，还有草料喂马，两全其美，对吗？如果真这么办，马很快就会病倒。成熟的羊茅草的根部有一种霉菌，它们会制造出很危险的毒素。羊茅草保护自己的办法就是把毒素运到叶片的顶端，阻止草食动物来吃它。

最近，少数先驱者，提姆·约翰（Timothy Johns）、布鲁斯·艾美斯（Bruce Ames）和他的同事们告诉我们，植物与草食动物之间的"军备竞赛"对医学具有重大的意义。我们特别推荐他们的著作《你 79

需要吃的苦草药》(*With Bitter Herbs Thou Shalt Eat It*)，它介绍的是植物毒素在人类历史中的作用。

这里，我们又一次看到了"军备竞赛"，不过是发生在动物和植物之间。植物需要保护自己不被吃掉，草食动物或杂食动物又必须吃植物。石器时代，中欧某部落居民在争夺中失去了橡树，因为没有橡树芽和橡树籽可以吃，冬季有人饿死了。橡树芽和橡树籽含有丰富的营养，但是，不幸的是，它们还含有鞣酸（又称丹宁 —— 校者注）、生物碱和其他防御性毒素。吃了没有经过加工的橡树籽的人甚至比饥饿的族人死得更快。

肉食动物可能要对付它们猎食对象产生的毒液或者其他的有毒物质，而且，它们还需要对付草食动物吃进去的微量植物毒素。上文提到的帝王斑蝶的幼虫，吃的是马利筋属植物，因为特有的解毒机制，它不会被植物中致命的心脏糖苷毒害；不仅如此，它还可以利用这种毒素合成自己的毒素，使得鸟儿也不敢吃它。许多昆虫和节肢动物用毒素和毒液来保护自己。许多两栖类也是有毒的，尤其是那些颜色鲜艳的蛙类，亚马孙河流域的原住民用这些蛙的毒液来制造毒箭头。蛙类用这种强烈的色彩显示自己是有毒的，警告捕食者不要吃它。捕食者从痛苦的经验中学到 —— 它们不可以用来果腹。如果你在热带丛林中，饥肠辘辘，宁可吃那些躲在草丛中的蛙，也不要吃那些坐在旁边的树枝上颜色鲜艳的蛙。

植物的毒素起什么作用？怎样起作用？它们的一切目的都是为了使草食动物不去吃它们。为什么有这么多不同的毒素呢？因为草食动物可以很快找到解毒的办法，因此，在"军备竞赛"中植物的武器库越来越丰富。毒素的数量之多，作用机制之丰富，颇为惊人。有些植物制造了氰化物的前体，它可能被植物里的酶或者动物肠道中的细菌分解，释放出真正有毒的氰化物。苦杏仁（bitter almond）就是一个特别明显的例子；苹果和李子的种子用的也是相同的策略，此外，还有木薯的块根，后者是许多部落的食物。

然而，任何适应都要付出代价。植物的防御性毒素也不例外。制造毒素需要物质和能量，而且对植物本身可能有害。一般而言，一种 80 植物可以含有高浓度的毒素或者长得很快，但常常不能二者兼得。从草食动物的观点看，长得快的植物组织通常都比长得慢的或者不再生长的植物组织好吃。这就是为什么叶子比树皮更容易被吃掉，为什么春天的嫩叶特别容易被毛虫咬坏的原因。

种子常常特别有毒，因为它们一旦被损坏植物就无法繁殖后代了。不过，果实往往是鲜艳的、芬芳的、富含营养和糖分的，专门为吸引动物采食而设计的包装 —— 果实被动物吃掉能帮助植物散播里面的种子。果实中所含的种子或者能被完整抛弃，如桃核；或者是能够安全地通过消化道而被抛到远处，如木莓果种子，动物的粪便还可以充当肥料。如果种子在准备好之前，也就是尚未成熟之前就被吃掉，整个投资就浪费了；所以许多植物制造毒素防止未成熟的果实被吃掉。因此，没有成熟的果实酸涩难吃，因此有了俗话说的"绿苹果引起胃痛"。花蜜也同样是设计给动物吃的，但是植物只为有益的传粉昆虫制造它。花蜜是一种精心调制的鸡尾酒，由糖和稀释的毒素调成，配方是利害权衡之后的最佳方案 —— 用来拒绝错误的来访者但不阻挡正确的来访者。

坚果反映了另一种适应方案，它们的硬壳保护它们免受侵害。另外一些，如橡树籽，则含有高浓度的丹宁和其他毒素。虽然许多橡树籽被吃掉，有一些被踩扁了，总有一些被松鼠埋藏在地下而有机会发芽长成新的橡树。把橡树籽变成人的食物需要复杂的处理过程，我们怀疑松鼠也受不了那么多丹宁。也许，橡树籽被埋在地下的时候可以渗出一部分丹宁。如果真是这样，那么松鼠不仅在收藏也在加工它们的食物，这是它们与橡树籽的"军备竞赛"中的一个妙招。

如果你在一个不熟悉地形的野外饿了，你当寻找软甜的果实，找那有最坚硬外壳的硬果，或者是几乎无法取到的块茎；避免那些未加保护的新鲜材料，例如叶片，它们多半有毒，因为它们必须保护自己，否则早就被你或者其他的动物吃光了。

植物"军备竞赛"的升级方式有许多花样。有些植物在受到机械损伤之前只有很少的防御性毒素，受伤之后立即在受伤的部位和附近集拢毒素。番茄和马铃薯的叶片受伤之后，全身都会产生毒素（蛋白酶抑制剂）。植物没有神经系统，但是它有电信号和激素系统，能够把某个局部发生的事故"广而告之"。有些白杨树的信息交流系统更加惊人，甚至可以通知附近的树。一片叶子受伤之后，一种挥发性化合物"甲基茉莉酸"（methyl jasmonate）从伤处挥发，可以"告知"附近的叶片分泌蛋白酶抑制剂，临近的树上的叶片也会发生这种反应。这类防御通常都能使昆虫吃后不舒服。某些特别内行的昆虫，在进食之前会首先切断供应叶片的主脉，使植物不能释放出更多的毒素。于是，这场"军备竞赛"还将继续下去。

对抗天然毒素的防御机制

　　最好的防御是回避或者是排出毒素，这个道理我们在第3章里讨论过。我们不吃霉坏的面包和腐败的肉，因为它们的气味和味道都不好。对于霉菌和细菌产生的毒素，我们有一种适应性的反胃机制。如果不小心吃了有毒物质，我们很快就会呕吐或者腹泻，排出它们，并且学会了以后避免吃它们。

　　许多吞下去的毒素可以被胃酸和消化酶分解。胃黏膜上覆盖着一层黏液，它保护着胃免受毒素和胃酸的伤害。如果某些细胞受了侵害，损伤的效应也很短暂，因为胃壁和肠壁细胞同皮肤细胞一样，会定期脱落更新。如果毒素已经被胃或肠吸收，它们将被血液带到肝脏：我们的主要的解毒器官。在这里，酶可以改造某些分子使它们变得无害，或者与某些分子结合再从胆汁排入肠道。毒素分子比较少的时候，将很快被肝细胞的受体所摄取，并迅速被肝脏的各种解毒酶处理掉。

　　例如，我们依赖于硫氰酸酶（rhodanase）对付氰化物，它在氰化物上添加上一个硫原子形成硫氰化物。硫氰化物比氰化物的毒性大大降低，但它仍然会阻止甲状腺组织正常地摄取碘，这可能会引起负荷过重的甲状腺肿大 —— 俗称大脖子病（goiter）。白菜属的许多蔬菜，包括西兰花、花椰菜、甘蓝、芥末，含有烯异硫氰酸盐（allyl isothiocyanate）而有强烈的气味。这是硫氰化物的一个衍生物。另一个与之相关的化合物是苯硫脲（phenylthiocarbamate,

PTC），就品尝苯硫脲的能力而言，人群里有很大的个体差异。在关于遗传变异的学生实验中，许多人都尝过含少量苯硫脲的试纸：有的人尝不出味道，有的人能够尝到苦味。于是，能尝到苦味的人就能够避免引起甲状腺肿大的天然物质。人群中有70％的人能够尝到苯硫脲的苦味；在安第斯，由于这类化合物在食物中特别常见，93％的当地居民都能尝出苦味来。

草酸是另一种植物防御毒素。在大黄叶中的浓度特别高，它会结合金属离子，特别是钙离子，形成难溶于水的草酸钙。绝大多数尿路结石都是由草酸钙组成的，多年来，医生建议这些病人保持低钙饮食。然而，1992年发表的一篇研究报告分析了45619例男病人，结果表明，摄取低钙饮食的人是尿路结石的高危人群。这怎么可能呢？食物中的钙在肠道中与草酸结合变成不溶的盐，不能被吸收；如果食物中含钙太少，过量的草酸便会被身体吸收。如果确实像伊顿和尼尔逊所说，当前食物中的平均钙含量只有石器时代的一半，那么，最近越发普遍的尿路结石便有可能是这种现代环境带来的后果 —— 食物中的钙太少，导致我们特别容易受过量草酸的伤害。

此外，还有几十种类型的毒素，作用机制各不相同。毛地黄和马利筋属植物制造糖苷（如洋地黄），可以干扰维持心律的电脉冲信号的传导。植物凝聚素引起血细胞凝聚而阻塞毛细血管。许多植物制造影响神经系统的物质，例如罂粟里的鸦片，咖啡里的咖啡因，可可叶中的可可碱。这些物质真的有毒吗？少量的咖啡因可以给我们带来一种欣快的感觉，但是对老鼠来说这个剂量就要中毒了。马铃薯含有安定，只是剂量太小不足以使人放松。其他植物含有致癌物或者会引起遗传损伤、阳光过敏、肝损害等疾病。植物与草食动物之间的"军备 83 竞赛"产生了多种多样、威力巨大的"化学武器"。

如果体内毒素分子太多，超过器官的负荷能力，所有的肝脏处理场所都被占满，将发生什么情况？这些毒素分子不会像超级商场的购物者那样排队等待。过量的毒素将进入循环系统，对人体造成伤害。虽然我们的身体无法立即制造出额外的解毒酶，但人体会提高产酶能力，以应付挑战。假如药物诱导了这些酶的产生，它可能会加快对其他药物的分解破坏，因而需要调整剂量。琼斯的书中提到了一个有趣的可能性：很少接触毒素，那么一旦遭遇正常剂量的毒素，我们可能会措手不及。也许，如同日光灼伤，我们的身体能够适应慢性毒素危机，但不能应付突发事件。

牛、羊都会限制它们对特定植物的进食量，从而避免了过度使用某种解毒机制。这种食物的多样化又有利于保证获得充分的维生素和微量营养元素，这个道理对我们也适用。如果你喜爱花椰菜，假如供应一种花椰菜，你可能会吃一些就作罢，如果既供应花椰菜又有黄瓜，你可能会吃得更多一些。许多减肥食谱的原理就是：在只有少数几种食物供应时，我们吃得要比品种丰富时少一些。通过这种本能的食物多样化，加上体内各种解毒酶，我们能够降低食源毒素的危害。人类对植物毒素的解毒酶当然不如山羊或者鹿的那样有效，那么多样，但是比起狗或猫的来说，还是要强多了。如果我们像鹿一样，吃那么多叶子和橡树籽，我们将陷入严重的中毒状态，正如同狗和猫吃了在我们看来是有益健康的凉拌沙拉之后会病倒一样。

我们还能通过学习关于中毒的知识来更好地保护自己。比起其他物种来，我们能够通过阅读认识花园或森林里的有毒植物，而且我们的食谱是通过社会学习塑造出来的。妈妈喂我们吃的东西通常都是安全的、营养的。我们的朋友吃过又没有发生危害的东西至少可以一试。他们避免或者不吃的东西，我们还是小心谨慎为妥。

84　　　推广而言，我们遵循那些看似没有什么道理可言的文化习俗可能是十分明智的。有些社会有一种仪式要求玉米在食用之前先经过碱的处理。你大概想象不到史前时期的少年会嘲笑年长者的这种麻烦的手续吧？但是，假如真有孩子吃了未经加工处理的玉米，他的皮肤会发生糙皮病特征和神经病变。不过，无论是成年人，还是叛逆的少年，他们并不懂得，玉米同碱在一起煮可以平衡氨基酸成分，并把维生素 B_3 "烟酸"（niacin）释放出来，从而预防糙皮病。尽管人们并不理解这种文化风俗背后的科学原理，他们的做法却促进了健康。

史前时期，加利福尼亚的原住民主要以橡树籽为食。橡树籽里的大量丹宁，既涩口又会与蛋白质紧密地结合，这些性质适于鞣制皮革而不是供人食用。前面提到，橡树籽刚从树上落下来的时候，有很强的毒性。我们不确定丹宁针对的是大动物、昆虫还是霉菌，但是食物中的丹宁量如果超过8％，足以使大鼠致命。而橡树籽中的丹宁高达9％，所以，我们不能食用未经加工的橡树籽。加利福尼亚的印地安人把橡树籽肉和一种红土混合起来做面包。红土与丹宁有足够强的结合力，还使面包变得味美。另外一些部落煮橡树籽以除去丹宁。我们的酶系统颇能配合低浓度丹宁，而且有些人喜欢茶和红酒中的丹宁味。少量的丹宁会刺激胰蛋白酶的分泌而有助于消化。

在人类驯服了火之后，我们的食谱也大大地扩充了。因为加热可以破坏许多植物毒素，包括那些最强的植物毒素，所以烹调扩大了我们的食谱，那些本来使我们中毒的植物也变成了食物。海芋叶和块根中的糖苷受热分解，成为欧洲人早期的食物。但是，有些毒素在高温下也是稳定的，甚至高温烹调还会产生一些新的毒素。略微烤焦的美味烤鸡含有不少有毒的亚硝胺，因此，多位权威人士建议少吃烤肉以防止胃癌。鉴于人类进行烧烤的漫长烹调历史，我们是否已经对"烧烤毒素"发展出了特异性的防御机制？如果能够证明人类确实要比其他灵长类动物更加能抵抗受热产生的毒素，那将十分有趣。 85

自从农业出现以来，人类不断地栽培选育植物，以克服植物的防御机制。浆果经过培育，刺刀始减少，毒素的浓度也有所降低。琼斯的书中描述了马铃薯的驯化史，这是非常有启发性的。许多野生的马铃薯的毒性非常之高，这不难理解。你不妨设想一下，假如没有这一层保护，这些含有丰富营养的马铃薯会是什么命运？马铃薯和致命的颠茄（龙葵属植物）本来属于同一个科，所含的高毒性的化学物质茄碱（solanidine）和马铃薯碱（tomatidine）足以给人造成伤害。它们体内15％的蛋白质都是用来阻止消化蛋白酶的工作。尽管如此，只要控制摄入量，还是有少数野生种是可食的；如果经过冰冻，浸出毒素，再煮熟，还可以吃得更多一点。我们今天能够放心地食用马铃薯，要感谢安第斯山脉的农夫在几个世纪以来不断地栽培选育。

由于担心农药对食物带来的污染，人们开始着手培育天然抗病虫害的农作物。当然，这意味着我们必须增加天然毒素。一批新的抗病虫害的马铃薯出现了，它们的确不需要农药，但是后来发现，它们会使人得病，于是不得不从市场上撤下来。无疑，生病的原因就是毒素，正是安第斯山脉的农夫花了几百年的时间选育所除掉的物质。演化生物学提示，对待新培育的抗病植物，我们要像对待人工杀虫药一般慎重。

新的毒素

我们讨论了自然环境中广泛存在的毒素以及我们对它们的适应过程，接下来，我们要讨论新的毒素及其医学意义。这些新的毒素，比如DDT，之所以成为一个特殊问题，并不是因为它们本身比那些天然的毒素更加有毒，而是因为它们与我们在演化过程中已经适应的天然毒素有着截然不同的化学结构。我们体内没有准备好相应的酶来处理氯苯或者有机汞化合物。我们的肝脏对许多植物毒素早有准备，却不知道怎样对付这些新的毒素。此外，我们也没有天生的倾向来避开这些新的毒素。多亏了演化的武装，我们能够闻出常见的天然毒素，进而避开它们。用心理学的术语讲，天然毒素有诱发厌恶反应的倾向。但是，我们却没有什么机制来避开人造毒素，比如，DDT就无嗅无味。我们也不知道躲避有潜在致癌危险的同位素，因为用氢或碳的放射性同位素合成的糖与普通的糖一样甜，我们没有天然的手段来区分它们。

新的环境因素会引起什么结果，殊难预料。例如，汞在填充的牙齿中可能产生什么样的危害？学术界有过很多回合的争论。最近，乔治亚大学的安米·塞默（Ame Summers）及其同事发现，汞合金填充物引起了肠道内耐药细菌数量的增多，这似乎是因为汞筛选出了耐汞基因，而耐汞基因对某些抗生素也有耐药性。这一发现的临床意义还不十分清楚，不过它已经暗示，新的毒素可能通过目前尚不明朗的机制影响我们的健康。

由于我们已经无法在现代环境中依靠自己的天然反应察觉有害物质，我们转而依赖公共卫生机构去评估这类危险，并采取措施保护我们。值得注意的是，我们要避免对这些机构抱有不切实际的期望。其一，在大鼠身上得到的结论在人身上的可信度有多少？我们并不清楚；其二，对环境危害采取行动还涉及许多政治难题。不懂科学的立法人员可能通过法律禁止食物中含有任何可能致癌的物质，然而，这类物质在许多天然食物中早就存在了。相反，政治压力还可能使某些明显的毒素逍遥法外，从尼古丁到二㗄恶英。事实上，没有哪种食谱完全不含毒素。我们祖先的食物，像今天的食物一样，都是权衡利弊之后的一种妥协。这是从演化的视角思考医学得出的不太受欢迎的结论之一。

诱变剂和致畸物

诱变剂，顾名思义，是会引发基因突变的物质。它们也有可能导 ⁸⁷ 致癌症，或者将遗传缺陷传给后代。致畸物，会干扰正常组织发育，并引起新生儿缺陷。诱变剂、致畸物以及其他具有短缺效果的毒素之间并没有截然的分界。诱变剂，比如福尔马林、亚硝胺和电离辐射既可以马上引起麻烦，也可以在几年之后引起癌症或者先天性缺陷。

虽然了解毒素的害处非常重要，但人们对有害物质的易感性（susceptibility）是有差异的，正所谓"此人之肉，彼人之毒"。我们

将在过敏反应一章里详细讨论个体差异的问题。易受伤害的程度
（vulnerability）因年龄和性别而异。人体的解毒能力在成年阶段和幼
年阶段也有显著差异，特别是胚胎和胎儿的发育期。原则推理和实验
证据都支持，代谢活跃的组织比处于休眠状态的组织更易受伤害，快
速分裂的细胞比休止期细胞更易受伤害，有待分化的细胞比已分化的
细胞更易受伤害。

　　综上，有理由推测，胚胎和幼体组织比成人组织对毒素更加敏感。
图6-1是我们推测出的人类胚胎发育期易受伤害的变化规律。从受精
卵的形成开始，到器官形成和组织分化的旺盛期，胚胎越来越容易受
伤害，等到分化达到峰值，胚胎的抵抗力开始逐渐增强，临近分娩时，
其抵抗力才逐渐趋近于成人水平。

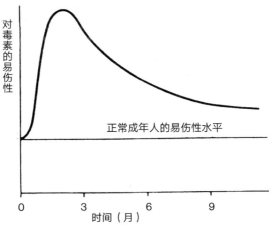

图6-1 不同胎儿期的毒素易伤性（vulnerability）

　　我们稍后将再次谈到这幅图，但是现在让我们来思考一个传统
医学中的经典谜题：妊娠反应，即所谓的晨吐。它常常是妊娠开始的

第一个可靠的信号，对于之前有过这种经历的妇女来说，这一点尤其肯定。这种恶心与伴随的倦怠和厌食程度不一，却非常普遍，以至于被认为是妊娠的一种正常反应。对某些女性而言，这意味着难受好几个星期，对另外一些妇女可能不是什么大问题。如果把妊娠当作一种病，我们自然就认为这是一种"症状"，然而妊娠并不是一种病。妊娠反应使孕妇痛苦，我们有必要设法使她们感觉更舒服一些。不幸 88 的是，让人们舒服的做法并不一定都改善了健康，或者照顾到长期利益。在第1章和第2章中，我们已经说过，自然选择没有使人们快乐的意图，而是维护我们的长远利益，因而常常需要一些不愉快的经历。在打算消除一种症状之前，我们应当首先了解它的起源以及可能的功能。

幸运的是，有一位笃信适应主义工作程序的生物学家最近对晨吐提出了一种新的解释。马姬·普罗费认为，像晨吐这样几乎是普遍而自发的现象不大可能是病理性的。她注意到胎儿的易伤害期几乎完全与晨吐的发生期相吻合。她提出一个关键的假说：妊娠早期的恶心、呕吐和厌食可能是为了限制孕妇的食物，目的在于使胎儿接触毒素的机会减到最小。早期妊娠的胚胎，对母亲来说是一个很小的营养消费者，一个比较正常的妇女就算吃得少些也足以维持幼小胚胎的营养需求。这个时候，她愿意接受的是比较清淡的、没有强烈气味的食物。她厌恶的不仅是调味品中的植物毒素，也包括霉菌和细菌产生的毒素。对丈夫来说好吃又好闻的羊排可能使他怀孕中的妻子恶心。 89

普罗费收集了大量的证据支持她的假说。一个例子是她发现了毒素浓度与引起反胃的味道之间的相关性。另外一个观察是，那些没有孕吐的女性更容易流产或者生出畸形儿。当然，该理论还需要更多的演化学以及医学证据的支持。我们设想，如果普罗费的假说能够成立，这种现象不大可能只是人类独有的。这是不是哺乳动物，尤其是草食动物中出现的普遍现象？新怀孕的兔子是否吃得更少，在选择食物上是否更加挑剔？研究野生动物可能是解决这个问题的最好途径。还有一个更加重要而且可行的研究：是否有某种毒素对正常的成年动物伤害寥寥，却对胎儿的发育危害严重？这是一个关键的问题。其余有待研究的问题包括：最可能伤害胚胎的常见毒素有哪些？胚胎期的哪些食物与生出畸形儿有相关性？解毒酶在个体之间的差异有多大？

抗呕吐药镇吐灵（bendectin）事件给普罗费的假说提供了一个旁证。不难理解，孕妇请求医生帮忙缓解她的晨吐。医生明白妊娠期用药的危险性，一般都十分谨慎。当时镇吐灵经过动物实验，无副作用，因此镇吐灵被广为使用。在"反应停"的悲剧发生之后，人们吸取了教训，对镇吐灵可能存在的副作用进行了大量的研究。许多互相矛盾的证据也一直是最高法院辩论的议题。遗憾的是，没有哪项研究引用过普罗费的假说，把妊娠晨吐对胎儿可能的保护作用考虑进来。也许，抑制晨吐的药物之所以引起先天性缺陷，在于它间接地增加了有害食物的摄入。

如果普罗费的假说是正确的，这意味着孕妇对任何药品和毒品都应该非常谨慎，不论是用于治疗还是纯粹追求舒适。胎儿酒精综合征也许是当前最严重的问题之一，每年有数千婴儿受累。吸烟也会引起一些问题，此外还有咖啡、香料，以及一切味道强烈的东西。不妨说，最好不要吃任何药物。研究也许能够发现那些会引起明显缺陷的药物，但是其他作用不大明显的药物呢？保险起见，最好还是都免了吧。

　　除了避免毒素之外，孕妇应当怎样对待晨吐呢？"尊重它。厌恶食物是为了保护胎儿。不要勉强去吃你不喜欢的东西，不要理会那些劝你试着吃一点的话。宁可得罪一些人，也不要给婴儿带来风险。"但是，痛苦怎么办呢？有两位男性作者说得轻松："接受它，它是为了一个健康家庭的长远利益所需要的代价。"我们认为这并非理想之计。我们固然可以理解这种不愉快的反应，但是仍然希望能够缓解孕妇的痛苦。我们希望有一天，产科医生能够拿出一张孕妇应当避免的食物清单。有了这种知识，同时又找到了一种安全有效的药阻止恶心、呕吐，孕妇便可以放心地使用它。

　　在许多传统文化里，有些人，特别是孕妇，会吃一种黏土。虽然一般认为这是用来补充无机盐和微量元素的，但是黏土还能缓解胃肠道不适，因此在现代医药中用于止泻药。有些黏土，例如前面关于橡树籽问题中提起过的，可以牢固地结合某些有机分子，包括毒素。换句话说，它缓解症状的原理可能就是除去有害的毒素——这是一条最佳途径。不幸的是，黏土不大可能用来申请专利。在这种情况下，就不大可能有一家公司投入巨资去开发、试验一种得不到专利保护的产品。专利制度既保护了科学研究的成果，也限制了科学研究的潜力。

　　当婴儿慢慢长大成儿童的阶段，他们都倾向于厌恶蔬菜。他们尤其不喜欢气味强烈的蔬菜，诸如洋葱、西兰花，它们含有较多的植物毒素。哪怕是最娇气的孩子，在他们长到青少年或接近成年的时候，也开始尝试新的食物。从演化生物学的观点来理解这一现象，可以认

为它是有益的 —— 在石器时代，这可以避免儿童摄入有毒植物。现代的儿童和成人都享受着经过驯化的低毒蔬菜，但是这仍然没有改变儿童对蔬菜的天然防御机制。

第 7 章
基因与疾病：缺陷、脱轨以及妥协

周一上午 8 点，医学院报告厅里罕见地坐满了学生。这堂课的 [91] 内容是近视。当光线暗下来的时候，在顶灯的照耀下，可以看到，近一半的学生戴着眼镜。教授喃喃自语："难怪今天的出勤率这么高……"

"事实很清楚，"1 小时后他总结道，"近视是因为眼睛过度生长，屈光系统的成像落在视网膜前面，因此视网膜上的影像变得模糊起来。眼镜的凹镜片，通过纠正屈光度，使成像移后一点，落在视网膜上，补救了自然的不准确性，于是你又看清了。"

许多手举起来，一个学生提问："那么，眼球为什么会过度生长呢？"

"基因，"他回答，"问题就是这么简单。我们中间，一些人的运气不好，有了这种坏基因。如果你的孪生兄弟是近视，你几乎肯定也是近视；如果你的兄弟近视，你近视的可能性也很高，不过不像孪生兄弟那样高。综合所有的统计资料，可以说，近视是一种遗传病，它的遗传率超过 80％。"

"带有这种基因的人在眼镜发明之前怎么生活呢？"另一个学生提问，"如果我没有眼镜，我不可能在非洲平原坚持一天。"教室里有一阵窃笑。

92　　"是的，这种基因可能是后来突变的，"这位教授回答，"也可能，石器时代的近视眼们在帐篷里缝纫和编织。不管怎么样，事实很清楚，近视是一种遗传问题。"

"但是，为什么会这样呢？"这个学生追问下去，"淘汰它的自然选择力量应当是很强大的。如果这样严重的缺陷也能延续下来，那么我们岂不全身都是缺陷了？"

"事实上，我们的身体并不是运转得很好的，"教授尖锐地指出，"你曾经学过，我们有许多遗传缺点。身体是一个脆弱的、匆匆拼凑起来的装置。我们作为医生的任务，就是去纠正大自然母亲的疏忽。"

学生们互相议论了一阵，没有再追问下去。

基因的功能

关于人体的说明书都写在DNA分子的文库，压缩在23对染色体里。DNA怎样储存和使用这些构筑人体的信息呢？其中大量的细节非常惊人，我们现在才刚开始了解。一个DNA分子就像一架螺旋的梯子，两边由交替变换的磷酸和脱氧核糖的单元构成。信息就放在梯子的横杠上，这些横杠由成对的碱基分子组成，包括A、C、G、T。遗传密码的信息含量之巨大，几乎难以想象。人体的每一个细胞中的DNA都含有一串120亿个A、C、T、G符号，这相当于一个中等大小的图书馆的信息量。一个细胞里的DNA分子如果不绕起来而是拉直，大约有2米长。如果算上全身大约十万亿个细胞，这个长度有200亿千米，与地球到冥王星的距离相当。

人类大约有95％的DNA并不编码蛋白质，另外5％的DNA可以分成大约十万个功能单位，它们被称为基因。每个基因编码一个蛋白质。DNA链上的许许多多的ACGT怎样翻译成一个个蛋白，这是分子生物学研究的内容。分子生物学是一个迅速蓬勃发展的学科，对人类生活的影响可能不亚于电。目前，已经有先知先觉者呼吁要注意这些 93变化的政治和伦理影响。用不了多久，这些信息就会传递到更广泛的公众中。现在，开拓者们可以通过DNA克隆合成新的药物，种植含有细菌基因的食用植物，尝试向人体细胞中插入替代基因去治疗过去没有希望治疗的疾病。人寿保险公司有可能在血液常规检查时从DNA序列中读出某些顾客患病的风险，这也许又是一件不大受欢迎的事情。在妊娠早期筛查某些常见的遗传问题已经是一种常规检查，让怀有畸形胎儿的母亲有机会选择终止这次妊娠。

15年后的一天，玛丽发现她怀孕了。"是的，你已经怀孕了，玛丽，祝贺你！护士马上就来向你解释正常的检查手续，现在我想知道你是否要做标准的基因筛查，我希望你做。"

"好的，包括一些什么项目？"

"现在已经没有任何风险，不过比较昂贵，如果你有全面医疗保险的话，这不是问题。"

"我确实有全面医疗保险，不过这些检查能够告诉我些什么呢？"

"主要是筛查40种严重的遗传病，然后你还可以补充检查诸如近视、注意力差和酒瘾等。许多人认为值得做这些检查。"

"如果发现有问题又怎么办呢？"

"那时 … 那时我们再谈怎么办的问题。也许酒瘾的问题也不影响你的决定，但是早知道为好。不管怎么说，现在发现问题比出了问题再想办法好，你觉得呢？"

"好的，我想是这样的，但是，如果我的孩子长大之后是一个近视眼，那我应当怎么办？"

"那 ……"

想要做这套全面检查，只要再等几年就可以了（本书著于1994年，当时的许多设想在今天已经实现了 —— 校者注）。我们现在已经知道了许多基因的染色体位置以及密码序列。人类基因组计划的目的是查明全部密码，测出那十万个基因的ACGT的顺序。一旦我们掌握了整套密码，我们就可以将任何一个人的遗传密码与这些标准密码比较，发现不正常的基因。

　　但是，问题来了：什么是所谓的"标准密码"呢？难道存在"正常"的人类基因组吗？当然，我们每一个人的基因都不完全一致，约有7%的基因是因人而异的；大多数蛋白质的变异率比较低，大约只有2%；对某些酶类和血液中的蛋白而言，28%的基因有许多不同的版本。往往，这些不同版本的基因功能是相同的。不过有另外一些情况，只有一个版本（等位基因，allele）是正常的，另一个等位基因是有缺陷的。在大多数情况下，这种有缺陷的等位基因是"隐性"的，就是说，它与另一个正常的等位基因配对时缺陷不会显示出来。可是，如果这种缺陷基因是"显性"的，那么，只要有一个缺陷的版本就能引起疾病。

　　演化学家要回答的是"为什么"有遗传病这个问题。那位讲近视的教授说得对吗？我们的身体有可能有引起疾病的"大量遗传缺陷"，而自然选择未能清除它们吗？不完全如此。的确有一些非常罕见的遗传缺陷是因为自然选择还没有来得及清除它们，但是它们的比例要小得多。不同的是，即使它们引起疾病，自然选择还是把它留下了。我们马上就会探讨为什么引起疾病的基因会被留下来。现在，首先要考虑基因的正常活动如何，以及为何会出现罕见的基因异常。

　　只要一个精子或卵细胞中的DNA出现了一个错误，比如一个C代替了一个T，或者一个T丢失了，这就可能引起遗传病。这类错误可能源于复制过程中出错、电离辐射或者化学损伤。真正令人惊奇的是这种错误并不多见。据估测，每一代中基因被改变的概率大约是百万分之一。这意味着，平均而言，约5%的人在生命之初就带有一个双亲没有的基因。在大多数情况下，这种突变并没有什么可以察觉的后果，只在极少数人身上是致命的。

　　在个体从一个单细胞发育成成人的十万亿个细胞的过程中，更多的错误将悄然发生。在体内大多数细胞里，这些错误多半只是很小95 的问题。许多突变基因编码的蛋白质同样可以工作，或者这个突变基因根本不在这类细胞中表达。即使突变对这个细胞是致命的，也可能没有个体层次的后果，因为通常还有许多别的细胞可以承担这一任务。然而，如果某个突变涉及调节细胞生长和分裂机制的关键环节，就可能会引起重大问题。只要有一个细胞的增殖失去控制，就能产生肿瘤，进而危害整体。我们将在第12章中讨论对付这种危险的多种机制。

　　除了偶然的突变可能引起的麻烦，更大更根本的问题是，这个由四个碱基组成的长长的链条是怎样编码了整个人体结构的呢？现在，我们对DNA怎样复制自己，怎样产生RNA，RNA又怎样产生蛋白分子，这些蛋白分子又怎样结合起来组成了各种微观结构有了一点了解。然而，在零星的知识岛屿周围，还是茫茫无际的未知海域。例如，我们知道激素对组织生长发育调节的某些因果关联及机制细节。不过，这类零星的发现只意味着我们才刚刚开始了解动物和植物的发育。

　　虽然到目前发育遗传学还有许多谜团，遗传传递的模式却已经得到阐明。当受精时，我们的每一条染色体上的每一个基因都分别从父亲和母亲那里各取得一份拷贝。一套完整的互补的基因，组合起来就是基因组。在每一个细胞内，所有的基因都一定有两份拷贝，各自组成一个完整的基因组，于是我们就有两套基因组，它们构成了我们的基因型。在有机体的发育过程中，我们所观察到的现象称为表现型。基因型在个体发育过程中的表达受到许多因素的影响。在有性生殖过程中，双亲的基因型随机混合，组成了每个子代独特的基因型。从每一个基因的角度来看，这种随机混合可能有两种结果：如果它从两个亲本得到的是同一基因的两个完全一致的拷贝，子代在这个位点上就是纯合子；如果两个拷贝不一样，便是杂合子。

一个基因的功能如何？就持续多代的整体而言，我们会有一定的了解，但是它对具体个体的作用却难以预料。基因与基因之间，基因与环境之间的作用都会影响表型。因此，有性生殖所产生的个体，在许多方面都是独特的，可能与双亲有很大的差别。

罕见的基因引起疾病

大多数遗传病都很罕见，人群中的比例不到万分之一。而且，这些遗传病大多又是隐性的。也就是说，除非两个相同的隐性基因拷贝碰到一起，否则不会造成任何麻烦。这种风险在近亲通婚时概率显著增加，因为亲属比非亲属更有可能携带同样的基因，所以近亲婚姻生出患有隐性遗传病的婴儿的可能性较大。

自然选择很难清除有害的隐性基因。自然选择甚至不能进一步降低它在人群中的频率。如果有害的隐性基因在人群中的频率是千分之一，人们又不与近亲通婚，那么纯合子的概率只有千分之一的平方，即百万分之一。即使这些不幸的个体统统夭折，自然选择的影响也是非常小的。在这种条件下，新的突变会源源不断地产生，速度达到自然选择淘汰的限度。为什么会这样？因为当基因出现的频率下降时，纯合子个体的出现率下降得更快（纯合子的频率＝单个基因频率的平方——校者注）。假设某个基因突变使新生儿致命的概率是百万分之一，那么，该突变基因在人群中的比例将是千分之一。这便是自然选择所能达到的极限。

显性基因的情形与此不同。只要有一个拷贝的显性致病基因，携带者就会得病，一半子女也会得病。最为人们熟知的是引起亨廷顿病（Huntington's disease）的基因。大多数病人在40岁以前没有症状，40岁以后记忆衰退，肌肉抽搐，某些神经细胞逐渐退化，直到不能走路，不能自理生活，甚至不记得自己的名字。这种病是一个特别的例子，因为它的病理特征、临床表现非常明确；已知的病例也都能追溯到17世纪的若干欧洲家族。其中一位男子移居到加拿大的新斯科舍省，这个基因和疾病也就传给他的几百名后裔，包括著名的民间歌手伍迪·噶思里（Woody Gathrie）。在18世纪60年代，有一个来自德国的西班牙水手安东尼奥·贾斯托·多里亚（Antonio Justo Doria），在委内瑞拉的马拉开波湖（Maracaibo）的西岸住下来，他的后代是现在最集中患此病的一群人。遗传学家经过不懈的努力，最终发现亨廷顿病基因位于第四号染色体的短臂上。

这就把我们带回到原先的疑问：为什么这个破坏性的基因没有被剔除掉？答案是：因为它在40岁以前的危害很小，而40岁之后才患病的病人生的子女一般不会比正常人少。事实上，有些研究提示，女性病人的子女甚至比平均数要高，男性的生育率似乎要低一点。总之，在现代社会中，自然选择对这个基因的清除影响很小。据估算，美国人群中亨廷顿基因的频率大约是两万分之一。

亨廷顿病又一次说明了本书第2章中强调的原理：自然选择不选择健康，只选择成功的生殖。只要一个基因不减少存活后代的数量，即使它有破坏性也仍然会保留下来。还有一些致病基因甚至有可能增加生殖的成功率，至少在现代社会是如此，其中一个例子是引起狂躁抑郁症的基因群。狂躁使有些病人性冲动增强，好勇斗狠；而另一些人则才华出众，立下功绩，极富吸引力。如果一个基因能增加生殖的成功率，那么即使它有害处，也将扩散开来。

表7-1提供了一个基于疾病基因"收益"（beneficiary）的分类法。虽然许多疾病是由突变或者自然选择的限制引起的，这些病在疾病中所占的份额相对很小。在大多数病例中，其过程要更加复杂、更加有趣。

表7-1	致病基因的益处

1.对带有致病基因的人

1.1　该致病基因在生命周期的不同时期作用不同，见第8章。DR3基因引起 98
糖尿病，但对胎儿在子宫内时受益。

1.2　只在某种外界环境条件下有益，例如，缺乏葡萄糖6磷酸脱氢酶（G6PD）在疟疾流行区是有益的；某些组织相容性抗原（HLA）单体型增加某些疾病的易感性，却能抵抗另一些疾病。

1.3　脱轨或扭曲：在古代环境中有益，或至少无害，在现代环境中却要付出代价（见本章）。

2.对别的个体

2.1　杂合子个体的优势。当该基因只有一个拷贝时，有对抗疾病的益处；当没有或者两个拷贝时，则对疟疾易感（如镰刀型贫血症）。

　　2.2　胎儿使母亲付出代价，例如hPL，见第13章。

　　2.3　父亲使母亲付出代价或反之（如IGF Ⅱ，IGF Ⅱ受体，见第13章）。

　　2.4　性的对抗性选择（sexually antagonistic selection）（例如，血色素沉着症）。

　　3.基因使个体付出代价

　　减数分裂驱动（meiotic drive）而制造麻烦的越轨基因，例如小鼠的T位点（T-locus）。

　　4.没有受益者

　　4.1　突变发生率与剔除率（selection rate）相等（平衡时）。

　　4.2　有的基因特别容易发生突变，因为它们很大，例如肌肉营养不良。隐性基因很难清除，因为当基因频率下降之后，自然选择剔除的力量下降得更快。

　　4.3　虽然存在有害的选择（adverse selection），该基因仍然存在 [遗传漂变（genetic drift）或奠基者效应（founder effect）] 。

常见的基因引起疾病

　　引起疾病的基因可能同时有一定的益处，镰刀型贫血症就是一个经典例子。引起镰状细胞贫血的基因大都来自非洲，那里疟疾流行。在携带这个基因的杂合子里，这个基因改变了血红蛋白的结构，加快了清除血液中受疟原虫感染的细胞，因而在一定程度上对疟疾有限制作用。携带两份该基因的纯合子则患有镰刀型贫血症，他们的红细胞扭曲成新月形或镰刀形，以致不能正常循环，所以引起出血、气短、骨痛、肌痛、腹痛等症状。患病儿童的病情十分可怕，一般无法活到生育年龄。有正常等位基因的纯合子个体的红细胞虽然完全正常，但他们缺乏对疟疾的抵抗作用。镰状型细胞基因体现了杂合子优势（heterozygote advantage）。因为杂合子对疟疾的抵抗性比两种纯合子都要好些：有镰状细胞基因的纯合子因镰刀型贫血症而不能生存，没有生育机会；有正常等位基因的纯合子又因为易感疟疾而不适应生存。这两种选择力的相对强度决定了这个位点的基因频率。因此，引起致命疾病的基因和使人易感疟疾的基因可以同时在人群中维持很高的频率。

虽然镰状型细胞基因是用来说明疾病被保留下来的经典例子，但它仍然是一种不多见的基因，原因有三。首先，它的分布不广，仅发现于热带非洲。其次，血红蛋白的改变是一种简单的适应。许多别的适应，例如色觉视力和发热的能力，都更加复杂，涉及密切相关的几个系统，因而需要许多基因才能形成；相反，镰状细胞等位基因与正常基因的差别，是只有一个T代替了一个A。这个基因翻译成血红蛋白时，氨基酸也只有末端的缬氨酸代替了谷氨酸，这种分子改变使红细胞体现出异常的形态及性质。最后，有特别强大的选择力针对一个基因位点；很可能在人类群体中，杂合子的优势很普遍，但是对纯合子的负选择很弱，其作用难以检出。

在疟疾不多见的地区，可以预见，镰状细胞等位基因的频率会下降。实情确实如此，非洲裔美国人已在没有疟疾的地区生活了十代之久，在他们中间该基因的频率比非洲人的频率更低。看来，自然选择已经使镰状细胞基因频率在疟疾不多的地区下降，这是可以根据演化理论推断出来的。

其他遗传性血液异常也有防御疟疾的作用，最具戏剧性的有葡萄 [100] 糖6-磷酸脱氢酶（G6PD）缺乏症。有这种异常基因的人接触氧化剂如奎宁时，会发生溶血，病得很重。而奎宁又是最原始的、现在仍然有效的抗疟药。当疟原虫在红细胞中生长并消耗氧气时，缺乏G6PD的红细胞就会破裂，从而抑制了疟原虫的繁殖。在这种情况下，某些疟原虫演化出了自己合成G6PD的能力，这是宿主与病原体之间"军备竞赛"的又一个例子。

4％的北欧人带有一个引起囊性纤维化的隐性基因，70％的携带者只有单个突变等位基因（△F508），人类基因组计划的负责人弗朗西斯·柯林斯（Francis Collins）说，这"提示可能有某种杂合子选择，或者这个突变基因在北欧人中有很强的奠基者效应"。具体是什么好处维持了囊性纤维化基因的频率？现在仍然不清楚，有资料提示可能是它降低了腹泻所致的死亡率。

戴萨克什病（Tay-Sachs disease）中所有的纯合子都在生殖年龄以前死亡，但该基因在阿什肯纳茨（Ashkenazic）犹太人中出现的频率仍然有3％~11％。维持这样高的频率，意味着杂合子比正常纯合子的生殖优势要高6％。根据有关感染率和人群分布的资料，它对杂合子的益处可能是预防结核病，这在犹太人的历史上曾经是一个重要的选择力量。X染色体易裂症（fragile X syndrome）也是一种常见的遗传病，每两千名男性婴儿中有一个智力发育停顿。有充分的证据表明，女性杂合子的生殖成功率更高。

加利福尼亚大学的生理学家杰瑞·戴蒙德（Jared Diamond）最近提出了另一种机制，也可以解释为何某些致病基因的频率比预期更高。他指出，多达8/10的妊娠因早期或晚期流产而失败。其中绝大多数未被发觉，因为这些都发生在胚胎着床之前或者刚刚着床之后。只要一个基因可以略微降低流产率，它就会被选择留下，即便它增加了某种疾病日后发病的机会。戴蒙德举出儿童期发病的I型糖尿病为例，这是DR3基因引起的一种遗传病。如果双亲之一为携带异常基因的杂合子，另一个为正常基因的纯合子，理论上子代带有DR3基因的频率应该是50%，然而实际的观察数据却是66%。怎么会这样？可能 [101] 原因是，DR3基因在胎儿期能够大大减少流产率，从而自己保存下来，虽然它后来会引起糖尿病。

苯丙酮尿症是另外一个依靠母亲内的子宫选择得以维持的基因疾病。其纯合子不能处理正常食物中所含有的常量苯丙氨酸，表现为智力发育停滞。对于这类群体，只要注意保证食物里不含苯丙氨酸，就可以预防智力发育障碍。这个例子很好地说明了，即使是完全遗传的疾病也是完全可以通过控制后天环境加以防止的。苯丙酮尿症比较常见，1%的人带有该基因，所以许多国家地区要求在出生时进行普查。为什么这样多见？同糖尿病基因一样，这个苯丙酮尿基因似乎也是通过降低胎儿流产率而保存自己的，尽管它会引起疾病。

"法外基因"（outlaw genes）

牛津的生物学家道金斯把生物体看作是基因复制出更多基因使用的"载体"。许多基因的合作形成细胞、器官和个体，只是因为这是复制出更多拷贝的最佳途径。身体的细胞像是作坊，各有专门的功能，必须互相合作才能生存、繁殖。只有为了整个机体各尽其责，基因才有可能进入下一代，除此之外，别无他途。果真是这样吗？考虑到这里的巨大收益，任何可能使一个基因传到下一代的"投机"策略都会被派上用场，哪怕这种做法可能会降低这个后代的生存能力。这种情形真会发生吗？

确实有某些基因会更"拼命"地进入精子或卵细胞，即使这会对它们的携带者产生不利的影响。这样的例子不少，我们最熟悉的是小鼠的T位点基因。雄性如果有两个异常的等位基因，后果不堪设想。但是，对于只有一个异常拷贝的雄性来说，该基因传到后代的概率大于90%，而不是50%。这个例子很好地说明了"法外基因"的活动，它只对基因本身有利，对个体和物种都有害。我们之所以能够发现它，是因为它酿成了严重的后果，而且我们可以在小鼠中进行对照实验。人类是否也有这种法外基因呢？它们为了更"拼命"地进入生殖细胞，是否也造成了我们后代的生存缺陷呢？

多囊性卵巢综合征可能正是这样一个例子。这种疾病，在不孕门诊的病人中占了21%，其特征包括月经不规则、肥胖、肌肉发达。最近的一项研究发现，女性病人80.5%的姐妹也患有该病，这个比例之大难以用常染色体显性或X连锁基因来解释。澳大利亚阿德莱德的研究者威廉姆斯·哈格（Williams Hague）及其同事考虑到，这种情形的可能原因是卵细胞中细胞质DNA的传递，或者该基因扭曲了减数分裂的过程，增加了它们进入卵细胞的机会，后者也叫作减数分裂驱动（meiotic drive）。

遗传性脱轨（Genetic quirks）：近视及其他

上述遗传病是由一个基因的作用引起的，但是，还有许多遗传病是由许多基因的复杂综合作用导致的。现在，关于心脏病、乳腺癌、药物滥用的遗传因素的报道屡见不鲜。在大多数多基因遗传病中，我们不知道有多少基因在起作用，也不知道它们位于哪些染色体上面。我们只知道，如果近亲中有人患这种病，那么其他人患病的风险便有所提高。这种解释之所以具有说服力，是因为那些被收养的儿童后来更类似于血缘家族成员，而不是后来抚养他们的家庭，这意味着，疾病上的相似性并非环境因素所致。

冠心病就是一个很好的例子。心脏病猝发与否在相当程度上受基因控制。如果父亲曾经在55岁之前因心脏病猝发而死去，那么子女猝发心脏病而早逝的危险要比别人高出5倍。同卵孪生子有相同的基因，两人猝发心脏病的概率比异卵孪生子之间更加接近。这是否表明心脏病猝发是因为某种基因缺陷所致？在某些情况下的确如此。科学家已经发现了好几种胆固醇代谢异常，而且已经针对其中一种展开了基因工程治疗（把新的基因引入血管壁的细胞中）。不过，我们还知道，心脏病也是高脂肪食物的恶果。习惯了美国高脂饮食的日裔移民，他们心脏病猝发的概率要比日本亲属高1倍。心脏病引起的早逝率已经如此之高，自然选择已经开始稳定地清除相关的基因。人们常常问道，心脏病有多大比例可以归因于遗传，多大比例归因于环境，但是这个问题的提法本身就有问题。为了说明为什么，让我们先回到近视之谜来。

103

那位教授说的不错，近视是一种遗传病。如果一个同卵孪生子是近视，那么另一个肯定也近视。我们也争辩过，这样一种有害的基因会延续下来。然而，接近 1/4 的美国人近视，其中一些人近视得厉害，难以在狩猎社会生存。他们恐怕来不及躲避猛兽的袭击，也无法参与战斗，或者认出 50 米外的一张面孔。想一想在《蝇王》（ Lord of the Flies ）一书中可怜的皮格是如何逃难的吧，他没有了眼镜，在"近视的发光的墙壁后面"被捉住了。有着这样的劣势，现代社会里近视的发病率应当很低才对，可是它为什么在现代化的人群中还这么多见呢？

当我们仔细考察狩猎采集社会向工业化社会转变的过程时，我们可以判断出近视并非由一个新的突变基因引起的。北极地区的原住民最初接触欧洲人时是很少有近视的，一旦他们的儿童开始上学，25%的人很快变成近视。似乎是读书识字和在教室里久坐使相当一部分儿童的视力受到永久的伤害。为什么会这样呢？

请设想一下，眼睛要生长得准确是何其之难。角膜和晶体必须调整屈光度，使影像准确地落在视网膜上，即使在儿童的发育过程中眼球不断生长的时候也要保持这一点。眼球怎样保证长度的精确呢？要 知 道，可 允许的误差是眼球长度的 1%，这大约等于指甲的厚度。有没有可能把角膜、晶体、眼球的生长程序都事先规划好，让成像的聚焦保持准确？不大可能。然而，即使是在眼球的生长过程中，眼睛仍然可以保证聚焦成像。它是如何做到的？

世界各地的科学家设计了一系列实验来阐明近视发生的机制。首先，他们注意到，成像模糊的眼球总是比成像清晰的眼球略长一些，不论这种模糊是因为某种遗传病、创伤，或是因为戴了雾镜。鸡、兔、某些猴、还有其他动物包括人，都是这样的。随后，他们又切断了将眼睛的信息送到大脑的神经，发现某些动物的眼球停止了过度生长。他们开始推测，当模糊的影像落在视网膜上，大脑会反馈一个信息，即某种生长因子，从而促进了眼球生长。更关键的证据是：当局部成像模糊时，只有该局部生长。这种不对称生长就导致了散光。

这一机制既精细又重要。为了确保眼球各个部分的协调发育，大脑需要处理来自视网膜的信号，检测到模糊不清的影像，对于成像模糊的位点及时反馈一个信号促进其生长；当生长补偿足够时，刺激停止，生长也就停止——但是有些人例外。我们中间有四分之一的人，在读书或者其他近距离工作的时候，眼球继续生长。也许是因为印刷字符不很清晰，或者是因为读书时的聚焦平面比远处目标的物平面要近。我们猜想，把孩子们的书用特大号的清晰字符印刷在很大的书页上可以防止近视。

近视是一个典型的例子，可以说明某些疾病的发生既有很强的遗传因素，又有很强的环境因素。近视的人，往往同时具备近视的遗传基因型，以及近距离阅读或者工作的后天经历。许多疾病都是复杂的遗传-环境相互作用的结果。例如，有些人十分喜欢吃肥肉，却没有心脏疾病；另一些人吃了不多的肥肉却在40岁前因心脏病死去。类似的，有些人经历了许多挫折却从不陷入抑郁；另一些人，失去爱犬就可能陷入严重的抑郁。不要忘了苯丙酮尿症的例子，它也涉及基因-环境相互作用。对于这类疾病，"多大部分原因是遗传，多大部

105 分原因是环境？"这样的问法本身就出了问题。它们既完全是遗传的，又完全是环境的。

像近视和动脉硬化这类情况能够归咎于缺陷的基因吗？在我们当前的环境条件下，引起这些问题的基因肯定不能算是好基因，但是在石器时代的环境中，它们基本上也不引起麻烦，甚至还有切实的益处。也许狩猎部落里有携带近视基因的人，在儿童期视力更好些。渴求高脂食物，可能完全是对缺乏高脂食物的一种适应。因为这些理由，我们不认为这些基因是缺陷，而是脱轨（quirk）。如果不是因为新的环境，它们并没有坏的作用。阅读困难可能是另外一个例子，对狩猎部落而言，阅读困难不是什么问题。

类似的，是否酒精成瘾，很大程度上受遗传影响，但是在高度酒精饮料出现之前，这是一个相当轻微的问题。在酿酒业出现之前，它可能根本不是问题。也许并不存在所谓的"酒瘾基因"，不同的染色体上有许多基因都参与了这个过程，它们的综合作用才使人对酒精上瘾。有些基因可能有益，例如不怕困难坚持追求"奖赏"，或者对大脑区域的刺激有强烈的正反馈反应。虽然有的学者倾向于假定滥用药物源于基因缺陷，我们认为，更有可能的是，许多遗传脱轨的基因共同参与导致了这一症状。

是否存在所谓的"正常"人类基因组呢？可以肯定地回答：没有。不存在一条"理想型"基因。作为人类，我们有许多共同之处，但是我们的基因又是多样化的。并没有任何一种"理想型"，有的只是许多不同的表现型，它们反映了人类基因的多样性，都是在变化不定的环境中竞争，在下一代中复制出自身的拷贝。

基因，并不可怕

　　关于基因对人类疾病与行为的影响，许多人抱有畏惧和悲观的心 106
理，这根本没有必要。社会科学对研究和鉴别这些基因的作用普遍抱
有不信任感。在一定的程度上，这种"反基因"的情绪反映了社会科
学家、公众和医务人员对生物学，尤其是演化论的普遍敌意。许多人
认为：人类行为，以及任何由人类本性引起的疾病，应当完全由宗教、
道德、教育去处理，不应当去寻找生物学上的原因或解决问题的办法。
一旦这些人得了心脏病或者癌症，他们又不坚持这种信念了。

　　那些试图改变生物学遗传基础的努力是不是没有意义呢？由于
一些原因，许多人似乎认同这一点。最近关于近视的一次研讨会上，
"后天决定论"（use-abuse theory）的支持者认为近视是可以预防的，
"遗传决定论"（genetically determined theory）学派认为不可能预防，
由此展开了一场辩论。所幸，结果支持本章所阐述的观点：近视确实
既是遗传决定的，又是可以预防的。事实上，弄清楚某种疾病是遗传
决定的是件好事。遗传程序的发展在很大程度上是一个客观的过程，
因而也可能进行客观的干预。只有研究清楚了苯丙酮尿症的遗传病因，
我们才知道在食物中避免苯丙氨酸，从而避免痛苦。研究基因的作用
效果，以及为何它们会暂时失效，才能防止和治愈多种疾病。如麦尔
文·康纳（Melvin Konner）在1983年所说："如果某种疾病是遗传决定
的，便有可能用最好的环境办法干预它。"后来，许多人也得出了同
样的结论。

对疾病遗传基础的研究会有多方面的收获，临床医学也能从这些研究结果中得到帮助。当某个基因的活动对病人不利时，医生可以采取对抗该基因的措施。如道金斯所说：我们应当"反抗自私的基因的霸权"。

第8章
衰老是青春的代价

不要抽泣，

想哭，就大哭一场，

要知道，活得越久，

就死得越快！

——古老的爱尔兰民歌

1970 年 6 月的一天，阳光炙热。飞机缓缓驶向明尼阿波利斯机场 107
的跑道，机舱里的空气闷热得令人不安。一位古稀之年的白发老太太
转向坐在她左边的年轻人。

"你是学生吗？"她问道。

"是的，我刚毕业。现在开始读医学院。"

"太好了。从事救死扶伤的职业真棒。你一定非常期待吧。"

"哦，当然了。"

飞机升空了，空调的凉风从上面的风口吹出来。一次典型的旅客交谈开始了 —— 家乡的市镇，熟人，天气。然后老太太停下来，转向年轻人，面带忧伤地说：

108　"有一种病，我们确实需要治疗，它比任何病都要糟糕，我们每个人都免不了。你知道是什么病吗？"

"呃，不知道。什么病？"

"我们确实需要，希望你留心，治好这种病。它就是衰老。它真可怕，它使我感到毫无办法，也没有人能够治好它。请你，请你一定要找到治愈它的办法。"然后，她转过身去，沉默地注视着窗外。

衰老之谜

在我们可以意识到的各种灾难中，死亡是最严重的。迟早到来的死亡是可怕的，不可避免的衰老则给人生投下了一道长长的阴影。在宗教之外，人类为了克服衰老也做出了许多不懈的努力。从潘西得林在佛罗里达寻找青春之泉，到《生活》杂志的记者奔赴苏联寻找一位据说活到了 150 岁的格鲁吉亚原住民，都说明人类希望活得更久，乃至长生不老。但是，我们毕竟难逃一死。到 80 岁，有一半人已经死去；到 100 岁，99％ 的都已经死去；到 115 岁，每个人都将死去。医学研究的突破性成果和充满希望的新闻故事都不能否认这些事实。

在过去的几百年里，人类的平均寿命在中稳步地延长，但是**最高**

寿命却没有变化。几百年前，就有少数人能活到115岁，今天这个纪录仍然并未被打破。所有的医学奇迹，各种公共卫生设施的进步，都没有把这个极限提高。如果衰老是一种病，那么，它似乎无药可救。

准确地说，我们所说的衰老问题并不是年龄的增长，而是指老年时身体状况的恶化。衰老不是一个孤立的过程，而是表现为对多种疾病的易感性逐渐增加，以及修复损伤的能力全面下降。在美国，10～12岁之间的死亡率非常低，每年只有0.2/1000；到30岁时，死亡率逐渐增加到1.35/1000；然后再以指数方式增加，每多8岁增加1倍。如图8-1所示，90岁时的死亡率是169/1000。100岁的老人再活1年的 ¹⁰⁹ 机会只有1/3。死亡率曲线一年比一年更陡，直到所有的人都走完一生。

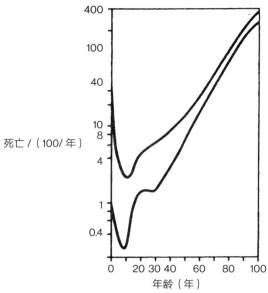

图8-1 1910年和1970年间，美国每1000个个体在不同年龄段中每年死亡的数目

　　试想这样一个世界，我们姑且称之为世界甲：我们消灭了一切引起早逝的疾病，但是没有消灭衰老，因此所有的死亡都是自然死亡。让我们假定这个死亡的年龄是85岁左右，在此之前，我们过着一种愉快、健康的生活。现在，再设想另外一个世界乙：我们消灭了衰老，因此死亡率不再随年龄增长而增加，而是一直保持18岁的死亡率水平，即，每年千分之一。虽然有些人仍然因为其他各种原因在不同的年龄死去，但是，一半的人能够活到693岁，13％的人能够活到2000岁！（图8-2）。即使平均死亡率再高些，比方说是千分之十，如果我们排除了衰老的作用，仍然有许多人会活到300岁。从演化的角度看，一个人只要不衰老，他（她）也有相当大的生殖优势。

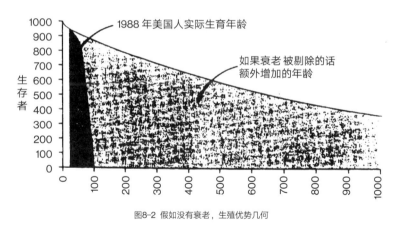

图8-2　假如没有衰老，生殖优势几何

　　衰老真是一个难解之谜。如果它如此严重地破坏了我们的健康，那么自然选择为什么没有筛选掉它？这种提问看似荒诞不经，但这只是因为衰老是我们无从逃避的经历。回想一下发育的奇迹：从一个带有46条染色体的受精卵，逐渐形成一个成体，其中有十万亿个细胞按部就班，形成组织和器官，执行各自的功能，满足整体的需要。我们猜测，维护这样一个身体要比形成它容易些吧！

此外，我们的身体有很强的维护能力：皮肤和血细胞几周之内就更新一次，牙齿一生中才更换一次 —— 但是，问题来了：为什么不能像大象一样一生更换6次？损坏了的肝组织可以很快更新，大多数创伤能够很快愈合。骨折能够重新愈合，可以更换失去的小片皮肤、骨骼和肝组织；但是有些组织，例如心脏和脑，却不能再生。不同生物的再生能力也参差不齐。蜥蜴的尾巴被切断之后，不久就会长出新的来。我们的身体也有一定的修复能力，不过这种能力是有限的。身体不能无限地维护自己。为什么不能呢？

什么是衰老？

对大多数人来说，在45岁以后的某一个时刻，突然发现自己如果不把拿书的手伸直就看不清书上的字了。没错，我们已经早生华发，脸上也早有了皱纹，不过，这些变化还可以容易地掩饰过去，相比之下，老花眼这种事情就难以否认了！50岁的生日晚会往往不大愉快。一些热心推荐保健品的人会提到一些敏感的问题，诸如记忆力减退、面部潮红和阳痿之类。我们对此毫不陌生。但是很少人知道，衰老其实很早就开始了。衰老的起点不是40岁或50岁，而是青春期之后。如果是运动员，40岁可能就已经过了取得成绩最佳的年龄。看看图8-3，这是不同年龄组所取得的最佳马拉松成绩。这条曲线很有点像图8-1的死亡率曲线。成年人的早期活动能力最好，随后便以加速度下降。这种下降是衰老的一种征兆。确实有不少人在40岁跑得很快，但恐怕不如他30岁时跑得快。无论是追逐麋鹿还是逃避老虎，这都不是好处，但真正重要的是相对不利。有一个笑话：两个人遇上了老虎，准备逃跑。其中一个人停下来穿跑鞋。另一个人问道："你这是干什么？穿上它你也跑不过老虎。""确实，"他说，"但是跑得过你呀。"

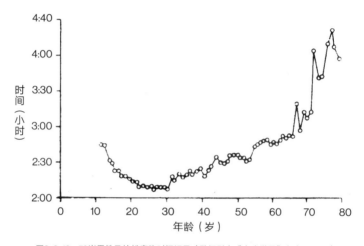

图8 3 10 · 79岁男性马拉松赛跑时间记录（数据引自《奔跑世界》杂志，1980）

一架四轮马车

19世纪美国医生、诗人霍姆斯在他的一首题为"一架四轮马车"的诗中描述了衰老现象，成了综合效应的经典隐喻：

那一匹马拉的车子……

突然之间分崩离析，

并无预兆，

好像气泡突然迸裂。

我们身体各个器官的老化速度大体上也是一致的。斯特勒和密德 [112]
文（Strehler & Mildvan）测量过心脏、肺、肾脏、神经元和其他机体
系统在不同年龄的后续能力，结果发现，不同的系统都以类似的速度
逐渐老化。到了100岁的时候，每个系统都几乎不能再应对更高的要
求了。因而，即使是最微小的挑战也会产生致命的衰竭。衰老本身不
是一种病，问题在于每一种功能持续下降，我们对更多疾病更加易感，
不仅仅是癌症和中风，而且也包括各种感染、自身免疫病，甚至意外
事件。

我们为什么会衰老？

衰老是演化理论里的头等谜题。任何解释都必须面对我们刚刚讨
论过的那些现象。从其他生物身上，我们发现了一些线索。一个炎热
的夏日傍晚，我们与一些朋友郊游来到密歇根湖北侧河狸岛（beaver
island）的西岸。当我们登上山顶俯瞰湖面时，夕阳西下，云霞斑驳，[113]
流光溢彩。我们驻足，凝神远望：无数只蜉蝣在飞舞，翅膀映着夕阳
的余晖，闪闪发光。它们好像一片金色的云彩，盘旋在岸边的浪花
之上，等待交配的机会，产卵，然后在成熟的同一天死去。这似乎是
一种浪费。许多生物的命运也同蜉蝣一样。秋天，鲑鱼逆流游进山溪，
产下卵，然后死去，它们腐烂的尸体再次冲进湖里。这是一种惨烈的
告别。我们应当怎样去理解它？

有些人会想，衰老一定对物种有利。本书作者之一（尼斯）从大
学二年级起就对衰老问题特别着迷，检索到了有据可查的各种解释。
最后，他得出结论，衰老是为了给新的一代留下生存空间，以便演化

能够保持物种对生态变化的适应能力。这种观点与 19 世纪的达尔文主义者魏斯曼（August Weismann）的立场大体一致，他在 1881 年写道："老去的个体不仅对物种来说毫无价值，甚至还是有害的，因为它们抢占了更优秀个体的位置。这样一来，通过自然选择，我们这些速朽的个体的生命，将因这种浪费而更显局促。"

后来，他从课堂上了解到了自然选择不为种族的利益而活动，正常情况下只为个体的利益而活动。他对自己的结论产生了深深的怀疑。是否还有其他解释？当他跟密歇根大学"演化和人类行为研究组"的同事们谈起这些想法的时候，他们大笑，问道：你怎么会不知道生物学家乔治·威廉斯（本书另一位作者）1957 年写的关于衰老的论文？！

威廉斯的文章以生物学家霍尔丹（J BS Haldane）和麦达瓦（Peter Medawar）的洞察为基础，表明了自然选择实际上会选择那些引起衰老的基因。早在 1942 年，霍尔丹就意识到，在最高生殖年龄以后才出现有害作用的基因是不会被自然选择淘汰的。这是一个重大的进展，但是这没有解释生殖为什么会停止。到 1946 年，麦达瓦又推进了一步，说明了自然选择的力量到生命的后期逐渐减弱，因为这时已经有许多个体因其他原因死去。

114　　我们很容易想象遗传因素会优待年轻动物，而牺牲年老动物；或者说，以它们自己的老年阶段为代价。一个基因，或者一组基因，如果它们促进了这种状况，那么，在某些特定的条件下，它们就会在种群中散播开来，因为今天的年轻动物是未来种群的祖先。

　　威廉斯把这些思想扩充成了衰老的多效性（pleiotropic）学说（多效基因，即一个基因具有多种功能）。假设有一个基因能够改变钙的代谢，促进钙的吸收、沉积，而使得骨折更快地愈合；但是这个基因也会慢慢地析出钙沉积在动脉壁上。该基因很可能被自然选择留下来，因为许多个体在青年期受益于它，却只有少数能够活到老年阶段经历其引起的动脉疾病。即使这个基因决定了每个人都在100岁时死去，只要它对青年有微弱的益处，它也会扩散开来。这个学说的成立并不需要预设衰老的存在。许多其他的死亡原因——意外事件、肺炎等已经足够使老年人数大大减少。这个学说也不像霍尔丹的学说那样预设了生殖的停止。

　　不过，月经的停止确实是一个棘手的难题。为什么自然选择没有剔除这种现象？停经不大像是衰老的必然结果。因为大多数物种即使进入老年仍然有生殖周期，而人类的月经周期无一例外地在50岁左右停止下来，不像其他器官那样功能逐渐衰退。在1957年的论文中，威廉斯提出了一种可能的解释。女人对每个孩子做了相当大的投资，而从基因的意义而言，这种"投入"只有在孩子们活到健康的成年之后才能有所"回报"。如果一个母亲在已经感到衰弱的年龄还要生育更多的婴儿（当然也要承担与此相关的风险），她将难以哺养新生下来的婴儿，甚至会威胁现有婴儿的未来。如果她停止生育更多的孩子，转而把精力放到抚养已有的孩子上，她会有更多的后代长大成人，进而哺育他们的后代。最近有人类学家希尔和罗格斯（Kim Hill & Alan Rogers）的文章挑战这种解释，目前还没有定论。但是，威廉斯的这个假说清晰地阐述了亲属选择如何有可能解释表面看来无用的生物特性。

115　　并非所有引起衰老的基因在生物早期都一定有益。某些衰老基因可能没有受到过自然选择的压力，因为只有很少的人能够活到这个基因产生不利后果的年龄。著名的生物学家埃里克斯·康富特（Alex Comfort）对这种可能性进行过深入思考，他同时还著有两本经典教科书：《衰老的生物学》和《性的欢愉》。如果康富特是对的，野生动物几乎从不死于衰老。他观察到自然界极少见到老弱的动物，因此得出结论，在野生动物群体中，衰老不是死亡的原因。但是不要忘记前述马拉松运动的记录，如果老一些的动物跑得稍微慢一点，它们就有可能会先被捕食者抓获，于是，它们早在衰老之前就死去。

　　如何研究这种情况呢？方法之一是计算自然选择作用于野生动物的选择力度（force of selection）。如果我们假定死亡率不随衰老变化，那么会得出一条理想曲线，然后再与群体实际表现出的生存曲线比较。根据两条曲线下面积的差别，我们可以估算衰老使健康状况下降了多少。图8-2即为一例。在野生哺乳动物中，衰老是一种主要的负选择力（negative selective force），大多数引起衰老的基因也都受自然选择的作用。它们之所以存在，可能要归因于对早期生命活动有好处。

116　　敏锐的读者现在可能会问了，早期有益而晚年引起衰老的基因的例子有哪些呢？我们知道有所谓的"多效基因"，即，一个基因有多种作用。例如，引起苯丙酮尿症的基因使头发颜色变浅，也使智力发育停滞。不过，我们现在感兴趣的是那些在青年阶段有益、却在老年阶段有害的基因。1988年，密歇根大学的阿尔宾（Riger Albin）医生发表了一篇论文，引证了几种疾病的起因是多效基因。其一为铁色素沉积性肝硬变（homochromatosis），这种病人的特征是铁吸收过多和中年猝死，死亡原因是铁在肝脏沉积，毁坏了肝脏。在生命的早期，吸收大量的铁可以使病人避免发生缺铁性贫血，这一益处压倒了后来的损失。阿尔宾医生注意到，这种基因的流行（在人群中的频率达10％）也可能用杂合子优势的解释。这个基因之所以保存下来，也可能是性别拮抗选择的结果：它对女性有益，女性需要铁补充她们月经中的损失；但对中年男性来说，积累了过多的铁只有害处。

在另一个例子中，阿尔宾医生注意到，有一种基因的携带者会产生过多的I型胃蛋白酶原（pepsinogen I）。这些人比较容易在年长时患胃溃疡，并因此死去。然而，纵观他们的一生，由于体内有较多的胃酸，他们抵御感染的能力可能更强。据我们所知，至今尚无研究检验阿尔宾的假说，观察更多的I型胃蛋白酶原是否能更好地对抗胃肠道感染，诸如结核和霍乱。

保尔·特克（Paul Turke），一位演化人类学家，同时也研究衰老，在医学院毕业之后成为一位演化医生，他提醒我们说整个免疫系统是有年龄偏性的。免疫系统释放破坏性的化学物质保护我们不受感染，这些化学物质不可避免地也会损伤组织，导致衰老和癌症。

另外一个例子是阿尔茨海默症。这是最常见的脑损伤疾病之一，在65岁的人群中发病率是5％，在80岁的人群中发病率达到20％。

117　人们很早就知道，该病受遗传因素的影响，因为有许多家族性的病例，而且在21号三体综合征的人中频率最高。1993年，杜克大学神经科学系的科学家们发现，在第19号染色体上的一个基因编码的E4载脂蛋白（apolipoprotein E4），在阿尔茨海默症病人中的含量特别高。带有该基因杂合子的人在80岁发生该病的可能性为40％。据我们所知，目前还没有人尝试寻找过这些引起阿尔茨海默症的基因对早期生活的益处。现在，既然找到了这个基因，回答这个问题应该提上日程了。国立老年研究所的拉波得（S. I. Rapoport）提出了一个解释。他注意到，阿尔茨海默症病人的大脑中异常的区域是新近才发生演化的区域；而且，其他灵长类动物不得该病。他于是提议，导致过去四百万年来人类脑容量迅速增加的基因可能引起了阿尔茨海默症，或者产生了某种独特的遗传副作用。如果能够确认早年才智较高者，或者大脑容量较大的人群更容易患上阿尔茨海默症，那将很有意思。

许多实验证据表明，有早期益处的基因会促进衰老。群体生物学家苏卡（Roloert Sokal）养育了一批粉甲虫（一种常见的厨房害虫），并从中选育出那些在生命周期中繁殖得较早的个体。经过40代的繁育之后，粉甲虫确实能够在早期产生更多的后代，但它们同时也老得更快些，死得更早。生物学家罗斯（Micheal Rose）和查理斯韦斯（Brain Charlesworth）从另一角度进行了实验，他们养育的是在生命晚期才繁殖的果蝇。这种果蝇不仅在生命后期繁殖较多，而且也活得久些，但是后代总数较少。这些实验结果符合预期，人工选择剔除了只有早期利益的基因，生命得到延长。

越来越多的证据提示，这类基因促进了野生动物的衰老。多年来，研究老年疾病的医学家接受康富特的错误结论，认为野生动物不会衰老。然而，这些研究野生动物的科学家犯了一个典型的错误 —— 他们看到的是他们预期看到的内容，他们轻易地假定了死亡率在整个一生中保持恒定，甚至没有核查一下年老动物的死亡率是不是更高。然而，现在，当研究老年疾病的医学家开始分析各种观察数据，他们发现：对许多物种而言，衰老对生殖成功率降低的影响，比其他各种因素的总和还要强。当然，这并没有证明多效基因对衰老的作用，但是它无疑挑战了"自然选择只是没有机会剔除衰老基因"的学说。 118

虽然野生动物中关于衰老的证据支持我们提出的"收益代价学说"（tradeoff theory），最近这个理论又受到了新证据的挑战 —— 即，寿命可以被轻易地延长。当实验小鼠与大鼠的食物受到严重限制时，它们的寿命可以延长30％甚至更多。这似乎难以理解，因为通过简单的控制热量就能带来寿命延长与我们的"衰老是由许多基因协同作用而引起的"理论冲突。那么，为什么进食更少的实验小鼠能活得久些？第一种可能，它们在实验室一般被过度喂食，以至于提前衰老。也许它们的身体并不需要太丰富的食物，所以饥饿实验不是延长了寿命而只是减少了过多食物的不良副作用。这似乎不对。实验小鼠在实验室正常进食时并不比它们的野生同类体重更高，而实验室里营养不良的大鼠比被保护起来（不受天敌或者毒药的伤害）的野生鼠还要活得更久。

哈佛的生物学家奥斯特（Sleven Austad）回顾了上百项关于限制进食延长寿命的研究，从少数研究中发现了一个关键性的事实：食物不足的大鼠可以活得久些，但是它们没有后代。事实上，它们不交配！它们似乎停顿在生殖发育的前期，等待充分的食物供应。限制进食导致长寿的生物学机制仍然值得研究，但是对一个演化论者而言，以牺牲繁殖为代价换来的长寿并非好事，几乎与早夭同样悲惨。

衰老的机制

衰老和寿命的近因机制是什么？最近的研究发现了好几个候选对象。比如，自由基，一种活跃的化学分子。任何与自由基接触的物质都会受到破坏。我们的身体形成了一系列防御机制，特别是过氧化物歧化酶（SOD），它能在自由基造成损害之前解除它们的破坏。缺少正常的SOD会引起肌营养不良性侧索硬化症（amyotrophiclateral sclerosis，亦名Lou Gehrig's病），它的致命特征是肌肉萎缩。不同物种的SOD水平与寿命直接相关。从一个方面看，自由基损伤确实是衰老的近因机制；从另一方面看，自然选择可以把防御机制调节到正好符合需要的水平。

另外一种抗氧化剂 —— 血尿酸的水平也与物种的寿命密切相关。虽然大多数哺乳动物都可以降解尿素，但是人类已经失去了这种能力。尿酸结晶会在关节液中沉淀并引起痛风，医学书籍中将此视为人体生物化学反应的一种缺陷。但是，如同从生物化学教科书中摘录的下文所述，这也可能是一种优点：我们可以活得更久。

这么高的尿酸水平，使许多人处于痛风跛行的边缘，它有什么选择优势？现在我们知道，尿酸盐有一种重要的益处。尿酸盐可以高效地捕获含氧自由基，包括羟基、超氧阴离子、单氧原子以及氧化血红素中间产物高价铁（正4价和正5价）。尿酸盐作为抗氧化剂的作用与抗坏血酸（维生素C）等效。人类的尿酸盐水平高于原猴类（prosimians）和其他灵长类，这可能显著促进了人类寿命的延长，并降低了癌症的发病率。

痛风发作的时候，脚指会感到火烧一样的灼痛。这种痛苦可能只是一种代价，因为引发它的基因可能可以延缓衰老。这个基因的作用与前面已经讨论过的基因的作用相反，它会减缓晚年衰老的过程，却令整个成年期都要付出代价。如果能够证明患痛风的人确实衰老得慢些，那将是十分重要的证据。

有一种修复异常DNA的酶在寿命更长的物种中含量也更高。这说明DNA受损也是一种自然选择的力量；而且，与SOD和尿酸盐一样，自然选择也找到了一套解决办法。如果人们认为自然选择的力量较弱，那么就可能会把自由基和DNA损伤视为衰老的原因。而一旦认 120 识到自然选择的强度，人们便可能倾向于认为演化的机制在限制着自由基和DNA损伤，正如它促进繁殖最大化一样有效。

如奥斯特指出的，衰老的机制在物种之间多半不同。大多数用于研究衰老的模式生物，大鼠和小鼠，与人类有很大的差距。区别不仅是遗传谱系，也包括衰老模式。奥斯特因此主张进行严密的物种之间的比较研究，来揭示常见的共同模式。他在乔治亚海边的一个小岛上用鼩（opossums，又名负鼠）进行研究。这里的鼩在没有捕食者的条件下已经生活了几千年，因而有较长的寿命。野外调查工作 —— 在岛上和大陆上捕捉鼬并测定其年龄 —— 花了几年时间。岛上的鼬很容易捕捉，因为它们在地面上睡觉，不做防御；而大陆上的鼬则整天躲在很深的地洞里。研究发现，岛上的鼬不仅比它岸上的表兄弟活得长久些，而且一系列指标都表明它们也老得慢些。不过，这些变化的代价是新生的小鼠在各个年龄阶段个体都要小些，而且首次生殖年龄迟些。很显然，衰老的速度，同其他的生活史特征一样，是由自然选择塑造的。

衰老的性别差异

让我们把话题转回到人类。1985 年，美国出生的男婴平均预期寿命要比女婴少七年。类似的差异也见于其他国家、其他年代。为什么女性在这点上比男性优越？关于雄性动物老得更快的最重要的证据是来自跨物种的比较研究。如果雄性必须竞争配偶，它们的寿命就要比雌性短。部分原因是因为雄性为雌性配偶而互相争斗，但是即使是单独关在笼子里的雄性也比雌性死得早些。

121　　为什么雄性在这一点上更脆弱？雄性的生殖成功十分依赖它的竞争能力，因此在生理上也更多地为竞争服务，因而对自身身体的保护便相对较少了。它们的生活里还有其他更高的追求。如果特别强壮者能够繁育大量后代而平庸者没有后代，那么，为了达到强壮的目的，雄性就必须做出重大的牺牲，可能就包括了长寿。

医学上的含义

对衰老的研究似乎重新发现了演化论的价值。研究老年疾病的专家意识到，引起衰老的机制可能并非错误，而是自然选择多方协调的结果。演化论观点提示，衰老过程涉及许多基因，其中一些对生命有重要的功能。这些基因必须在一个相互协调的系统中发挥自己的作用，共同决定生命的进程。如果一个基因在其他基因之前表现出不良的作用，那么它将受到更加严厉的自然选择。自然选择会作用于这些或其他基因，延迟这种基因的作用或者提前其他基因的作用，直到所有的衰老相关基因效果同步。这一过程解释了"四轮马车"效应 —— 即使不存在协调衰老的内在时钟，衰老的许多症状仍然趋于协调一致。

这个观点挫灭了飞机上那位老太太的希望，她希望某一天我们可以治愈"衰老"这种疾病。人们津津乐道于"延年益寿"的研究突破，这不过是一种天真的愿望。事实上，老年病学研究所能提供的，包括我们进行衰老机制研究的意义，在于推迟老年疾病的发生，使我们整个成年期的生活更加美满，更有活力。尽管我们不大相信寿命能得到明显的延长，我们也承认，科学史上，科学的进步打破了理论家的骄傲预言的例子不胜枚举。我们也十分清楚，自然选择在几百万年里已经大大延长了人类的寿命。所以我们并没有要求相关专家放弃延长寿命的努力，而是吁求他们在研究的过程中考虑演化学说。[122]

我们还注意到，对科学能够取得的成就抱有悲观的估计往往有实际的意义。它们提供了哲学家魏塔克（E. T. Whittaker）所说的"无效假定"（postulates of impotence）。因为有这种悲观的论点，工程师不再去设计永动机，化学家不再寻求炼金术。如果研究老年疾病的专家不再试图从某个单一、可控的衰老原因中寻找"青春之泉"，那么，他们的努力也许将对人类的生活做出更大的贡献。

医生常常考虑更多的近期效益。85岁以上人口数量的增长要比整个人口增长的速度快6倍。就在刚刚过去的30年间，美国人口的平均寿命已经从69.7岁增长到75.2岁。超过四分之一的医疗保险用于临终关怀。据估计，在下一个20年里，老年护理床位的需求还要增加4倍。医学的重点已经从儿童和青年人的急性病转移到老年人的慢性病上面。致力于从医的人，也许本来想象的是成天用抗生素治疗肺炎，或者进行挽救生病的外科手术，但是他会发现，现实的工作是监视高血压，评估记忆障碍和缓解慢性心脏病的症状。这些医生和他们的病人中仍有许多人把衰老视为一种疾病。我们期待，关于衰老演化起源的知识将产生难以估量的影响。

这种演化的视角也可能会改变我们的生命观。有的人，在知道衰老是青春的代价之后，可能会感到宽慰。得知没有延年益寿的灵丹妙药之后，可能既有失望又有欣慰。当我们不再汲汲于避免衰老，我们可能会更自然地享受生命的不同阶段。放弃了长生不老的幻想，我们有可能更加珍惜生活，并且活得更加充实。

第 9 章
演化的历史遗产

从前！从前！从前！

从前 —— 高深莫测，漆黑一团！

深渊下，满是沉睡者与阴影！

从前 —— 无限伟大的从前！

没有从前，又哪儿来的今天？

—— 沃尔特·惠特曼 《印度航行》

在奇幻电影《土拨鼠之日》（*Groundhog Day*）里，倒霉的天气预 123
报员费尔，在错乱的时空中，不得不一遍又一遍地重复同一天的生
活。费尔走进餐厅，遇到一位客人被食物呛住。他已经多次经历过
这个场面了。他平静地走到这位喘不过气来的客人背后，伸出手
来环抱住他的胃部，猛地一压。食物挤了出来。多亏了汉姆李奇（
Heimlich）手法，客人得救了。

每年，世界上有十万分之一的人被呛死。跟交通事故比起来，这
个数字微不足道，但是呛死不只发生在人类身上，整个脊椎动物界都
可能有这种遭遇，因为所有脊椎动物都存在这种设计上的毛病。我们
的嘴长在鼻孔的下前方，但在颈部和胸腔，食管是在气管的后面，以 124

致空气的通道和食物的通道在咽喉交叉。一旦食物堵住了交叉路口，或者走错了路，空气就不能从肺里进出。所以，吞咽的时候，反射机制关闭上气管的开口，不让食物窜入。不幸的是，反射机制的运转不可能完美无缺。反射失灵的时候，"食物便走错了路"。为了应付这种偶然事件，我们有一种防御机制：呛咳反射。一套精确协调的肌肉收缩和气管收缩活动，制造一种爆炸性的呼气，用力赶出走错了路的食物。万一这个呛咳机制不成功，堵在气管里的食物没有排出去，人就可能窒息而死 —— 除非，关键时刻有费尔这样的人及时出现救你一命。

或许有人会问，如果呼吸和吞咽的通道分开，岂不是可以避免目前这种状况以及呛咳机制？这样一种交叉的安排有什么必要的理由吗？答案非常简单：没有。实际上，这是一个历史遗留问题，没有任何功能上的意义。在大气中呼吸的脊椎动物，从两栖类到哺乳类都背上了这个历史包袱。昆虫和软体动物的呼吸道和消化系统就完全分开，这显然更加合理。

人体呼吸消化道的问题说来话长。很久之前，一个小虫样的动物以微生物为食，在嘴的后面通过一个筛网状区域把水滤出。这个动物很小，还不需要呼吸系统，水中的溶解氧从它的体表的自然扩散就满足了它呼吸的需要。后来，在演化过程中，身体越长越大，自然扩散不能充分满足它的需要了，呼吸系统就应运而生。

如果该过程像现代工程项目那样，要经过专家论证，这个新的呼吸系统恐怕需要重新设计。但是，演化是边施工边设计的，并没有事先论证。它总是对现存的事物做小修小补。消化系统前端的食物筛已经有了一个很大的水流面。从食物筛变成鳃，并不需要太多的改造，就足以让水流通过，实现体内外气体交换。后来，这个食物筛慢慢地改变，在长期的演化过程中，它逐渐积累了一些突变，呼吸效率越来越高。就这样，消化系统衍生出了一种新功能——呼吸。此时此刻，它还无法预期到被噎住这样的问题。今天，在某些无脊椎动物身上我们仍然可以看到这种食物筛，它们是现代脊椎动物的近亲，而且消化和呼吸系统是合在一起的。如图9-1所示。

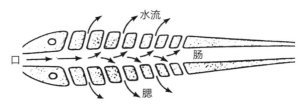

图9-1 被囊类动物幼虫和已绝灭的脊椎动物祖先的呼吸和消化通道示意图，此为身体前端的横剖面

很久以后，它可以在空气中呼吸了，这带来了新的变化，其中一些令我们后悔莫及。当一部分呼吸区域变成肺的时候，它从通向胃的食管上面分离出去，演变出另外一个空气呼吸的开口来，同时还就地取材，利用了嗅觉器官（鼻孔），而不必在面颊或喉咙前另打一个孔。所以，气流的开口位于口腔的上方。空气便通过口腔、咽喉，经过食管前方进入气管分支，再进入肺。这就是肺鱼阶段的情形，见图9-2。

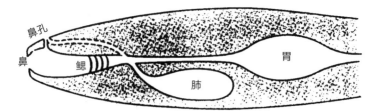

图9-2 高等脊椎动物肺鱼期演化阶段的呼吸和消化系统，此为中线旁的纵剖面。虚线表示后来发生的鼻孔与喉部交叉的联结，如在哺乳动物中所见

　　于是，这条很长的双重功能的通道逐渐缩短到只留下一个危险的交叉道口，所有的高级脊椎动物都背上了这个历史包袱：被食物呛着的危险。达尔文在1859年指出，从纯功能的观点看：

> 很难理解这种奇怪的事实：我们吞下的每一口食物或饮料必须要从气管开口的上面通过，这样，饮食就有落入肺里的危险，虽然关闭声门称得上是一件漂亮的发明。

　　事实上，我们比其他哺乳动物还要倒霉，因为我们还要说话，为此所做的调整使得人类喉咙的交通问题更复杂。你曾经留意过马是怎样饮水的吗？它饮水时并不停止呼吸。因为从鼻子的开口到气管的开口有一道嵴样的护栏，可以把呼吸道和消化道隔开。因此，当马吞咽时，它可以利用这个护栏左边或者右边的空隙呼吸。对于人类，为了说话，气管的开口移到咽的后方，于是这条护栏无法连接起来，在成年之后都是如此。婴儿在出生后的几个月里，可以同别的哺乳动物一样同时吃奶和呼吸。一旦开始咿呀学语，就不能再像马那样饮水了。人容易被呛到，其实是一个古老的历史遗留问题，之后的妥协方案并未完全解决它。

其他功能不佳的设计

　　还有许多严重的设计缺陷导致我们容易患病。最为人所知的也许是内外倒置的视网膜。脊椎动物的眼球起源于一种很小、透明的光敏细胞。供应这些光敏感细胞的血管和神经来自外侧。对于一个透明的身体来说，这也没有什么不好。现在，亿万年之后，光仍然必须透过这些血管和神经才能到达视网膜上的柱细胞和锥细胞。视网膜的神经和血管集成一束必须穿出眼球才能连接到大脑去。显然，在视神经血管穿过视网膜的孔洞上，就不能有柱细胞和锥细胞。这便导致了视野中的盲点。要演示盲点很容易：闭上你的左眼，右眼直视前方的铅笔尖。逐渐向右边移动铅笔，不要让右眼跟着转，铅笔尖将在正前方偏右约20°度处消失。左眼的盲点也在正前方偏左约20°的地方。

视网膜上的血管造成了另一个问题。它们的影子造成了许多盲点，于是，我们的眼球必须经常做小幅度的摆动以便在几毫秒的时间里扫描整个视野里略微不同的部分，然后再由大脑处理这些信息，形成一个完整的影像。我们的眼睛只能间断地看到某个物体，但我们以为能够用两只眼睛连续不断地看到它。为了演示这种错觉，找一间暗室，把小手电的发光端压在闭上的眼睑上，慢慢地移动它。当角度合适的时候，你就可以看到与视网膜相连的复杂的微血管系统（图9-3）。

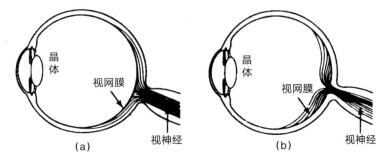

图9-3

（a）人眼本应该是这样的：具有一个类似枪乌鱼侧一样的视网膜定向（retinal orientation）

（b）人眼的真实图像：具有穿越视网膜内部的神经和血管

在脊椎动物中发生的视网膜倒置是一种普遍存在的、没有功能意义的缺陷。与呼吸和消化通道不幸的交叉一样，这也是脊椎动物身上的一个历史遗留问题。鱿鱼眼球的神经和血管来自后面，设计就比较合理。鱿鱼不需要克服设计不佳带来的后果，也不必为进食干扰呼吸而烦恼。不过，鱿鱼和别的软体动物也并不完美，它们有自己的历史遗留问题。

倒置的视网膜不仅仅造成了轻微的光感障碍，还引起了一系列特殊的医学问题。任何出血或者微小的血管阻塞形成的阴影都会严重损害视野的完整。更严重的是，一层感光的杆状和锥状细胞可以从眼球的内壁撕下，一旦出现这种视网膜脱离的情况，便是一种急症，如不及时治疗可能导致永久失明。相对而言，鱿鱼的设计就更好，视网膜被下面的许多神经纤维牢固地固定着，无法脱落。

以上缺点影响了所有的脊椎动物，除此之外，还有一些缺点只影响到人类，或者与人类最亲近的灵长类。阑尾是一个例子。从阑尾炎切除手术后的病人看，似乎并不因为缺少阑尾而有什么不便。至今我们能够肯定的阑尾的唯一作用，就是让我们患阑尾炎。阑尾是盲肠的一个遗迹。盲肠是我们哺乳动物祖先的一个消化器官，用于处理低营养价值的植物性食物。对兔子和其他草食动物而言，盲肠仍然在执行这种功能。当食物来源变成营养含量较高的食物，如水果和昆虫之后，盲肠就不再重要，因此，在灵长类动物中逐渐退化。不幸的是，它还没有完全消失，成为一个遗迹，而它现在会使我们患阑尾炎。

那么阑尾为什么还会存在呢？它对免疫系统还有很小的一点作

用。我们在想，虽然这听起来可能有点自相矛盾，阑尾是不是因为阑尾炎才保留下来的呢？阑尾细而长，它发炎时容易肿胀，并挤压其动脉，因而失去了血液供应。一旦阑尾充满了细菌，又没有血液供应，它就无法自我保护。细菌将迅速生长，阑尾突然破裂，感染和毒素扩散到整个腹腔。试想一下，对于轻微的炎症和肿胀，如果发生在短而粗的阑尾，就不大可能严重到压迫中断血液供应的程度；而一支细长的阑尾就容易对炎症做出反应。自然选择逐渐缩小无用的阑尾，但是 130 阑尾的内径狭窄到一定程度时，又会变得易患阑尾炎、阑尾穿孔。于是，这又反过来选择略微大一点的阑尾，维持了这个比无用还要糟糕的器官。几乎可以肯定，自然选择也会使阑尾变短，但与此同时，保留阑尾可能是自然选择没有远见的后果。我们思忖，是否还有其他遗迹器官也是这样？它们之所以被保留下来，是因为进一步消除它反而更容易患病。

许多灵长类和哺乳动物可以制造维生素C，但人类不能。大约四千万年前，我们的祖先发现了富含维生素C的水果食物，这使得人类制造维生素C的机制退化。一些同样喜好水果的近亲物种，同样需要维生素C。所有动物都需要从食物中摄取某种维生素，具体是哪种又因物种而异。

我们对某些机械损伤更加敏感，这一点也可以归因于过去的演化发育。人类头部侧面被重击可以发生颅骨骨折，伤及大脑，造成永久性功能障碍或死亡。同样的重击对猿猴的头也许只会引起颞肌血肿和暂时性咀嚼障碍。这种差别源于人类脑容量的增大和颞部肌肉的缩小，于是，头颅失去了原有的护垫。工人和骑自行车的人戴上安全帽，是对这种生理缺陷的技术补救。如果我们都不戴安全帽，也许100万年之后，头盖骨下又会长出厚厚的保护组织。

由于人体头颅的增大，胎儿的头部在通过母亲的骨盆时有一些麻烦。女人的骨盆构造与男人略有不同，这样是为了有一个比较宽大的生育通道。当婴儿通过时，耻骨联合变松使婴儿比较容易通过。但是，如果阴道能在下腹部的某个地方开口，婴儿不必通过骨盆的框架，分娩就要容易得多。阴道通过骨盆，这严重限制了头部进一步增大。有了这一限制，为了分娩的正常进行，婴儿必须适当地提前出生，而且出生之后特别脆弱。人类的婴儿，比任何其他哺乳动物的婴儿都更加依赖母亲的照顾。

很久以来，人们就认识到人体生理结构上有如此多的不协调之处。1941年，伊斯塔布洛克（George Estabrooks）在《人体构造的缺陷》一书中对此进行了描述，尤其是从四足动物变成用双足直立行走之后的变化。上半身的重量对下部脊柱施加了较大的压力，直立行走要比爬行用到更多的肌肉。骨盆的设计本来是只要抵抗从背到腹的重力，而不是像直立这样从头到脚的压力，无论是站着还是坐着。艾·摩根（Etaine Morgan）最近的《演化之疤》（*The Scars of Evolution*）记录了更多的不协调之处，通俗易懂。

直立行走带来的不协调引起了许多医学问题，轻则不适，重则功能障碍。其中最重要的一个，也许是很多人都经历过的，就是腰痛。我们的膝、踝和小腿也格外容易受伤。我们不是常常听说有运动员因为膝盖或脚踝受伤而缺席比赛吗？在一次排球赛中，我跳起来扣球，落地时左脚着地，右脚落在队友的脚背上，结果把脚踝扭伤了，休息了一个星期才能继续上课。幸亏我不是生活在石器时代的游牧部族，但是人的脚踝确实设计得不好。

哺乳动物的腹腔内脏封闭在一层结缔组织中，这本来是为了悬挂在腹部背侧壁上设计的，对于用四足爬行的哺乳动物是妥当的。对于直立的人来说，这就变成是挂在垂直的背侧壁上的了，明显效率欠佳，引起了许多问题：消化系统阻塞、内脏下垂、痔疮以及腹股沟疝。循环系统也因为直立位而处于不利状态。它对狗或者羊都很合适，但我 ¹³² 们的直立位使下肢的静脉压力增加，引起静脉曲张和脚踝水肿。反过来，它又使脑的血压不够，产生头晕以及体位性低血压。

有时，身体对某些问题做出南辕北辙的反应。当心肌太弱不能把收回的血液泵出（心输出量过低）时，一部分血液返回到肺和下肢，引起呼吸短促、踝水肿以及其他充血性心力衰竭的症状。这时你希望身体能把过多的液体排出体外，但是相反，心力衰竭病人却保留钠盐和水，过多的血容量使问题变得更糟。这个反应对心力衰竭的病人可不是好消息，但是，内科医生威尔（Jennifer Weil）指出，身体的这种反应是为另一种不同的问题设计的。在自然环境中，心输出量不足的原因往往是出血和脱水。那时，液体滞留机制确实有用。心力衰竭主要出现在老年，而保留液体的机制可能在一生中都有用，所以这个系统也很好地说明了上一章的观点——它对年轻人有益，因而保留到了晚年。

我们已经讨论了人体构造上的一些缺陷。但我们切不要把这些问题与技术上的失误或对最佳值的随机偏离相混淆。就每一种可测量的生理特征而言，中间值最为有利。我们前面讨论过翅膀太长或太短的鸟都容易在风暴中失事。太高和太矮的人往往也不如正常高度的人活得健康长久。平均体重的婴儿比太重或太轻的都要好。大家都知道，高血压和低血压都不如正常血压好。虽然不存在完美，但是只要各种参数配合得好，结果一样优越。在这些优越的人身上，也有一定的差异性，看看与乔丹对抗的篮球明星们就知道了。

133　　还有些设计，虽然不属于不良适应，但其功能是随机选择决定的，因此也只能理解成历史遗产。哺乳动物中，右心房向肺送出循环血，左心房向全身送血，鸟类则恰恰相反。对此唯一的解释是：哺乳动物和鸟类各自起源于不同的爬行动物祖先，因而走了不同的道路。这两种选择的运行效果并没有差别。此外，一些偶然的特征可能有特别的好处。许多人今天仍然活着，是因为他有两个肾脏。当一颗肾脏坏掉或者献给别人之后，另外一颗仍然可以承担其功能。类似的，许多人过早去世，是因为只有一个心脏。我们之所以有两个肾脏和一个心脏，只是因为一开始所有的脊椎动物都有两个肾脏和一个心脏。这纯粹是一个历史遗产问题，跟有几个器官无关。

上文反复讨论过，人体中那些错误的或者随意的设计缺陷带来了许多医学问题，不过，我们希望读者也能理解，这些所谓的"问题"对人体也有利。我们的脑容积过大，可能易受外伤，可能使分娩困难，但是它使我们的认知能力在动物王国里领袖群伦，使所有的社会和技术进步成为可能。这个星球的历史上，没有哪个物种能像我们这样改造外界环境，特别是在农业文明、工业革命以来。同样，我们的寿命比绝大多数的哺乳动物更长。少数例外情形，比如大象，比我们活得更久，但是它们比我们的块头大多了。与其他灵长类动物相比，我们要多活一倍的时间。

　　此外，我们的许多适应与别的哺乳动物相比并不算差，甚至更加优越。我们的免疫系统是最优秀的。还有我们的眼睛，尽管有设计缺陷和些许不完善之处，我们的眼球与大脑结构相对应的多层次的信息处理，能够奇迹般地从视觉刺激中提取尽可能多的有用信息。假如说鹰眼在敏锐性上超过我们，那么它在其他方面就要付出代价。有些动物，在暗处比我们看得更清楚，但是在亮处就不如我们了。正常人的视力接近理论允许的最大敏感度和鉴别能力。对同一张面孔，哪怕只是在一定的距离之外从某个角度瞟了一眼，我们以后也可以从另一 134 个角度或距离上立即把它认出来。为什么会这样？我们目前还不清楚。现在，还没有一种电脑能接近这样的成绩。我们的听力对某些频率所达到的程度是恰到好处的，如果再灵敏一点就会听不清楚，因为空气分子对鼓膜的扰动引起的噪声将会把有价值的声音淹没。

人类演化史的最后一段

　　我们目前讨论的主要是人与其他脊椎动物、哺乳动物或者其他灵长类动物共有的属性。关于直立行走的问题也适用于已经绝灭了的古人类（Homo）。现在，我们来讨论一些更明显的演化遗产，着重考虑最近十万到一万年间的演化调整。在最后这几万年里，自然选择对我们做了些微的修改，但这在整个演化的长河中不过是一个浪花而已。我们一万年前乃至五万年前的祖先，在外观上和行动上与现代人类并无不同。如果我们能有一种时间飞船把那时的婴儿放在现代家庭中

抚养，我们可以预期他们能健康长大，成为一个完全合格的现代律师、
农民、运动员或者瘾君子。

本章的余下部分以及下一章，我们将专门论述石器时代人类进
行的适应。石器时代是在几千年前结束的，但是我们还没有来得及适
应现代社会：稠密的人口、现代化的社会经济条件、很少的体力活动
以及现代环境。我们本不是属于只有办公室、教室、快餐店的世界的。
即使是最原始的农场，或者第三世界里的村庄，对于石器时代狩猎采
集社会中演化出来的人体而言，也是完全不正常的。

说得更具体一点，我们似乎更适合于非洲撒哈拉半干旱地区部落
135 社会的生态和社会经济条件。这是因为我们的物种起源于此，在这里
生活了上万年，变成了现代人。在人类历史90%以上的时间里，我们
都生活于此。在此之前，我们在非洲有过更长的演化时期。根据我们
祖先的骨骼特征，科学家给它们起了不同的名字，如直立人（Homo
erectus）、穴居人（Homo habilis）。但是即使是这些更加遥远的祖先
也直立行走，并且用手制造工具。我们只能猜测他们的生物学特征。
虽然我们无法根据遗留下来的化石和石器推测他们的语言能力或社
会组织程度，但是我们有理由推断，他们的生活方式与今天的狩猎采
集部落比较相似。

后来的技术进步使我们的祖先能够侵入别的栖息地和地区，诸如
沙漠、丛林和森林。大概在十万年前，我们的祖先从非洲扩散到欧亚
大陆，包括寒冷地区。因为衣物、居住条件、食物采集和储存方面的
进步，他们在这些地方生存了下来。虽然有地域差异、四季变迁，人

类仍然生活在小部落的狩猎采集经济中。耕种农业，革命性地改变了人类的饮食结构和社会经济体制，从八千年前的西南亚开始，很快就传播到埃及、印度和中国。一千年之后，它又扩散到中西欧和热带非洲，然后在拉丁美洲独立发展。几千年前，我们的祖先仍然在狩猎采集部落中生活。按一些著名人类学家的说法，我们是"石器时代走在快车道上的人"。

石器时代的死亡

试想一下曾经田园牧歌的生活。你出生在一个有 40～100 人的游牧部落，无论规模大小，这是一个稳定的社会群体，不同的亲属抚养你长大。即使你的部落有一百多人，他们中间的许多人也都是你的远房亲戚。你认识每一个人，也知道他们与你的遗传关系。你深爱着一些人，他们也爱着你。即使有人不大合得来，你们也知道彼此的期望是什么。如果你偶尔见到陌生人，比如在贸易地区，你也知道能期望他们什么。在一个人口很少的世界上，生活的必需品 —— 未经污染的植物和动物 —— 随手可得。在前工业社会的伊甸园里，人呼吸着新鲜的空气，饮用着纯净的水源。

试想过了黄金年代，现在我们恳请你回到现实。传说中的骑士时代，或斯加勒·奥哈拉（Scarlett O'Hara）出生的南北战争前的时代，都是一种虚构，可以在奇幻小说中去欣赏它，但不要把它们引入严肃的医学或者人类演化史中来。冷酷的事实是，狩猎采集的生活中有着无穷无尽的艰难困苦。简单地计算一下死亡率和出生率就能认识到这一点。即使人类尽了最大的努力繁殖后代，死亡与出生也总是平衡的。

在大多数原始社会中，女人从性成熟伊始就开始养育孩子。因为营养不足，女性一般要到19岁才能生育。妊娠和生育之后是2年或3年的哺乳期，排卵受到抑制。然后再次怀孕，没人在乎这在医学上是否合适。如果她有幸一直保持生育能力并能活到绝经期，她总共能生5个孩子。要生更多的孩子，必须缩短哺乳期，而这在食物有限的前农业社会是不大可能的。

但是，即使狩猎采集部落的女人在有生之年平均生4个孩子，也只有半数能够活到成年，否则人口总量将稳定地增长。很明显，这并没有发生。即使我们假定人口每百年增加1%，也意味着人口在7万年的时间里会增加1000倍。但是，在农业文明以前，人口一直十分稀少。所以结论是，死亡率与出生率在整个人类史中一直保持着同步。近几百年来异乎寻常的低死亡率，尤其是西方工业社会最近几十年的低死亡率，说明我们生活在前所未见的安全和富裕的时代。无疑，许多读者难以理解在自然条件下生活的艰难和不安全。

同今天一样，石器时代的死亡率也是在婴儿阶段最高，随着儿童成长逐渐下降。某些部落里仍有弑婴的行为，原因是食物短缺、经济困难或族长的命令。关于石器时代生活的想象，人们或许夸大了野兽袭击的危害，但是狮子、狼、毒蛇从来都威胁着我们的生存，对儿童来说尤其如此。死于中毒和意外伤害的人数远远超过今天。

威胁着各个年龄阶段的死因 —— 传染病 —— 与今天困扰我们的细菌或病毒也不尽相同。今天，许多传染病都依赖于高频率的人际接触，这只有在高密度的人口聚集处才能实现。以前，媒介传播的原虫和寄生虫病是最常见的慢性病，最终导致死亡。这类疾病不仅致命，而且令病人非常痛苦。有些读者可能听说过或者亲身体会过疟疾是多么的不舒服。与别的原虫病相比，疟疾还只是小巫见大巫。黑热病慢慢地破坏内脏；肺吸虫之类的寄生虫引起咳嗽咯血，病人可能因窒息而死；钩虫虽然不容易致命，却引起了儿童身体和智力的缺陷；丝虫病会引起许多症状，其中之一是象皮腿——寄生虫阻塞了淋巴管，导致病人的下肢和阴囊肿胀，形如大象腿，故得其名。

对狩猎采集部落而言，食物通常是充分的，但是因果实不足或者打猎不顺引起的饥饿仍然是苦涩的记忆。气候变化莫测导致食物资源不稳定，哪怕是风调雨顺的年景，食物也可能因动植物病虫害而减产。在学会储存食物之前，丰收的粮食也不足以照顾到歉收的光景。即使是干燥和烟熏过的食物，一样可能受到虫鼠之害。计划赶不上变化。

生活必需品的短缺，不仅让生存更有压力，还会引起纷争。设想 138 一个住在山上的部落苦于缺乏蛋白质，而湖畔的人则可以从湖里捕捉鱼。山区的部落无疑会要求领袖带他们去湖里捕鱼，即使这意味着要杀死湖畔的人，强占他们的捕鱼工具。即使没有经济上的必要，人类的本性也常常能找到武装抢劫的借口和随之而来的杀戮。幸运的是，原始的部落社会，缺乏交通与通信工具，无法像马其顿的亚历山大或者蒙古的成吉思汗那样进行大规模的掠夺。

人类的本性当然也有高尚的一面，诸如爱、仁慈、诚实，等等。不幸的是，这些高尚品德的演化根源是因为它们在狭小的部落内有益。

自然选择当然有利于那些对近亲友爱的物种，因为它们有共同的基因，也有利于不欺诈部族成员或者其他部族的交易伙伴。超越这些局部利益的利他主义，从来没有什么具体的好处。全球人权是石器时代不曾有过的新观念。柏拉图要求每一个人，不仅仅是雅典人，都要为希腊着想，这在当时也是一个有争议的思想。今天，人道的感情，仍然面临着狭隘的地方主义和傲慢的沙文主义的抵制。事实上，这类破坏性倾向正是因为我们所说的"高尚的"人性而恶化的。密歇根大学的生物学家理查德·亚历山大（Richard Alexander）直率地指出，今天的中心伦理问题是"群体内友善，群体间敌视"（within group amity serving between group enmity）。

石器时代的生活

一个哲学问题：人性是怎么形成的？人类学家最近给出的答案是人性是在"演化适应的环境"（environment of evolutionary adaptedness）中形成的。这个概念由心理学家约翰·博尔比（John Bowlby）于1966年首先提出，直到最近才得到了广泛的使用。虽然大家都引用这个新词，各人的理解却有差别。因为谁都不可能直接观察到我们的祖先在几万年间的生活方式，或者验证环境因素对人类遗传所起的作用。他们的结论只能依赖于间接证据，包括遗留下来的骨骼、石器工具、洞穴里的壁画，以及现存的某些原始部落。

资料不足严重限制着我们了解历史。例如，人类历史上的生育情况如何？类似的问题多如牛毛。我们估计，这类问题的答案往往是：**差异很大**。当今的世界上，不同的文化传统对于生孩子的态度有着巨大的差别。我们认为，十万年前的差别不会更小。即使是社会群体内部差异也很大。部落领袖的妻子无疑会得到更多的照顾，而从敌对部落中俘获的女人的命运则大不相同。食物丰富、野营安稳时出生的孩子，与光景不好或迁徙途中生的孩子命运也会不同。

我们认为，其他重大问题的情况也是**差异很大**。例如，诗人、艺术家或者其他知识分子受到了何种奖赏？与优秀猎手或武士的奖赏有没有不同？社会里有多少按家族关系或功绩划分的经济阶层？父系还是母系社会？儿童抚养的风俗是怎样的？宗教的教义和约束是什么，宗教的势力有多强？在演化适应的环境中，不同社会对这些问题有非常不一样的答案。人类的生活，并没有唯一自然的方式。

尽管人类对不同演化环境的适应方式不尽相同，现有的证据表明它们也有一些共同之处。比如，社会系统都会受到经济和人口的制约。石器时代不可能有等级森严的世袭阶级组织，因为人类都必须在步行范围内搜集食物。这样的部落人口不会超过几十个人，领袖不可能拥有几十个妻子。在农业发展之前，没有哪个领袖可能控制足够多的土地、财富和人口去建筑大教堂或者金字塔。

社会组织系统还受到男女生理差异的制约。生育在生理上的代价——妊娠和哺乳——完全落在女性身上。但是与生育有关的经济代价又如何呢？我们的回答还是：差异很大。根据我们对现代人群的 140 了解，父亲在许多文化中承担着重要责任，但母亲的兄弟和亲属也承担较多的责任。同样，性别之间的巨大生理差异使行为有很大差异。男人身强体壮，这是他们性别竞争的优势，第13章还要讨论这类问题。

　　为了谋生，成年人和年龄较长的青少年要花许多时间寻找和准备食物。人们通常认为，在狩猎采集社会，男人去打猎，妇女去采集。事实上，人们高估了大规模狩猎在石器时代的重要性。弓箭以及其他对付像鹿这类动物的武器是石器时代晚期才发明的；狩猎必不可少的狗，直到五万年前才开始成为人类的伙伴。大型动物的肉和兽皮，往往并非通过狩猎，而是从别的捕猎动物那里偷来或者捡到的。

　　对现代人来说，石器时代的主食很不好吃，或者要花太多时间处理。我们可能会觉得这些食物的气味过于强烈而且肉质粗糙。我们现代大多数人都不喜欢那些令人厌烦的剥皮、宰割等把野生动物从从野外带到餐桌的过程。许多野果，即使完全成熟了，仍然太酸涩；许多植物是苦的或者有强烈的气味。我们觉得它们讨厌、难吃，这得归因于我们的适应机制，它使我们避免了许多毒素，这在第6章中已经讨论过。大多数天然食品比我们现在的食物需要更多的劳动力去加工处理，去咀嚼。经过驯养的家畜和农作物已经经过人工选择，无毒，肉嫩，容易加工处理。

　　尽管大多数时间里食物是充足的，但村里的老人仍然不会忘记那些饥肠辘辘的光景。真正的饥荒也许很少，但是疾病、营养不良、食用过量有毒植物等种种因素引起的死亡屡见不鲜。这些因素还会引起胎儿流产、哺乳中断、生育率降低，乃至戮婴、遗弃老弱病残，等等。

除了与其他族群的冲突、族群内部的纷争、饥饿、有毒食物，还有许多其他的环境压力。现在，我们之所以能够耐受现代化城市的大气污染，可能是因为我们的祖先几千年以来一直都在燃烧木材或其他燃料，对烟雾毒气早就习以为常。设想在洞穴中生火，顶上只有一个小孔的情形。今天的大气污染当然与演化适应的环境有所不同，但是以前的污染也相当严重。那时没有肥皂，没有除臭剂，没有抽水马桶、清洁的厕所或者任何其他类似的设施。许多废弃物都抛在附近，有一些则随便堆积在那里。石器时代的普通人实际上生活在垃圾堆旁，实在太脏太臭忍不住了便搬到另一个地方去。

在孩子们的成长过程中，以及成年人的整个生活中，他们时刻都会亲眼看到，或者亲身经历到各种倒霉的疾病、痛苦的创伤、身体的残疾、衰老与死亡。没有抗生素、破伤风针、麻醉剂，没有石膏绷带、眼镜、人造器官，没有无菌外科，也没有义齿。我们的祖先很少患龋齿，但是有许多别的牙齿疾病。牙齿可能会受伤，或者因事故丧失，在中年之前就脱落。粗糙的植物可以把牙齿磨平，在许多化石颅骨甚至现在的一些部落中都可以见到这种情形。

必须申明，我们并非故意谈论人类早期演化中那些耸人听闻的阴暗面，我们讨论的是人类的祖先，他们有健全的心智去体会苦乐和智慧。他们也有很强的亲情和友情的纽带，这是愉快和安全的重要来源。在光景好的时候，他们也有充分的闲暇时间，游戏、音乐、舞蹈，讲故事、念诗歌、智性探索，创造艺术品。位于法国拉斯加斯（Lascaux）的洞穴壁画，可能已有两万五千年之久，人类学家马尔文·康纳（Melvin Konnor）称之为"石器时代的西斯廷礼拜堂"，敏感 142

的观察者得到的深刻印象是"不论你有无宗教背景，不论你是不是内行，都会油然而生一种崇敬感。"我们的祖先有能力在困难的时候看到光明，在失意的时候寻找欢笑。马克·吐温《康捏狄克的扬克在亚瑟王法庭上》里面的主人公波士爵士悲哀地感叹道，16世纪的篝火晚会里有19世纪认为老掉牙的笑话。我们估计，如果他能回到石器时代，他也会发现同样的包袱。

第 10 章
文明病

　　你已经花了若干小时读过了前面的章节。你是否知道为了读书,[143]
你的眼睛是在一种不正常的环境下工作的? 光线是否来自太阳? 与
太阳的光谱是否一样? 可能不是, 至少不完全是。在读书的时候, 你
使用过肌肉吗? 你怎么会有这么多的时间不必为了维护自己的利益,
不用担心生命危险, 不必花许多时间与敌人格斗、争夺食物? 事实上,
你是不是衣食无忧? 为了上一顿饭, 你花了多少时间去采摘、打猎或
者捕鱼? 为了把谷粒脱壳、磨粉, 把肉类剥皮、剔骨、切块, 你花了
多少功夫? 为了把它们煮熟, 你花了多少功夫收集柴草, 生火点燃它
们? 在过去24小时里, 你出了多少汗, 打了多少寒颤? 四季恒温的空
调系统是怎么一回事? 多么古怪! 这种缺乏挑战的环境对你本身的
体温控制有什么长期的影响?

　　在前一章中, 我们试图表明, 只有非常无知或过分浪漫的人士,
才会觉得过去的生活比现在的更好。卢梭描绘的高贵的原始人以及打
石取火快乐无忧的生活对于逃避现实的幻想者是有吸引力的, 但事实
上, 过去的生活, 与今天的生活相比, 甚至与农耕文明刚刚取代游牧
之后的田园生活相比, 都是痛苦而悲哀的。农业生产造就了城市文明、
经久耐用的建筑、精致的艺术; 动物驯养及畜力的使用, 使生产效率 [144]

明显提高；航海和其他技术的进步，使人类得以涉足远方，交通也同时发生了革命性的进步。技术的不断进步，使越来越多的人免于匮乏，有了迁徙的自由。

我们现在所享受的舒适生活，大多是有益无害的，但是，其中也有不少副作用。有得必有失，即使是那些看似最值得的收益也有健康的代价。远的不说，就说婴儿和儿童的死亡率下降吧。由于天花、阑尾炎、产后破伤风、狩猎的意外事件而死去的年轻人大大减少了，老年病、癌症和心力衰竭的死亡率比 20 年前增加了许多。为什么会这样？这主要是因为有更多的人能活得更久，能活到身体易受这类疾病伤害的年龄。不在 10 岁或 30 岁被狮子吃掉的代价就是在 80 岁时可能心脏病发作。现代化的食物生产、医药、公共卫生、工业和居住条件有了巨大的改善，人们有可能活到老年。不幸的是，衰老带来的问题越来越多，但这还只是冰山一角。

新环境常常与过去没有显现功能的基因相互作用，带来了更多的表型变异，其中一些超越了正常范围。如第 7 章中提到的，这些脆弱的遗传型只有在新的环境因素下才会出现异常。新的物理、化学、生物和社会因素只给一部分人带来麻烦，或者对不同的人有不同的影响。我们已经讨论过许多人类中的例子，例如，引起近视的基因使文明社会里四分之一的人发生问题，但是对我们的祖先就不会有任何问题。

我们从环境中取得食物的途径发生了许多积极的变化，也带来新的问题。几千年前，我们的祖先猎取野牛、野羊。猎手跟踪这些牛群或者羊群企图杀死其中一头作为食物，取得皮毛以及其他资源。他们发现，今天早晨又看见昨天跟踪的那一群。如果我们可以跟踪牛羊群两天，为什么不可以跟踪三天、一周，甚至一个月？终于有一天，这些猎人意识到，他们可以把这群牛羊据为己有，赶走狼群、其他的捕食动物以及竞争的猎手，找回走散的动物，维持一个牧群。在这个过程中，猎人逐渐变成了原始的牧民。 ¹⁴⁵

另外一些更爱素食的祖先发现，如果对有些植物有意栽培，之后再收获的话，可以得到更多的食物。耕地、除草、施肥、选择产量高的品种，不久之后就成了标准的农耕生活，食物产量越来越高，越来越可靠。有人推测，局部的人口增加促进了农业的进步，或者从邻近的人群中学习农业技术并加以推广应用。不论这个推测是否属实，农业社会确实比狩猎采集社会能够维持更密集的人口。人口密度的增加又成为另外一些问题的起源，我们将在本章，以及接下来的章节里讨论。

文明时代的营养不良

畜牧与农业使人类的食物更加充足，但颇为讽刺的是，与此同时，营养不良出现了。500克麦子比500克浆果有更多的热量和蛋白质，但是维生素C的含量较少。一个农业社会由麦子提供大部分热量和蛋白质，就比原来的狩猎采集社会时期容易发生维生素C和其他微量营养成分的缺乏。如果麦子和其他农产品也用于饲养家畜来提供肉、蛋、奶，那么农民的营养条件会有极大的改善，但是营养缺乏病，尤其是缺乏维生素C，仍然是一种威胁。

冰岛就是一个例子，他们缺乏维生素 C 的问题一直持续到 20 世纪初。那里的农民养了许多羊，在田边吃野草。比较富裕的农家还有一头奶牛，但是主食是羊排，羊毛是主要的出口商品，往丹麦一带销售。农民有了钱进口香料和某些奢侈品，比如咖啡和糖，但是没有进口富含维生素 C 的水果。维生素 C 仍然靠当地的紫浆果和其他野生植物供给。因为这些浆果和野生植物的供应有季节性，到了冬季和早春，食物中缺乏维生素 C 时，许多强壮健康的冰岛农夫开始牙龈出血，感觉疲倦和抑郁 —— 这都是坏血病常见的症状。一个家庭中，有人生病，有人不生病，坏血病的程度也有很大差异。

那些经历过冬季坏血病的人，他们摸索出了民间验方：沼泽地解冻时能挖到当归根，那是富含维生素 C 的好东西。还有一种"坏血病草"也在这时发芽，像当归根一样可以吃。人们认识到这些野生植物能够治愈坏血病，要比发现吃柠檬可以预防远航的水手得坏血病更早。坏血病是一种文明病。在人们倚重于家养的动植物之前，还从来不曾像现在冰岛的农夫和水手们那样连续几个月吃腌肉这种食物。

远在有出海航行或冰岛居民之前，人们就已经因为农业而发生过营养不良。大约五百年前，北美大陆南部的原住民部落抛弃了狩猎采集生活方式，开始种植谷物和豆类。这个变化清楚地记录在他们的骨骼上。与更早期的原住民比较，这些农民不够强壮，有些明显缺乏 B 族维生素和蛋白质。尽管缺乏营养，这些农民比他们的祖先较少死于饥饿，抚养后代的能力也更强，因为谷物和豆类食物有利于哺乳。然而，一个重要的问题是，他们的健康变差了。

　　一千五百年前，这些文明病在今天的田纳西州和阿拉巴马州区域出现了，在其他农业地区出现得更早。时至今日，同样的营养不良依然困扰着第三世界的贫困地区。我们石器时代的祖先无疑经常面临食物缺乏的困境，但是他们一旦得到足够的热量，便同时得到了足够的维生素和其他微量营养元素。特殊维生素和矿物质的缺乏病在大约一万年之前开始出现。

　　我们现在知道，我们需要维生素和矿物质，而且现代社会比早期农业社会的获取渠道更多，量也更大。与制药厂的推销广告相反，现 147 代人很少需要补充维生素。只要我们吃各种新鲜水果和蔬菜，从谷物、豆类和肉类中摄入充分的蛋白，我们便得到了所需要的所有的维生素、矿物质和其他营养。今天，大多数人面临的问题不是营养缺乏，而是营养过剩。

文明时代的营养过剩

　　有人敏锐地评论道，为圣诞节到新年的这一周吃得太多担心实在没有必要，从新年到圣诞节这一年里吃得太多才更值得关心。当然，有可能在一个星期里吃得太多，甚至可能一次吃得太多而胀死，不过，这是石器时代也有过的危险。人类有一种本能可以预防这种危险。吃到一定程度，我们觉得已经吃饱了，即便是看到圣诞节的蜜汁火腿也没有胃口了。这样，每一餐都有一个正常的结束，我们就不至于使消化、除毒和吸收的器官超负荷工作。现代的营养过剩，主要是指在比较长的时间里持续吃得太多。

在石器时代，摘取一切能够摘到的最甜的果子是一种合理的适应。把有这种习性的人带到一个到处是果汁软糖和巧克力蛋糕的世界来会发生什么呢？许多人会选择这种现代化的精美食品而不去吃果盘里的桃子，虽然这桃子比石器时代的任何野果更甜。果汁软糖和巧克力泡芙是动物行为学家说的**超常刺激**的一个例子。有一个经典的例子来自对鹅的观察。如果有一个蛋滚出窝来，孵蛋的鹅会出来把它滚回去。它的适应程序是"如果有一个明显的蛋样物体在旁边，我一定要把它滚回窝里"。如果你在它的窝边同时放一个网球和一个蛋，会发生什么呢？她先选择网球。对她来说，网球比蛋更像蛋。任何感觉方式中都存在超常刺激，例如，味觉。下一次当你在超市里发现自己去拿苹果派而不去拿苹果的时候，不妨想一想那只更愿意孵网球的鹅。

148　　之所以产生饮食问题，是因为我们的味觉是在石器时代的生活条件下演化出来的，而今天的生活已经发生了天翻地覆的变化。有史以来，糖和盐几乎一直都是供给不足的。在大多数时间里，几乎每一个人都缺乏这些东西，于是想方设法得到它们。今天，我们能够吃到更多的油脂、糖和盐，已经超过了生物学需要，比千年前的祖先曾经能得到的多得多。图10-1是对摄取这些东西及其益处之间关系的推测，并对比了的原始人与现代人获取食物的能力。

现代社会里许多疾病是源于高脂肪食物的不良作用，这些其实是可以预防的。常见的中风和突发性心脏病，是因为动脉粥样硬化病变149 阻塞了动脉。高脂肪食物还使癌症的发病率显著升高。过多摄入脂肪引起了肥胖，不少糖尿病也随之而来。美国人的食谱中有40%的能量来自脂肪，而一般狩猎采集社会不足20%。我们的祖先有时吃很多

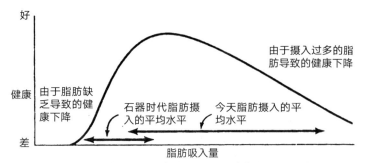

图10-1　我们眼里健康与可得资源（如每月脂肪摄取量）的关系。我们假定石器时代很少超过最佳水平，而今天，通常的高脂食物就可能早已超过最佳水平到达右边下坡处

肉，但是野兽中的脂肪含量只有15％左右。许多人只要做一件事就能改善他们的健康，就是少吃油脂。

有一天早晨，我们和几个同行去参加附近的一个听证会，议题是在农业生产中使用的杀虫剂与郊区居民健康的关系。在吃早餐的时候，大家的一段闲聊令我记忆犹新。有一位朋友埋怨到，他刚刚吃的烤饼里的面粉和鸡蛋无疑已经被杀虫剂和抗生素污染了，有可能他在十年、二十年之后因此患上癌症。也许的确是这样，但是这些毒素对未来健康的影响，与那些油腻的汤和奶油煎饼中过多的油脂以及高热值糖汁相比，真是小巫见大巫。这类食物长期积累的作用肯定要比微量的外源性化学物质的作用更加严重。

有些人更容易因脂肪过多患病，这点可以从不同体重人群的健康差异看到。超重的人更容易患上与营养过剩有关的心血管问题，而且各种癌症的发病率也更高。这个司空见惯的现象已经得到实验研究的支持。密歇根大学的遗传学家尼尔（James Neel）和合作者注意到，旨在缓解亚历桑那州皮迈印地安人慢性营养不良的努力，竟引起了肥胖症和糖尿病。他推测，这些遭罪的个体属于所谓的"节约性遗传型"（thrifty genotypes），他们的基因决定了他们可以高效摄取并储藏食物中的能量。即使他们的食谱看似正常，许多皮迈人还是不断地发胖。在一个经常发生饥饿的世界里，这是一种很好的适应能力——储存了大量脂肪的个体在饥饿时的耐受能力更强，而同类可能会饿死。但是，节约性遗传型在一个从来不发生食物短缺的世界里，却会带来麻烦。最适应饥荒年代的人可能将变得越来越胖，然后引发一系列健康问题。

营养过剩的问题很好理解，却不容易纠正，许多常见的解决方案多半有害。身体的调节机制可能会把严格的饮食限制理解为食物短缺，结果机体调整基本代谢率，提高能量的使用效率，反而存储下来更多的脂肪。限制食物的另一后果是饥饿感变强，随后吃得更多。研究表明，人工甜味剂并不能帮助人们减轻体重——这个结果并不意外。尝到甜头，在整个人类的演化过程中，一直是预告有糖从小肠进入血液循环的信号。不难想象，甜味可能迅速重新调整代谢活动，以减少身体储备的脂肪和糖原分解变成血糖。事实上，这种适应得以成立的一个前提是，确实有糖类可以很快地补偿这种变化。如果糖的信号是个幌子，人体可能发生血糖不足而增加饥饿感；快速补充能量的糖果尤其如此。可惜，认识到人工甜味剂负面效果的人寥寥无几。非营养性的脂肪代替物也可能产生类似的危害。现在有一种甜点，外观和味道都像冰淇淋，不仅低糖而且不含脂肪，这会给代谢调节机制带来什么信号呢？

在农业文明出现之前，龋齿是罕见的。如果牙科医生知道石器时代的健康状况，他们应当早就明白20世纪常见的龋齿是新环境因素造成的。我们现在知道，这是牙齿频繁地接触糖带来的后果。这些糖能滋养细菌，而这些细菌所产生的酸却反过来侵蚀牙釉。美国乔治亚州海边发现的一千年前的骨骼化石中只有少数龋齿，随着玉米（与此同时大概也有玉米糖汁）的引入，龋齿才慢慢多起来。等到欧洲移民引进了更多的糖类之后，龋齿就更加常见了。

严格地讲，龋齿，不是一个营养问题，而是一种饮食问题，也算是一种文明病。好在现在这种病例已经越来越少。在1940年以前出生的美国儿童和青年人中，这种牙病一度非常严重。在预防牙科进步之后，比如用氟治疗，这种病已经得到控制。不过，这种治疗的前提 151
在于我们意识到了问题的元凶是糖。

简单的规律以及类似图10-1的说明都依赖于简化的概念，我们假定了其他各种情况相同。实际上，个体之间的差异极大，所谓"此人之肉，彼人之毒"。对这个人来说脂肪过多的食物，对于另外一个人来说也许正好。其他变量还包括年龄、体型、性别、生殖阶段、遗传因素，尤其是活动水平。从演化论的角度看，古代农夫维持生计的活动是一种正常的活动水平。除了职业运动员、舞蹈家、牛仔以及少数其他人，现代工业社会的大多数人的能量消耗活动都严重偏低。工人坐在转椅上，或者方向盘后面，即使是在推动真空吸尘器、电力割草机时都是坐着的，休闲的时间则更是如此。

在整个人类演化史中，尽可能减少能量消耗是一种适应。能量是生命必需的资源，千万不可浪费。今天，这种"悠着点"的生活态度使我们在本可以去打网球的时候，宁愿坐在电视机前看别人打网球，这只会加剧营养过剩的不良作用。如果坐办公室的人去采松菌，或者到果园从树上采果子，他们的健康状况会好不少。如果我们的祖先知道今天高档写字楼和地下室里的昂贵复杂的运动器材，他们会作何感想？

成瘾

纵观人类历史，凡是有人类聚居过的地方就有着鸦片和其他精神性药物。大多数成瘾物质都是植物制造出来用以阻止害虫或草食动物的。其中有些作用于神经系统，少数碰巧能引起人类的愉悦感。酒精存在于熟过了的水果中，储存的果汁可以变成低度酒精饮料。

152　　比起前工业社会，今天滥用成瘾性药物的问题更加严重，这要归因于千百年来的技术进步。在只能用小容器和简单的装置制造家用酒和发酵饮料时，人们不可能每天都消耗大量的酒精。有了城市文明，有了职业酿酒师和酒曲，普罗大众才有可能享用那么多酒。此外，多亏了储存和运输方法的进步，英国人也可以喝到产自意大利罗马的酒。

另一个重要的技术进步是分馏技术的出现。从随手可得的只含低度酒精的饮料可以分馏出高度烈性酒。喝烈性酒比喝白酒或者啤酒更容易上瘾。新技术从鸦片中提取出海洛因，用可卡因叶制造出迷幻药，浓缩的制品比天然产品上瘾更快。皮下注射器的发明也是同样的道理。

类似的，新建成的优质卷烟厂使尼古丁上瘾的人大大增加。虽然成瘾性活动古已有之，但是现代的各种药物上瘾主要是环境的产物。

当然，如同每一个报纸标题所告诉我们的，成瘾是有遗传倾向的。我们不确定记者或者读者是否当真明白这些标题的含义，在第7章我们讨论过脱轨基因。有的人可以每晚喝一点鸡尾酒，吃饭的时候喝点红酒或啤酒，周末与朋友相聚的时候也小酌一杯，但是从来不会上瘾。携带相关脱轨基因的人，如果喝同样多的酒，会逐渐上瘾，酒量越来越大，最后饮酒伤身，也无法维持正常的社会关系。在人类发明蒸馏和便装啤酒之前，这种脱轨基因基本不会有害。因此，我们不妨把酒瘾和其他药物上瘾也看作是文明病。

现代环境下的发育问题

除了超重和高脂食物之外，缺乏运动也是引起健康问题的原因之一。在发育过程中，不少儿童门牙错位，还有一些人因为长出智齿而受苦。如果有相当比例的儿童需要矫正牙位，后来又需要做花钱又痛苦的智齿手术，这就暗示着某些与环境有关的因素出错了。

一种可能是颚骨的运动不足。石器时代的儿童不可能有松软可口的薯条、汉堡和面条。他们吃的东西需要更费时费力的咀嚼，现代儿童也许从来没有体会过这种"辛苦"。我们估计，幼年时咀嚼肌使用不足，可能使有关的骨组织发育不完全并间接地使它们较小较弱。人类牙齿的生长是比较自由的，但是它们需要颚骨具备特定的大小和外形，如果在发育过程中牙齿使用不足，这样的大小和形状是不会有的。

门牙拥挤和错位、发育不良的智齿，也是一种文明病。为了预防儿童的牙齿问题，也许我们要提倡把用力咀嚼也安排成一种幼儿园的体操。也许，应当在小学里提倡嚼口香糖！

儿童时期的其他行为也可能造成身体发育的异常。在教室里的椅子或板凳上一坐就是好几个小时是极不自然的，石器时代的孩子们从来没有做过这样的事情，他们可能蹲得更多，不是坐在那里。石器时代的人，还要时刻不停地深蹲、爬行，或者走路，奔跑。这就可能不会有今天这么多的背痛。有没有可能儿童期长时间维持不自然的姿势造成了腰酸背痛吗？如果儿童多蹲少坐、课间多运动、走路，也许能够避免长大以后的背痛。

密歇根大学的艾·维德（A. Weder）医生和同事尼·索克（N. Schork）医生打算研究高血压是不是一种文明病。他们没有随大流地研究食物中的盐含量，而是注意到高个子的人需要较高的血压，以及在青春期快速发育生长期有一种使血压升高的机制。他们认为，这个机制在古代环境中只在体型较小的人群里发挥作用；今天，丰富的营养使我们长得更快、更高大，这是罕见的。这种血压调节机制正是为了适应新的体型而做出的调整，不幸的是，偶尔矫枉过正，便引起了高血压。

除了近视，幼年生活中的新环境还造成了其他类型的眼球异常。医学科学最近认识到，出生后的最初几周或几个月里，用眼的情形可能对视力的正常发育非常重要。不管是什么原因，多用这一只眼而少用另一只眼，有可能导致视功能在大脑区定位的变化，以致以后双眼不能协同使用，没有景深的感受。有时用于治疗新生儿黄疸的24小时强光照射，会引起色觉缺陷，然而这种症状要到很久以后才能发现。持续地听到很吵的噪声，尤其是机器单调的响声，会引起某些婴儿的听力发育缺陷。

现代环境产生的其他疾病

寒冷也是一种新的环境因素。人类群体能散居到季节性寒冷的地区是技术进步（诸如衣服、火、住所）所促成的，这段历史不过几万年。我们现在能够在地球表面上许多寒冷的地方生存，仍然需要这些技术来维持。假如人类的天生缺陷没有得到充分补偿，就可能在新环 155 境冻伤。

高纬度地区不仅有寒冷问题。衣服和住所给我们提供了庇护和温暖，使我们能够在蒙特利尔（加拿大）和莫斯科这些地方生存，但也带来了问题。我们的皮肤在阳光照射下是可以合成维生素D的，如果整天大部分时间待在屋子里，外出时又严实地裹在衣服里面，维生素D可能就会不足。幸亏光合能力不是摄取维生素D的唯一途径，通过食物补充也行。不幸的是，看似充足的食物中只有很少的维生素D，而缺乏维生素D会引起与钙代谢有关的一些健康问题。

缺乏维生素D引起的最常见问题是佝偻病，这是儿童期的一种发育病。症状很多，最重要的是骨骼的生长有缺陷。因为缺少钙盐沉积而变形，骨骼变软、变弱。这种病在热带基本上看不到，因为在热带，每个人都得到充足的阳光。在日本、斯堪的纳维亚半岛等地，当地人吃的鱼里有充足的维生素D，因而这类地区也少见。英国曾经有大量儿童患有这种病，所以它有时也被称为英国病。

从20世纪30年代起，人们开始在牛奶中添加维生素D。在此之前，佝偻病在北美城市里也很常见。黑种人儿童的患病率比白种人高。人类种族之间的适应性差异大都尚无定论，但是浅肤色人种比较不易患佝偻病已得到证实。也许最初跨过地中海，后来来到阿尔卑斯山的人曾经肤色较黑。他们发现了一块被树林覆盖，天空总是有云的地方。许多年来，他们每天的大部分时间是躲在洞穴或者透风的树枝搭成的荫篷下生活。外出时也是穿着兽皮或者纤维编织的材料，对美丽的太阳只露出一小块皮肤。结果，许多人因为缺乏维生素D而不适应生存。那些肤色变得不太深的人，得到了更多的阳光合成维生素D，便比肤色较黑的同胞健康些。

156　　　　这样，浅色皮肤就是在几百代之后演化出来的。这一变化可能非常迅速，因为失去一种性状一般都要比增加一种性状容易。穴居动物可以在几千代之后几乎完全丧失制造色素的能力，这只要在维持色素的选择上放松便会发生。如果浅肤色确实有优点，变化就会更快。减少黑色素合成的演化过程在亚洲的寒冷地带可能也发生过，不过程度较轻，这里的草原和沙漠多于森林，冬天也多半是晴天。西伯利亚和中国北方的居民比欧洲北部和中部居民的肤色深些，但要比非洲和南亚浅些。作为一种文明病，佝偻病对深肤色的人危害较大，因此，浅肤色可以说是为了适应难得的阳光而演化的。这些浅肤色的人迁回阳光充沛地区（如澳大利亚）之后，会发生什么变化呢？本书第5章的日光灼伤部分和第12章的皮肤癌部分提到了部分回答。

前面提到，农业的发展使人口密度增加，远远超过狩猎采集社会，能够支持城市里密集的人口。随着人类扩张到季节性寒冷地区，他们留在洞穴或建筑物里面、生活在一起的时间也有所延长。这些变化增加了一个人在短时期内能接触到的人数、接触时间和密切程度。新的接触性传染病便有可能发生。

在这些人群中发生的自然选择，可以看作对脱轨基因的清洗过程，因而对天花、麻疹和其他接触传染病敏感的个体越来越少。对付疟疾这类热带传染病的防御机制代价很高，例如镰刀型细胞贫血体质就会很快消失。新演化出来的对付诸如天花的防御机制，曾在定居者中戏剧性地出现。他们携带着对他们来说已被控制的病原体，进入世界上那些从来没有见过这些文明病的地区。北美大陆上的原住民中死于天花和流感的人，要比被武器杀死的多得多。

本章，我们很少涉及现代生活环境引起的心理学问题。不管政治 [157] 家对家庭价值有多少花言巧语，在郊区公寓独立单元的小家庭（小家庭，即只有父母和孩子 —— 校者按）中成长的儿童正体验着一种深刻的全新的社会环境。在日托中心由临时保姆照顾的孩子也是如此。作为成人，甚至也包括青年和儿童，我们与熟人的接触在减少，与没有人情味的政府或市场的往来在增加。在正常的一天里，同我们打交道的更多的是生人而不是熟人。这些都不是我们祖先演化中经历过的环境。高纬度地区漫长的冬夜，以及刚好相反的，充足的室内照明使我们只有很短时间体验黑暗，分别会产生什么问题？医学科研人员已经注意到，被困在雪地的阿拉斯加淘金者患有穴地热。夜班工作者和航空旅行的时差改变有什么问题？此外，没有窗户的办公室会带来什么样的心理和生理问题？总之，新的现代环境会给我们带来哪些健康问题？我们不过是刚刚开始了解而已。

结论和建议

即使我们渴望有一个世外桃源，我们也已经回不去了。我们只能对现代环境中的危险保持警觉，采取合理的措施去预防它。与本书讨论到的其他课题一样，我们建议所有人在思考医学问题时考虑这样一个问题：它有什么演化生物学的意义？一个可能是，它是一种适应机制，但这种适应往往针对的是石器时代的人类而言。我们之所以喜欢脂肪和糖，我们之所以懒惰，我们的眼球的生长调节之所以如是这般，都是演化产生的适应机制，但是在现代环境中，这给相当多的一部分人带来了麻烦。其他一些演化的属性，诸如衰老和容易被日光灼伤，不是对环境的适应，但反映了其他适应的代价。我们再三唠叨有得必有失，有失必有得。

第 11 章
过敏反应

    北美温带地区的许多人担心 8 月的到来，因为豚草（ragweed）[158] 的花粉会害得他们打喷嚏、流鼻涕，要用很多面巾纸和抗组胺药。豚草不过是要繁衍生息，我们却不幸成了受害者。一株草每天可以散播一百万粒花粉，大部分集中在早晨 6 ~ 8 点钟，这是这些豚草花的性细胞在微风中找到新家的最佳时机。每平方英里的豚草，在 8 月可以产生 16 吨花粉，然而只要百万分之一克就可以诱发一个人的过敏反应。这种惹祸的花粉是一种直径只有 20 微米的球形颗粒，含有两个活的豚草性细胞，伴有其他蛋白质和营养成分。蛋白之一，叫作 Amb a1，只占蛋白总量的 6%，却引起了 90% 的过敏反应活性。它有许多令人倒霉的作用。8 月中旬以后，对豚草过敏的人就开始期望冬天赶快来到。冬天一到，豚草死于严寒，它就不再散播花粉了。

    当然，豚草不是唯一的过敏原。别的花粉、霉菌的孢子、动物的皮屑、螨的粪便、多种与皮肤接触的物质，包括某些药物与食物都会引起过敏反应。现代美国人中，大约有四分之一的人对不同的东西过敏。你或者亲戚朋友可能已经咨询过这方面的医生，或者已经做过检查过敏原的皮肤试验。医生给了两条建议：避免与过敏原接触，必要[159]

时使用抗组胺药。

让我们来分析一下这两条建议：避免与过敏原接触不难理解，缓解症状是什么意思呢？不妨用治疗传染病的情况来做一类比。用抗组胺药缓解症状，是不是同用扑热息痛治疗发热，让老鼠闻不到猫的气味相似？目前我们知道，过敏反应是一种防御机制，但是我们还不能肯定是否可以抑制它。我们可以肯定的是，过敏反应有防御某些危险的能力，否则，作为过敏反应基础的免疫球蛋白E系统就不会存在。有没有可能，免疫球蛋白E系统曾经对其他物种有用，在人体上只是一个残迹？可能性不大，因为像这样复杂的系统如果自然选择不予以保留，它将很快退化，如果还有危害的话，退化得更快。无论如何，免疫球蛋白E系统肯定是有用的。

这并不是说每一次过敏反应都有用。事实上，从演化的角度考察防御反应，虽然整个系统是一种适应机制，在大多数具体情况下却是有害的。这是"烟雾检测器原理"的一种表现。烟雾检测器是用来警告人们火灾的危险，但是真正有严重危险的情况并不多见。它们年复一年地挂在那里，似乎没有什么用处，或者只是对吸烟或烤面包冒烟报警。虽然有恼火的假警报、安装费用、定期更换电池等种种麻烦，考虑到它能提前对真正的火灾报警，所以还是留了下来。关于这个原理，第14章讨论焦虑时我们还要提到它。

关于过敏反应，医生也许没有同你讨论免疫球蛋白E系统的用处或它的演化过程。如果你问为什么你会对猫或者牡蛎过敏，医生也许这样说："人们对各种反应原的敏感性差异很大，而你碰巧是对猫特别敏感的人。所以你要避免与猫接触，并用药物抑制它所触发的防御反应。"

关于过敏的学说有两个严重的困难。第一，过敏反应并非只是程度问题。有过敏反应的人对微量的过敏原发生反应，而没有过敏反应的人，在大量接触之后也不发生反应。就这一方面而言，过敏反应与对阳光或者晕动症（晕船、晕车）的过度敏感是完全不同的。第二个困难更严重，过敏反应不是一种本来运行良好的工作系统的走了极端。在现代工业社会，免疫球蛋白 E 的抗体除了引起过敏反应，几乎什么也没有干。好像我们演化出这么一个特异的免疫球蛋白 E 系统，只是为了惩罚随意吃浆果、穿上兽皮或者 8 月呼吸的人。

虽然有这些问题存在，人们还是普遍把过敏反应解释成过度敏感，它的名称也暗示了这一点。1993 年《纽约时报》上有一篇关于哮喘的报道，说这是一种过分的免疫反应，未来我们会找到一种药能够"干预哮喘过程"，使"肺不再对过敏原起反应"。这些说法压根就没考虑到，肺（或携带免疫球蛋白 E 的肺部细胞）可能会识别出一些我们尚不了解的东西。有一本广为流传的免疫学教科书把描述过敏反应的一章叫作"超敏反应"，但对于免疫球蛋白 E 细胞为何存在没做任何解释。

免疫球蛋白 E 系统之谜

一旦发现一个物种或者更大的群体中某些复杂的特性，生物学家首先想知道它的功能是什么。这里的假定是，如果它没有什么重要的功能，就不可能在演化过程中出现并被保存下来。不妨稍微离题讲一个生动的例子：鲨鱼的口鼻部有一个器官，形状如同一个烧瓶，叫作洛伦齐尼瓮（一位文艺复兴时代的解剖学家 Lorenzini 首次描述了它，因此得名）。这个复杂的构造里含有丰富的神经纤维。三百多年来，人们对它的功能提出过各种猜测，包括调节浮力或者提高声音，但是一直没有定论。尽管如此，从来没有哪位生物学家认为它们只是碰巧"在那里"，不起任何作用。最后，实验证明洛伦齐尼瓮可以检测到微弱的电流刺激，使鲨鱼能发现躲在黑暗中或者埋在沙子里的猎物的肌肉活动。之所以有这个发现，是因为生物学家习惯了"适应主义工作程序"，认定洛伦齐尼瓮一定有功能，哪怕我们暂时没有认识到它。

在讨论免疫球蛋白 E 系统可能的功能之前，我们想先描述过敏反应的机制。异物进入体内之后，随即被巨噬细胞捕获，后者对异物中的蛋白质处理之后传递给辅助性 T 细胞，然后再传给 B 细胞。如果这个 B 细胞针对异源蛋白产生抗体，它就会受 T 细胞刺激、分裂并制造这些抗体。多数情况下，B 细胞制造的是免疫球蛋白 G 抗体（IgG，我们对此比较熟悉），但是对某些抗原，B 细胞制造的是免疫球蛋白 E（IgE），一种介导过敏反应的抗体。

与别的抗体相比，免疫球蛋白 E 的含量非常少，只占全部抗体的十万分之一。免疫球蛋白 E 经血液流遍全身，其中只有四千分之一到百分之一的免疫球蛋白 E 分子附着在嗜碱性细胞（如果它们在血液循环系统）或者肥大细胞（如果它们定位在局部）的细胞膜上。免疫球蛋白E分子附着于这两种细胞之后，可以维持大约6个星期。虽然免疫球蛋白E的含量很少，每个嗜碱性细胞上仍然会有10万~50万个免疫球蛋白E分子；而且，对豚草花粉的一次过敏反应中，大约有10%的免疫球蛋白E对豚草抗原具有特异性。

这些肥大细胞的主要功能是等待着致敏原的再出现，就像浮在港湾等候敌人的鱼雷进犯。当致敏原再出现并与肥大细胞表面上的一两个特异性的免疫球蛋白E分子结合之后，肥大细胞会在8分钟之内排出一份含有10种以上化学物质的混合物。其中有些是酶，攻击附近的细胞；有的激活血小板；有的把别的白细胞吸引过来；还有一些刺激支气管平滑肌收缩，引起哮喘。其中，组胺引起瘙痒，并增加膜的通透性；这些不愉快的作用可以用抗组胺药阻止。虽然许多细节问题还有待探明，这一近因机制的概况早就为人所知，而且，它们在所有哺乳动物中基本一致。

讲到这里，你可能会想，现在人们一定已经知道免疫球蛋白E的功能了！人们的确做过这方面的努力，但是至今还没有充分可靠的研究得出一个公认的答案。许多审慎的研究人员都知道，这样复杂的系统一定有明确的功能。"这些细胞不会只制造麻烦，而没有生物学价值"，哈佛的斯蒂芬·加利（Stephen Galli）说。他注意到，肥大细胞分布在皮肤和呼吸道的血管附近，把它们放在"寄生虫、病原体、环境中的致敏原与我们的皮肤和黏膜系统最先接触的表面"，但是，加利没有进一步回顾证据以推测该系统可能有哪些功能。有一本关于过敏反应的900页的新版教科书，只有一页提到这个问题。书上指出，"推测免疫球蛋白E系统有几种可能的益处"，包括对微循环的调节或者作为"灵敏的第一线防御"对付"细菌和病毒的入侵"以及攻击寄生虫。结论说，"人群中25％的人因免疫球蛋白E引起了严重的过敏反应，这提示，免疫球蛋白E的存在应当有一种补偿性的益处。"但是，同别的教科书一样，它也没有对过敏反应的适应性意义进行严肃认真的探索。

最流行的一个观点是，免疫球蛋白E系统的功能是与寄生虫做斗争。支持这一观点的证据在于，科学家观察到寄生虫释放的某些物质可以刺激局部产生免疫球蛋白E并引起炎症，这被认为是对抗寄生虫的防御活动。更进一步的证据来自实验大鼠。在这些大鼠感染曼氏血吸虫之后，它们产生了强烈的免疫球蛋白E反应。把这种免疫球蛋白E转移到另外的大鼠，这些大鼠可以抵御感染，而如果阻断了免疫球蛋白E招募新细胞的能力，大鼠将更易受血吸虫的伤害。在感染了血吸虫的人群中，他们中有8%~20%的免疫球蛋白E可以攻击这些寄生虫；制造免疫球蛋白E能力较差的人，患的感染也更严重。

引起肝脏和肾脏衰竭的血吸虫、引起失明的丝虫病等，在引进现代化的卫生设施和控制传染媒介以前，都曾经是严重的问题。如果免疫球蛋白E系统唯一的功能就是攻击寄生虫，那么现在发达国家抑制过敏反应的治疗方法便是正确的，因为其他原因引起的过敏反应都属于适应失调（maladaptive）。但是，支持"免疫球蛋白E系统的功能只是，或者主要是攻击寄生虫"假说的证据并不充分，其中一些证据甚至有点牵强。另外一种可能的假说是，免疫球蛋白E反应是寄生虫为了自身的好处而引发的（增加局部的血液供应）。遗憾的是，这个假说还没有得到充分的研究。

不过，普罗费最近提出，免疫球蛋白E系统可能是针对毒素的一种后备防御。在第6章里，我们提到过，我们生存的环境中到处都是毒素。吸入的花粉、接触的叶子、吃下去的植物和动物都可能含有毒素。大多数毒素是植物产生出来抵抗寄生虫和其他动物的。

我们有好几套对抗这些毒素的防御机制。首先，我们尽可能地避开它们。我们的呼吸和消化系统的壁上配备有免疫球蛋白A型抗体（IgA），可以固定毒素，还有除毒酶，可以分解多种化学结构不同的物质。人体分泌的黏液，皮肤、黏膜和吸收表面的构造也起一定的防御性作用。即使毒素可以越过第一道防御线，它们还会遇到肝脏和肾脏分泌的一系列酶的攻击和破坏。但是，因为所有的适应性机制都可能失败，身体还有后备防御系统。普罗费认为，过敏反应就是这种匆忙把毒素驱出体外的后备防御。流泪把它们冲出眼结膜囊；分泌黏粘液、打喷嚏和咳嗽把它们排出呼吸道；呕吐使它们从胃排出；腹泻使它们从胃以下的消化道排出。过敏反应迅速启动，驱赶冒犯我们的东西。这与毒素造成伤害的速度是协调的。假如误食了花园里美丽的毛地黄，哪怕只是一丁点，你也可能在救护车到达之前一命呜呼。这种情况符合普罗费的理论，我们的免疫系统中只有免疫球蛋白E介导的过敏反应能够这样快速地起作用。过敏反应的其他特征也支持她的理论，包括：①能够与组织永久性结合的动物毒液和植物毒素更容易触发过敏反应，②过敏反应中释放的抗凝物质可以中和引起凝血的动物毒液，③某些物质引起的过敏反应看起来没有什么规律。

说到这里，我们要稍停片刻，想一想我们要回答的问题到底是什么。我们已经指出，第一个问题是：免疫球蛋白E系统的正常功能是 164

什么？第二个问题是：为什么有些人对过敏反应格外易感，而另外一些人不易感？第三个问题是：为什么一个易感者对这种物质却不对别的物质发生过敏反应，比如，为什么是牛奶而不是花粉？第四个问题是：为什么过敏反应的发病率似乎在最近这些年里迅速升高？

遗传性过敏症

对过敏反应特别易感的人据说是患有遗传性过敏症（atopy）。这种过敏症有很强的家族性。普通人群中发生临床性过敏反应的风险是10％，如果父母之一有过敏反应，子女的风险便是25％，如果父母双方都有，则上升到50％。有关的基因还没有彻底查明，不过，11号染色体上的一个显性基因可能起了关键作用。如果我们找到了引起过敏反应的基因，我们还要弄清楚它们为什么会存在。它们是不是像引起镰刀型细胞疾病的基因一样，在某些情况下有特别的好处，或者抵抗某种感染？或者它们在与某些别的基因联合起来的时候有好处？或者它们是脱轨基因，在现代环境之前不会引起疾病？

不过，基因并不是故事的全部。对同卵孪生子的研究表明，一半的双胞胎里表现出截然不同的过敏反应——当一个有过敏反应时，另一个并不发生过敏反应。可见，基因之外的因素也一定很重要。即便是在有遗传性过敏症的家族中，有人对虾过敏，而另一个人对豚草花粉过敏。为什么会这样？为了回答这个问题，我们将考虑两条思路：一个是上面说的防御性适应常常产生一些代价不高的错误，但是可以防止代价更高的错误，即烟雾检测器原理；另一个则是酶学变异现象，这点已经在最近的生物学研究中有所体现。

同一个物种里的不同个体之间，无论是人还是其他动物，可以有很大差异。它们的遗传密码可以有99%的一致性，但是那1%的遗传差异可以使身体结构和化学性质截然不同。相同的那部分基因也可能 165 会编码出不同的蛋白质，因为它们也可能包含了一条程序指令："如果A，则X；否则，Y"。回头来看，个体之间丰富的差异是经常存在的。只要考虑一下许多物种中雄性和雌性的体型、生殖过程、行为，还有食物、居住地和其他特征的差别之大。这些差异可能是因为睾丸酮水平超过某个阈值之后的基因表达不同。

人类差异的例证之一是药物代谢的不同。不同人体的药物半衰期的差别可以达10倍之多。举例来说，假定你和一位朋友都打了一针奎宁，你需要1小时降解一半的奎宁，而你的朋友只要10分钟。1小时之后，你血液中的药物浓度还有一半，而他已经只有百分之一了。如果酶是胆碱酯酶，而药是一种常用于手术中使肌肉松弛的胆碱酯酶抑制剂，这样的代谢差异可能意味着，别的病人都已经能够起床到处走动的时候，而你仍然瘫痪在那里不能自主呼吸。幸好，麻醉医生对这种个体特异性非常留意。

如果普罗费的学说是对的，人们可能会针对特别容易伤害他们的那一种毒素发生过敏反应。你看克林顿总统，他对猫过敏。这种过敏反应是不是保护他免受某种危险毒素的危害呢？我们知道，林鹛鹟（pitohui bird）的羽毛有毒，猫似乎不大可能有同样的适应性变化，不过先假定这是可能的。为什么只有克林顿会受害而他的亲属中没人这样？也许只是他继承了某种有缺陷的基因，而这个基因制造的酶对于降解猫的某些毒素很重要。如果他接触猫毛或者吸入某些微粒，该毒素可以进入他的细胞，危害健康，而不是迅速地被这种正常存在的酶破坏掉。幸亏总统先生有肥大细胞和产生免疫球蛋白E的T细胞对这种毒素发生反应，触发防御机制，例如打喷嚏。这也许意味着，他在重要的会谈中只需停下来一会儿，赶紧从口袋里掏出手帕，只要打一个喷嚏，作为一种后备防御，他就可以免于某种大病。你相信这套解释吗？我们不相信，但是我们认为仍然有必要介绍它。因为目前还没有证据证明它是错误的。在我们没有了解免疫球蛋白E系统的功能之前，我们很难区分该系统的功与过。

同样是根据普罗费提出的后备防御学说，我们也可以讲出另外一套故事，针对猫的过敏反应可能是一种毫无价值的麻烦。也许，克林顿对猫的过敏反应是烟雾检测器原理的又一个例证。也许，他在儿童期的一次呼吸道感染中遇到过一种细菌毒素，免疫球蛋白E系统启动并对之做出反应，但在攻击这种毒素的同时，也攻击了无害的"旁观者"（bystander）分子（普罗费提出的名词）。也许，某些无害的猫毛的成分被少数产免疫球蛋白E细胞误认成了制造麻烦的毒素，或者被认为是该毒素存在的可靠信号。免疫细胞对一种异物反应增殖因而数量激增。在第一次遭遇之后，就有了大量的免疫细胞蓄势以待下一次的挑战。你是否倾向于这样的解释？我们是这样的，但是还不敢打包票，因为目前还没有充分的信息足以做出一个明智的判断。

如果你是总统的医生，你会提出什么建议？你会开出一种药来抑制这种过敏反应吗？答案应当取决于这种过敏反应是不是有用。它是一种对抗危险毒素的有效防御，还是一种假警报？你如何抉择？目前，你没有坚实的基础来做判断。你可能会用抗组胺药去抑制过敏反应，但是，目前也没有足够的针对抗组胺的研究，检测到普罗费的学说中暗示的各类危险。

抑制过敏反应可能会引起若干风险，其中一些颇值得关注。有数据提示，过敏反应可能会保护我们不得癌症。普罗费观察到，22项流行病学研究中有16份表明患过敏反应的人较少发生癌症，表现出过敏反应的组织患癌症的概率更低；有3份报告中没有发现明确的关系；还有3份报告，包括有一份规模较大、设计良好的研究，发现某些过敏反应与某些癌症发生率的增加有关。我们对这些报告怎么看？可以得出结论说过敏反应可以预防某些癌症吗？为时过早。但是，对抑制过敏反应的药物进行长期风险评估事不宜迟。不幸的是，过敏反应的非药物治疗方法往往不便操作或者不怎么有效。花粉热患者很难遵照医生的叮嘱尽可能待在室内、外出时戴口罩，或者在花粉流行的季节休假旅行，更简单的办法是吃一点药。

如果过敏反应的抗毒学说是正确的，那么它就值得医学研究。有一个非常理想的解决方案：找出花粉、猫、海产食物里引起过敏反应的毒素和各种灭活技术。这些毒素也许与激发过敏反应的抗原不一样，我们也许能找到某种化学物质，可以同时灭活毒素和抗原，然后把这种化学物质做成滴鼻剂或者吸入剂用于预防过敏反应。处理产生过敏反应的食物也可以用类似的方法。如果我们知道哪些病人不需要这些过敏反应来补偿某种去毒能力，我们便可以放心地去抑制症状。

关键在于区分出有用的和无用的过敏反应，否则这种研究无法得出定论。普罗费认为对鸡蛋的过敏反应是一种适应失调；如果这种观点是正确的，那么，它就不可能保护消化道不患癌，而且反复过敏反应引起的炎症甚至有可能增加患癌的危险。不过，对虾的过敏反应，则可能帮助到那些不能解除虾里许多有毒化合物（例如虾吃海洋浮游植物，从中得到了毒素）的人，降低他们患癌症的风险。普罗费的学说为我们预测过敏反应的后果奠定了基础：如果过敏反应适当，它可能防止癌的发生；如果不适当，则可能增加癌的危险。我们应当强调的是，这是一种最新颖的学说，并未得到领域内专家的公认。不过，有一种假说总比没有什么假说好。如赫胥黎所观察到的，清晰的错误比暧昧不明更有可能孕育出真理。

免疫球蛋白 E 系统的另一个可能功能是抵御体外寄生虫，诸如蜱、恙虫、疥虫、虱、蚤和臭虫。这些体外寄生虫对大多数的现代人来说已经不是问题；但是在人类演化的大部分时间里，它们不但骚扰人，而且传播了许多疾病。拍打、抓搔和互相抓虱子，只有部分效果。当母牛戴上很厚的颈圈不能互相驱赶昆虫时，蜱和虱子的数目便迅速增加，然后免疫系统开始对叮咬做出炎症反应使它们不能吸血。"免疫球蛋白 E 系统可以预防体外寄生虫"的理论可以解释免疫球蛋白 E 系统的许多表现，尤其是肥大细胞在身体表面的密集分布，迅速和大规模的反应，对瘙痒的激发等。要把这个理论诉诸检验，我们可以看牛对蜱的免疫反应是否依赖于免疫球蛋白 E，并观察携带体外寄生虫的人有何种免疫球蛋白 E 反应。

同其他生物性状一样，免疫球蛋白 E 系统也可能有不止一种功能。

上述各种功能的组合和别的解释也可能是正确的。判断一种生物性状的最好办法是观察缺失了这种性状的个体存在什么问题。失明的人的问题是明显的，那些没有肾脏的人的问题也很清楚。但是，许多生物性状的功能是比较微妙的，例如，在交通事故造成脾破裂时，脾脏往往被手术摘除。摘除脾脏的病人并没有明显的功能障碍，但是一旦他们被肺炎球菌感染，就可能因为无法滤掉血液中的感染颗粒而致命。

那些无法合成免疫球蛋白 E 的人有什么问题呢？许多免疫球蛋白 E 水平很低的人看起来没什么问题，另一些人则患有肺、鼻窦的感染和肺纤维化，而且多次复发。这些发现固然可能是因为接触毒素或者是缺乏免疫球蛋白 E 引起的继发性后果，但是，有证据表明，那些无法合成其他免疫球蛋白的人，体内依然存在针对金黄色葡萄球菌的特异性免疫球蛋白 E。在一项涉及 190 例支气管哮喘病人的研究中，科学家发现，其中 55 例病人具有针对肺炎链球菌或嗜血流感杆菌的免疫球蛋白 E。此外，肥大细胞释放物的作用之一就是招募其他免疫细胞，抵御入侵者。所有这些证据提示我们，免疫球蛋白 E 系统可能直接或间接参与了防御普通细菌和病毒感染。免疫系统内部关系的复杂性，相互之间功能的重叠和互补，使得科学家难以锚定免疫球蛋白 E 系统的功能。我们需要耐心，需要精心设计的实验研究来回答这一悬而未决的问题：免疫球蛋白 E 系统的功能是什么？

最恼人的问题

过敏反应的另外一个难解之处，是它们 —— 特别是呼吸系统的 169 过敏反应 —— 直到最近才成为一个重要的医学问题。1819 年，玻斯托克（John Bostock）首次在皇家学会报告他自己的花粉热症状，随后，在研究了全英国的5000名病人之后，他报告找到了28例。这个记录表明，1830年以前的英伦三岛、1850年以前的北美，基本上没有听说过枯草热。在日本，1950年，枯草热发病率可以忽略不计，但是现在，发病率已逼近十分之一。如果发病率的升高属实，并非记录不全引起的假象，那么，过去一两个世纪里什么新的环境因素导致了这种现象？我们不得不提高警惕。

一条线索来自对个体致敏因素的研究，特别是两岁以前所接触的致敏原。有一项研究涉及了120名婴儿，根据他们出生时的免疫球蛋白E水平判断，他们对过敏反应高度易感。62名婴儿在不受干预的对照组抚养长大；另外58名婴儿则分入实验组，他们的母亲按要求保持家中干净，避免过敏原、螨虫、避免摄入会引起过敏反应的食物。到10个月的时候，对照组里40％发生了过敏反应，而实验组里只有13％。或许它们的差异来自室内，窗帘和地毯为尘螨提供了繁殖之所。

埃里克·奥特逊（Eric Ottesen）是过敏反应与传染病国立研究所的临床寄生虫学主任，他追踪研究了住在南太平洋的一个圆形小岛上的600个居民。1973年，过敏反应的发病率是3％；1992年，发病率增至15％。他指出，在这些年里，针对寄生虫的治疗使免疫球蛋白E系统失去了天然的攻击对象。因此，该系统的调控机制受到抑制，免疫球蛋白E系统开始攻击原本无害的抗原。

母乳喂养可以降低过敏反应的发病率，所以奶瓶喂养可能也促进了过敏反应的发病率增加。也许是婴儿缺少来自母亲的抗体，因而在

自行识别抗原时犯了更多的免疫学错误。或者，也许是拥挤的、流动
的现代社会使婴儿暴露于更多的病毒性呼吸道感染面前，因而接触到　170
各式各样的过敏原。越来越多的大气污染物可能也加剧了过敏反应，
包括有害的以及有益的（如果确实有的话）过敏反应，也许是因为呼
吸道黏膜受了化学损伤，使得原本不能进入的过敏原得以进入人体。
还有食物过敏反应，虽然不太清楚它们到底是否增加了，但可能变得
更加麻烦，因为现在我们很难管制吃下去的东西。鸡蛋、小麦、黄豆
和其他过敏原可能存在于各种商业生产的食品中，让人防不胜防，即
使是对那些患有过敏反应的人来说同样如此。

　　我们今天做了哪些事情加重了过敏反应？我们迫切需要明确的
答案。在1840年的工业国家，呼吸道过敏只困扰了不到1%的人；现
在，一个半世纪之后，这个比例已经是10％。如果我们对这个问题仍
然一知半解的话，后果不堪设想。

第 12 章
癌症

171 　　1992年3月5日，《纽约时报》登载了著名演员珊迪·丹尼斯（Sandy Dennis）的讣告。在45岁生日来临之前，她因癌症去世。同一天，83岁高龄的凯瑟琳·赫本（Katharine Hepburn）的自传已经连续25周列入该时报的畅销书单。那么，问题来了：为什么丹尼斯被癌夺去了生命，为什么她没能像同行赫本一样长寿？

　　这是一个八卦与医学的好问题。但是，还有一个更深刻的生物学问题：我们为什么能够活上几十年而不死于癌症？癌细胞做的不过是细胞所做的正常的事情：生长和繁殖。而我们身体里的这么多细胞怎么能够做这样一种不正常的事情：抑制生长达数十年之久？很明显，它们"必须"如此，否则每一个人都会在早年就死于癌症。当然，这是常识。那些没有在早年死去的人，不论是出于什么原因，都有可能活下去，繁衍生息，把他们延迟癌症的适应机制遗传给后代。这种演化史观有助于我们理解人体预防癌症的机制，包括它的起源，以及这件事情是多么了不起。

中国的孔子曾经说过大意如此的话：普通人注意到那些不常见的事情，称之为奇迹；睿智的人才会注意那些常见的事情，发现其中的奥秘。对通常情况下不患癌症的关注，即，探索**癌症不发生**的机制，可能是了解怎样治疗癌症的关键。

问题

假如我们考虑下人体内每个细胞的生长历史，我们就会发现，控 [172] 制癌症是一件多么艰巨的任务。试想某位好莱坞明星的肝脏里一颗正常的肝细胞，它是从过去存在的某个细胞生长、分裂而来的。这个母细胞也许是一个与它相同或者相似的细胞，而它也是由过去的一个细胞生长、分裂而来的。在追溯这个肝细胞祖先的途中，我们遇到的细胞越来越不像肝细胞，而越来越像没有分化过的胚胎细胞。在这个细胞的家谱里面，我们最后追溯到了受精卵。就是这个受精卵，分化出了人体的各种细胞。

这个受精卵也有它的历史：卵细胞可以上溯到卵母细胞（oocytes）和卵原细胞（oogonia），进而上溯到母亲体内的胚胎细胞。同样，精子也可以上溯到精母细胞（spermatocytes）和精原细胞（spermatogonia），进而追溯到父亲体内的胚胎细胞。还可以继续上溯，经过双亲的原始合子查到祖父母一代，一直再追溯上去，我们将不断地在胚胎细胞与生殖细胞之间切换，以至无穷。从最初的祖细胞算起，细胞分裂的过程绵延了数百万年，从来没有中断过；更令人震惊的是，在所有这些细胞中，没有一个是肝细胞。

　　图12-1可以帮助我们理解生命史中的这一重大事实。我们所有的祖先都有肝脏，但是这些祖先的肝脏细胞并没有产生我们的肝脏细胞，也没有产生我们体内的任何一个细胞。我们完全来源于一条没有尽头的不断分裂着的生殖细胞系。在这张图中，一个个永恒的种质（germ plasm）产生了生物个体多种多样复杂的胞体（somata），但这些胞体却是谱系图上的死胡同。19世纪的达尔文主义者奥古斯特·魏斯曼（August Weismann）最早提出了这种想法。

　　现在，这个传过无数代的生殖细胞系，在经过产生一个成人身体（adult soma）所必需的几十、上百次分裂之后，产生了一个细胞，比方说肝细胞，它必须在一个多细胞个体的生命过程中扮演一种特殊的角色。为了实现这种目标，它必须做一件它的祖系细胞们从来没有做过的事情：停止分裂。但是如果肝脏受了创伤，它又会再次进行分裂。这种生长和分裂必须被精确地控制在正常肝脏功能所需要的范围以内，而且在正常功能恢复以后必须立即停止下来。如果肝脏的上亿个肝细胞中有一个肝细胞的生长和分裂变得任性，而且不受监督地进行下去，它就会变成肿瘤，最后引起致命的生理功能障碍。

173

　　从这一观点看，生命似乎一直就处在某种程度的前癌状态，它也意味着，必定有某种高明的抗癌机制在为我们工作。美国海洋生物学家乔治·奈斯（Geoge Liles）感叹道，"支持生命存在的细胞和器官必须设计得很好，因为活着这件事非常不容易。有生命的物体——植

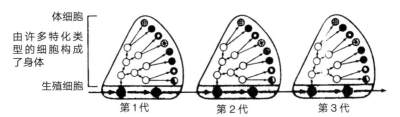

图12-1 魏斯曼的种质（germ plasm）概念。永恒的生殖细胞系产生了寿命有限的个体。图示的个体可能是雌性，也可能是雄性

物、动物、细菌、球藻和真菌 —— 都面临着许多挑战，足以令最有创造力的设计者踌躇。"触动他说这段话的其实是一个看起来相当简单的问题：水是如何巧妙地通过贻贝的食物通道的？相比起来，在几十年的时间里，人体的十万亿个细胞中不发生癌症岂非更有挑战？！

今天的生物学家大都承认这样一种看法：多细胞生物，例如我们人类，是从某种原生动物演化而来的，其中的每一个细胞都执行着独立的功能。大部分原生动物采用无性繁殖：一个细胞分裂成两个细胞。在某些现代的原生动物中，这两个新的细胞不是完全分离而是黏在一起成对生活。还有另一些原生动物，它们的后代聚集到了一起形成纤毛或者壳状的小群体，也叫作集落（colony）。有少数原生动物的集落会分化出如图12-1所示的两种细胞：生殖细胞和营养细胞。这就意味着，某些过去是独立的细胞自愿地放弃了繁殖，走进了系谱上的死胡同。它们把自己献身给极少数的生殖细胞，为这些生殖细胞提供营养并且保护它们不受伤害。这种从独立的个体发育到集落中分化的个体的过程，在原生动物团藻（Volvox carteri）中已经得到了充分的研究和记载。在一定程度上，这种发育事件正是所有多细胞动物原始祖先的特征。

自然选择能否解释营养细胞为何会接受这样一种不育的、专门为他人作嫁衣裳的角色？这取决于我们如何理解自然选择作用的**对象**：如果指的是**细胞**，那么回答是否定的；如果指的是基因，那么回答是肯定的。如果团藻中的生殖细胞和营养细胞拥有相同的**基因**，那么具体由哪一个细胞繁殖，哪一个细胞绝育，并没有什么差别。重要的是，当不育细胞担任起纯营养的角色，集落繁殖会更加有效、更加成功。如果集落中的生殖细胞和营养细胞的比例为 10∶100 要比 11∶99 能更有效地繁殖，那么细胞放弃生殖参与营养服务角色的趋势便会被保留下来。

在一个包含一百个细胞的集落里，其中的细胞都是由一个细胞衍生而来的，它们可能都有相等的活力、相等的健康程度，也几乎肯定都是同一基因型。从一个细胞繁殖成一百个细胞的过程中，资源可能得到平均的分配，全部一百个细胞都具有精密的机制保护这些遗传物质不受损伤、不发生变化。但是拥有一千个细胞或者一万个细胞的集落又会怎样呢？这样的集落会不会发生什么麻烦呢？会不会有偶然发生的突变使个别细胞的行为损害集落整体的利益？例如，会不会有一个突变细胞开始攫取更多的营养，开始生长和繁殖，以至于对整个集落造成伤害？当集落扩大到一定程度，肯定需要有专门的适应机制来保证组成细胞都遵守纪律不出乱子。

对策

175　　　现在，让我们来考虑一个像成人身体这么大的集落。维持包含十万亿个细胞的集落，需要什么样的管理机制呢？从工程学的角度来看，能够胜任该任务的质量管理系统超乎想象。如果一个汽车制造厂需要出厂上万辆汽车，同时保证没有一辆有严重缺陷，那么这个制造厂还是关门大吉。而人体的每一个活细胞都比汽车都更复杂。

想想一个胚胎从最初的单细胞发育到一百个细胞，一千个细胞，一万个，十万个……最后发育成一个拥有十万亿个细胞的成年人的过程中它要面临的难题。绝大多数的细胞都会死亡，然后被其他细胞代替。所有的这些细胞都有一套"持家基因"，用于合成分裂生长所必需的蛋白质；此外，还有一些负责精细调控的基因，在组织成熟不再需要多余细胞的时候，持家基因就会停止合成蛋白质，细胞也停止分裂。如果其中有一个基因偶然发生了突变，无法"感知"到组织的成熟，这个基因将继续制造分裂生长所需要的蛋白质，那么，此时DNA编辑和修复机制便会启动，去纠正这一缺陷。至少，理论上它们应当去纠正这一缺陷。人群之中，0.5%的人会携带一个基因，使得它们患结肠癌的风险大大增加。原来的理论以为这个基因"做错了什么"导致发生结肠癌，现在发现，原来是因为这个基因"没做什么"。在正常情况下，这个基因会检查并纠正异常的DNA结构。当这套纠错系统无法正常工作，DNA突变就会积累，癌症的风险大大增加。

事实上，只有极少数的突变缺陷最终会表现出来。少到什么程度？让我们假定，一万个细胞之中有一个基因突变，制造出了突变蛋白。就整个身体的十万亿个细胞而言，我们就会有十亿个异常细胞，它们有可能启动癌的生长。这听起来会令人坐立不安。但是每个细胞之中还有另外一种安全保障：肿瘤抑制基因，它们可以主动抑制细胞生长。其作用机制并不明确，猜测是破坏了那些异常产生的导致细胞

过度分裂的蛋白质。假定这个保护机制也十分有效，每天的失败率只
有万分之一，那么我们可以得出：每天只有十万个细胞会开始癌变。
如果再进一步假定，还有第三个同样有效的防护机制，而且任何三个
防护机制都能避免细胞分裂异常。那么，每天有十个新的癌症细胞形
成，这样的保险还不够安全。

这种处境与管控核弹发射的问题十分类似。因为意外走火发射带
来的灾难是如此巨大，所以在设计这一套系统的时候首先也是最重要
的考虑是防止误操作，尽管这种设计也会增加真正需要的时候发射失
败的可能。这跟我们之前描述的烟雾监测器的工作原则刚好相反。这
种控制细胞分裂的机制是根据"多重安全栓"的原则设计的。如果没
有密码，核弹发射井里的工作人员无法发射核弹。就算有了密码，也
需要按照顺序进行多项操作，例如需要两个人在一个房间的两个不同
位置同时转动钥匙。这种系统设计得如此保险，如果有任何的不正常
操作，核弹都无法发射。类似的，体内的细胞也有一套"多重安全栓"
的机制。如果这些机制失败了，体内还有另外的机制来阻止细胞的不
正常生长。即使这些安全控制机制全部失效，细胞开始过度生长，细
胞最后还有办法来启动自我破坏程序。

不久前发现的p53的基因是一个很好的例子。该基因可以通过
调节其他基因的表达来防止癌变。在某些情况下，它会阻止细胞生长，
甚至让细胞自我毁灭。如果某个人携带这个基因的异常拷贝，那么当
另一个正常拷贝再发生问题，便会出现灾难性的后果。51种人类肿
瘤病人，包括70%的结肠癌、50%的肺癌，还有40%的乳腺癌病人，
都有不正常的p53基因。不过，约翰·托比（John Tooby）和李达·柯

士密（*Leda Cosmides*）曾指出，这种遗传变异并不一定存在于体内的肿瘤中。实验室里研究的癌细胞在组织培养基上大多已经培养了很多年，繁殖了无数代，这种培养环境有可能会筛选出细胞分裂加速的突变。

除了细胞内的抗癌机制，细胞之间也有抗癌机制。比如，细胞可以察觉到邻近细胞的错误行为，并分泌某些物质抑制它。最后，还有免疫系统，一旦它发现局部组织与正常组织不同，它会使用一系列武器把异常生长扼杀在摇篮里。任何一种癌症，必须跨过这许多防线才能长大，从而在临床上显现。癌细胞不同于寄生虫和传染性细菌，它没有足够的时间去积累针对宿主防御机制的反防御系统。它完全来自于细胞调控系统的偶然改变，但癌细胞有无数的机会来突破宿主的防御。

癌症的预防和治疗

如何避免癌症呢？第一，要选好父母。对癌症的易感性，同许多别的疾病一样，是可遗传的。绝大多数癌症都有一定的遗传基础，对于某些癌症，例如一些罕见的儿童癌症、乳腺癌和结肠癌，遗传性尤其高。家族成员中有这类病史的人比别人患病的可能性要高20～30倍。即使把家庭成员共享环境因素这件事情考虑进去，家族遗传的影响仍然十分明显。实验室里已经培育出一种容易患癌的小鼠品种，这个品系的小鼠失去了某种控制癌的机制。某些人类的癌症也以类似的方式遗传给下一代。

第二，在危险中生活：英年早逝，就不大可能患癌症。衰老，意味着细胞内环境和调节能力都在恶化。细胞生长和增殖的激素和局部调节，同一切适应性功能一样，在成年末期效率都会降低。细胞本身会衰老，而且随着心血管、消化和排泄系统的老化，细胞得到的营养和其他必要物质越来越少，甚至清除有害废物的效率也越来越低。一个不可避免的后果就是，它的生长和分裂也无法得到很好的调节了。异常生长逐渐变得更加普遍，而且更加不受控制地散播开来。

178　　癌症的发病率随着年龄增长而增加，这印证了一个重要的演化原理：适应机制只在孕育它们的条件下才体现得最充分。人体控制癌症的机制和许多其他重要的生命功能并不是为了让一个人活到80岁而演化出来的。任何一个80岁人的身体，对人类的基因还有它们的产物而言，都是一种不正常的环境。这种环境在石器时代基本不存在。更宽泛地讲，现代环境里的一切不利因素都会增加癌症的发病率（正如第10章讨论的那样）：X射线和其他电离辐射、新的毒素、高剂量的天然毒素（尼古丁和酒精）、不正常的饮食和其他生活方式，等等。

任何创伤和感染都有可能干扰控制癌症的机制。这种干扰可能发生在受伤的部位，或身体的其他地方。细菌可以增加受感染组织的癌症发病率，但病毒的作用可能更强。主要原因是病毒与人体细胞内的单个基因并没有太大的差别，有时病毒可以"整合"到染色体上，仿佛它原来就属于这个地方一样。这种方式可以让它很容易地扰乱细胞的正常运转。病毒，尤其是人类免疫缺陷病毒（HIV），会攻击免疫系统，当然也破坏了免疫系统攻击癌细胞的能力。同细菌和寄生虫一样，病毒也能分泌毒素削弱细胞的各种调控机制。

环境因素和某些癌症之间的关系有时不难理解。含盐过多的食物，酒精度数过高的烈酒，含有致癌物的熏肉或腌肉，都会与胃壁细胞接触而增加胃癌的危险。类似的，烟草中的多种致癌物质会直接影响支气管和肺细胞。阳光会伤害皮肤细胞的基因并导致黑色素瘤的发生。但是，高脂肪食物对乳腺癌和前列腺癌的作用要复杂微妙得多，吸烟与膀胱癌的关系也是如此。

即使肿瘤已经发生乃至出现症状，天然的控制机制，尤其是免疫系统，仍在努力对抗它。这些控制系统仍有可能在对抗中获胜，或者起码抑制肿瘤的生长，阻止其扩散。就算不经治疗，一些癌症也需要相当长的时间才能击倒病人。在极为罕见的情况下，那些似乎不可能治愈的癌症也会自行消失。

癌症和身体之间的对抗在很多方面正如病原体和宿主之间的对抗。两种对立的力量不言自明：癌症的爆发和对癌症的抑制。癌症是一群反抗身体政策的"叛徒"，它们是损害集体利益的自私的寄生虫。但是癌症与感染性病原体的不同之处是，它的成功注定不能持久，因为它无法散播到别的宿主去，宿主的死亡也就意味着它的死亡，它没有后代。这一点对于产生癌症的正常细胞也是如此。当宿主死亡时，只有那些已经传递到下一代中的基因才能存活下去。

癌症是所有不受控制的组织生长的总称。癌症可以来自任何一种具有生长和分裂能力的细胞类型。不同的癌症有不同的肇因。所以癌症成了医学难题无足为奇，而且我们也不大可能找到一种能够包治一切癌症的方法。事实上，我们正在破解癌症的问题上取得进展，然而，将癌症理解为"叛变"的细胞群和宿主之间的冲突，或许有利于我们取得更大的进展。

女性生殖器官的癌变

最能够说明演化医学价值的也许是乳腺、子宫和卵巢这些女性生殖器官的癌症。这几种癌症在近几十年里都变得更加多见。美国著名的医学及人类学专家波义德·伊顿（Boyd Eaton）与同事收集了大量的信息，试图解释这些癌症在人群中分布的差异。他们提供的证据表明，部分原因在于富裕的工业国家里妇女的生育模式发生了变化。

当然，另外一部分原因在于这个无趣的事实：现在女性的寿命越来越长，而老年人更容易得癌症。然而，有趣的发现是：对不同年龄阶段的女性而言，她们生殖器官癌变的概率随她经历的月经次数增加而增加。最容易发生女性生殖器官癌变的人群是初潮年龄很早、绝经年龄很迟、从来没有因为生育和哺乳中断过月经的老年妇女。

从历史的角度看，这是一种极不正常的生殖模式。石器时代的女性与狩猎采集社会中的女性一样，跟现代女性相比有着一种完全不同的生殖生活史。她们的初潮年龄较迟，绝经年龄也较早，也许是因为她们比现代女性吃得差些，又有比较严重的寄生虫病。石器时代的女孩，大概要到15岁以后才开始有月经，并且可能在一两年之内就会怀孕。如果妊娠失败，她很快会再次怀孕。如果妊娠成功，分娩之后会有2～4年的哺乳期，这几年里月经周期会受到抑制。在断奶之后，月经周期会恢复，她可能再次怀孕。这种生殖模式将维持到她47岁左右进入绝经期或者直到生命的终结。在这30年间，她可能有4~6次妊娠，会把一半的光阴花在哺乳上。她的月经周期总共不超过150次。现代社会的妇女，即使她有两三个孩子，她的月经周期也多出一两倍。

月经周期的特征是激素水平的大幅度波动。这种波动会引起卵巢、子宫和乳腺组织在细胞水平做出反应。这些反应是为了适应生殖的需要。同一切的适应一样，这些反应是要付出代价的。在这里，代价就是癌变的风险增加。这种代价一般会因一些补偿修复机制有所降低。而这些补偿机制一般发生在月经周期中断的时候，比如妊娠和哺乳期间。如果没有这样的暂停机制，补偿性修复无法启动或者只能草草进行，生殖系统受到的损害就会不断积累。当然，这只是一种推测。一个不争的事实是，一个女人的月经周期越多，她的生殖器官癌变的可能性就越大。更一般性的规律是，任何一种适应机制，当它处在新环境时，副作用会更加严重。现代化的生活条件使女性一生的月经周期达300~400次之多，这就是一个典型的例子。不过，这种演化的视角无法帮助今天的女性免受癌症之害。就眼下而言，我们能告诉她们的无非是要避免有害物质，包括尼古丁和其他毒素，天然的和人工的辐射，以及高脂肪食品。除此之外，我们似乎就无能为力了。

不过，长远来看，这种演化视角会提供一些更有希望也更有趣的启发。很明显，建议女孩吃得差些、保持营养不良、推迟初潮年龄 —— 这既不道德又很愚蠢。我们也不可能劝她们在青春期早早怀孕、多多生育、花更多的时间去哺乳。伊顿及其同事提供了更合理的建议：我们应当靠细致的研究理解为什么石器时代的生殖模式可以降低生殖器官癌变的概率。我们期待研究者找到办法，把风险降回到狩猎采集社会的水平。

　　我们预测这些办法包括调理激素水平。许多女性在使用口服避孕药，这种药影响身体组织的方式类似于天然激素。不同避孕药有不同的机制干扰受孕，它们也有不同的副作用。当我们对天然和人工激素的作用机制有了更详尽的了解之后，我们就有可能设计出更好的方法来模拟石器时代正常的生殖模式，达到同样的防癌效果。这听起来像是天方夜谭，但实际上并非如此。伊顿和其他人已经找到一些惊人的证据证明，某些口服避孕药可以降低卵巢癌和子宫癌的发病率，但不包括乳腺癌。我们期待，不久会有新的激素来治疗乳腺癌。不过，所有的这些讨论并不意味着我们不必再探索引起癌症的其他环境和遗传因素。我们当然需要探索！我们需要每一丁点有用的知识，攻克这个顽疾。

第 13 章
性与生育

　　性与生育是维系生命的关键，自然选择似乎应当把这条道路铺垫 182
得十分平坦：从少年时期开始的对爱情的憧憬，到恋爱、结婚、性生
活，然后怀孕、生育、养孩子。可惜，我们都太了解这一过程中的全
部苦涩和艰难了。从单相思，到恋人之间无穷无尽的口角，早泄、阳
痿、缺乏性高潮、经期综合征、生育的各种麻烦、婴儿的娇弱无助、
夫妻之间以及代际之间不可避免的矛盾 …… 性与生殖的道路可谓举
步维艰，纠葛重生。生育为什么要承担这么多矛盾与苦难？因为生育
是自然选择生存适应的关键问题，它处于竞争的最核心地带。

　　虽然本书的重点是用演化论的学说来解释疾病的发生、预防和
治疗，但是在接下来两章里我们将试图把视野扩大，把通常不认为是
疾病的情感和行为问题也包括进来。一些与生育有关的问题，例如
妊娠糖尿病、妊娠高血压和婴儿猝死，等等，当然是疾病，而其他问
题，例如嫉妒、虐待儿童、性生活问题，等等，只是一种行为或者情
感。总之，无论怎样对它们分类，这一系列问题都引起了许多的痛苦
和不快。从演化的角度可以把这些问题阐释得更清楚。演化思想的启
发并不局限于医学、社会学、教育学，它跟人类生活的许多方面都息
息相关。

为什么有性

183　　让我们从一个根本的谜题开始 —— 为什么会有性？这个问题，在用演化论的观点观察生命之前，很容易被忽视。从许多方面而言，有性生殖的代价很高。许多生物不进行有性生殖，一样繁殖得很好。比如，变形虫用细胞分裂的方法繁殖；蚜虫进行孤雌生殖，雌性产卵，无需雄性授精便能发育。在短期之内，它们比有性生殖的生物具有更大的优势。试想，假如一只雌性知更鸟突变之后变成了孤雌生殖，它的蛋全部带有它的基因，不需要雄鸟授精便能正常孵化，而且孵化出来的也全都是一样的雌性知更鸟。正常的雌鸟呢？只能把一半的基因传给下一代，一半雌性一半雄性。跟正常雌鸟相比，突变的雌鸟传递自身基因的速率要快1倍。

　　既然如此，为什么以前不曾有过孤雌生殖的雌性留下后嗣，占领世界，令有性生殖的我们绝灭呢？还有，性是怎样在演化史中出现的？听起来也许难以相信，但生物学家至今也没有就这些问题达成共识。多数生物学家认为，性的功能是给后代引入差异。问题是，这些差异带来的好处抵得过付出的高昂代价吗？生物学家也知道，长远来看，有性繁殖过程中的基因重组可以防止有害突变的积累，但是这并没有回答为什么无性生殖在短期之内没有持续增加。

　　最近，一些科学家提出，有性繁殖是受宿主与病原体之间"军备竞赛"的选择力量维持的。如果某个个体与其他个体的基因完全一致，而一旦某个病原体找到了一个宿主的漏洞，所有宿主都容易受到该病原体的伤害。假如一群孤雌生殖的个体都易被流感伤害，那么她们可

能在某一次大流感中全部死光，而那些拥有基因多样性的群体，受到 184
的伤害则少得多。目前支持这种假说的证据日渐增多，包括有研究发
现，在寄生虫较少的物种和栖息地，无性生殖更为多见。

性别的本质

设想在亿万年前，当精子卵子还没有出现的时候，细胞开始交换
遗传物质以增加多样性。这种偶然发生的遗传物质交换充满了矛盾。
一个基因，假如可以融入别的细胞，就有了一种重要的适应优势。而
另一个基因，假如它允许自身被外源基因代替，它就会处于严重的劣
势。成功的基因必须能够进入别的细胞同时又不被其他外源基因取代。
比细菌更复杂的多细胞生物中，不同个体之间很少能够直接交换基因。
遗传重组只能借助于专门的性细胞（配子），它们携带着启动一个新
生命体所必需的一半的基因。当两个这样的配子相遇，便会融合成一
个新的生命体（合子）。每个亲代对新生命体贡献了等量的遗传物质。

配子面临着两大困难。首先，它们必须有充足的能源储备，既能
维持自己生存，还能供应新胚胎的发育。其次，它们必须能够找到另
一个配子。大的配子会有较多的能源储备，但是制造这样的大配子代
价不菲。小的配子可以在适度的代价下大量生产，但是它们活不太久，
而且没有营养可以供应胚胎的发育。中等大小的配子为了体积牺牲了
数量，但是营养供应仍然不足，基本上被自然选择淘汰。多细胞生物
只产生大配子（卵子）和小配子（精子）。

下一个问题是：为什么不仅需要两种配子，还需要两种性别？

185 换句话说，为什么需要男人产生精子而女人产生卵子，而不是像雌雄同体生物那样，个体同时产生精子和卵子？许多动植物都是雌雄同体，卵子和精子都由同一个体产生。生物学家认为，假如某种适应变化能同时为两种性别的功能服务，便有可能出现雌雄同体。例如，鲜艳巨大的花朵可以吸引昆虫，既能从别处带来花粉使这株植物的雌蕊受精，又会把这株植物的花粉带给别的植物。与预期的一致，大多数有花植物都是雌雄同体的。哺乳动物则缺乏这种一箭双雕的适应变化。阴茎以及第二性征如鹿角只能服务于雄性功能；子宫和乳腺只能服务于雌性功能。一个同时选择两种性别策略的个体可能会顾此失彼。哺乳动物是没有雌雄同体的。

雌性在制造一颗卵上的投资要比雄性制造一个精子的投资大许多倍。虽然卵细胞很微小，借助显微镜才看得见，它还是比精子要大几千倍。在人类中，雄性每一次射精会释放出两亿个精子去竞争一个卵子。这种对配子投资的最初差别经演化固定下来而且进一步扩大。如果产生的大多数卵都受精了，那么卵中的大部分营养会进入胚胎。如果大部分精子死去，不能使卵受精，那么其中的营养根本无法造福后代。精子里多余的营养只会拖累它们的快速泳动，不利于对卵细胞的竞争。

如果有一种动物把卵产在水中，那么对雌性来说，等到外界条件比较理想，而且附近有许多精子时才产卵是有优势的。如果她能等待并挑选异性，那么优势会更大。强壮、健康的雄性基因可以给她的后代更多的优势。如果她能诱使雄性为她争斗，或者用其他方式展示他们的价值，她将更容易挑选到最好的配偶。如果把卵留在她的体内，让它们在体内受精，她能更好地控制谁使这些卵受精，不浪费太多最终没有受精的卵，她还可以在卵受精之后为胚胎的发育提供保护。人们常常以为体内受精一定是指在雌性体内，实际上并非如此。当海马交配时，雌性将卵产在雄性的孵卵袋中，这种器官与哺乳动物的子宫类似，幼仔会在这里发育到比较成熟的阶段。这种由雄性怀孕的方式在动物界是很少见的。体积小而且善于运动的精子更容易送入雌性体内，而不是反过来。 186

　　人的卵细胞是在母亲体内受精的，所以女性对生殖过程占有主动权。与其他物种的雌性一样，寻找健康强壮的男人能够增加她的生殖优势。假如雌性开始选择雄性的某一种特征，例如孔雀那巨大鲜艳的羽毛，或者爱尔兰雄鹿巨大的角，一种新的自然选择便开始了。具有这种特征的雄性更受雌性青睐，他们的雄性后代同样受到下一代雌性的欢迎，于是这种特征被自然选择进一步加强，拥有这种特征的雄性得到的好处更多，更加为雌性所喜欢。经过这种正反馈，该特征不断强化，甚至发展到妨碍雄性日常生活的地步 —— 可怜的孔雀变得难以飞翔，爱尔兰鹿的角重得使它们活动不便，这很可能还是导致它们种族绝灭的原因之一。这个例子说明，自然选择可能产生一些对个体、对种族没有好处的性状。海伦娜·克罗宁（Helena Cronin）在《蚂蚁与孔雀》（The Ant and the Peacock）一书中详细描述了这种观念的发展历史，包括男性科学家如何愿意承认女性选择的力量或者雄性为此付出的沉重代价。

　　只要有体内受精，幼仔便可以选择在最佳时期生产。关键是，最佳是对谁而言的呢？母亲，幼仔，还是父亲？我们很快将看到答案。

幼仔留在体内多长时间，在很大程度上是由自然选择决定的。人类的妊娠周期是9个月。在这段时间里，受精卵从一个小不点长成一个几千克重的婴儿。母亲对每个婴儿的投资是巨大的，远远超过父亲的投资。从另一方面看，她可以肯定婴儿是她的，而她的丈夫则未必那么确定。这种不确定性使得雄性抚养婴儿的收益不那么明确，无法与雌性相提并论。一开始在精子和卵子上微小的投资差别，通过人类生殖的生理过程被放大了。结果，雄性和雌性出现了不同的生殖策略。

187　　我们在第2章解释过，女孩和男孩的出生率几乎相等，因为过量性别的生殖成功率会偏低。自然选择因此有利于数量较少的性别，使性别比例在历史中维持在1∶1的水平。但是，从最大化总体生殖率的角度看，它的效率不高。因为，少数男人就可以使一大批女人的生殖成功率达到最大。这清楚地说明，个体选择相对来说比群体选择要重要得多。否则，人类的性别数量比例就会向女性倾斜。

　　这不仅仅是一个学术问题。在印度，重男轻女的文化传统，加上越来越多的超声仪器（可以用来判断胎儿性别）已经严重扭曲了性别比例。在印度90％以上的人工流产是女性胎儿，总人口中的性别比例已经开始显示出不平衡来了。同样，在中国的许多地区，因为只生一个的计划生育政策，超过60％的新生儿是男孩。长远来看，这种不平衡终将被自然选择调和，但是在未来的二三十年里可能会产生难以预料的政治和社会后果。我们猜想，过多的男性之间将有激烈的竞争，而稀缺的女性则会更快地获得社会地位。

性别之间的矛盾与合作

性别之间的矛盾是时断时续的。男人和女人可能会连续几天或几周相处得不错。然而，这种和谐不可避免地要被一些矛盾打破，这源于男女生殖策略的不同。从微小的精子和较大的卵子这一源头上的差别延伸下来，出现了一系列对立的策略，结果，我们的生活充满了矛盾和冲突。女人生的孩子有限，通常是 4～6 个。据资料记载，极少数的女性会生 20 个孩子。然而，男人可能有上百个孩子，而且 [188] 在某些文化中，宽裕的社会资源和更高的社会地位确实使得一些男人拥有上百名妃嫔，而其他男人却没有配偶。这些极端的例子说明，男人和女人的后代数量可能相差极大。这种差别来自于，女人不可避免地要对每一个婴儿投入大量的时间和精力，而男人则只要花几分钟交配并射精。

这些差别意味着男人和女人使用不同的生育策略：女人通过找到一个愿意一辈子关心照顾她和孩子，而且不向别的女人投资的男人来使她的基因在下一代中最大化；男人也可以用类似的策略，找到并保持一个有生育能力、愿意照顾孩子、不愿意同别的男人交配的女人。男人还有另一种女人没有的策略：同时与许多异性交配，但对她们和孩子不给或只给少量的支持。这并不是说，男人或女人意识到了这些可能性，进而主动使他们的生殖最大化。这也不是说，人们应该这么做。无论如何，自然选择塑造了我们的情感机制，使生殖最大化——至少在石器时代的条件下是如此的。

择偶偏好

　　两性不同的生殖策略也体现在择偶偏好里。对于任何物种的雌性来说，找到一个拥有良好基因和大量资源的雄性，对她们是有好处的。因此，当有所选择的时候，雄性会通过各种竞争来证明他们的能力，例如鹿、羊会竞争领地，牛蛙会深情歌唱。一些物种的雌性与"聘礼"最多的雄性交配。所谓"聘礼"，通常是一只昆虫或者别的蛋白质，有时甚至是雄性的身体本身，例如雄螳螂在交配时会被雌螳螂吃掉。雄螳螂也许曾经试图逃开，但是它很难找到另一个配偶，为了传播自己的基因，不得不献出自己的身体，这样，雌性也能更好地照顾它们的后代。

　　男人虽然不像女人那么挑剔，但也有很强的偏好。为了使生殖成功最大化，男人会选择一个健康（表明基因好）、处于生育年龄的、独立的、过去未曾生育过的，以及有母性动机的女人。用密歇根大学的心理学家戴维·布斯（David Buss）的话说：

　　　　试想一种原始状态，其中的男性对异性毫不挑剔，随机与女性交配。在这种情况下，如果男人碰巧与不处于生育年龄的女性交配，他们将不会留下后代。与此相反，与处在生育高峰年龄的女人交配则可能留下后代。几十个世代以后，自然选择会使男人在心理上更倾向于选择生育率高的女人。

　　所以，两性都可以通过仔细地选择配偶来增加自身的适应度，但是他们的侧重点有所不同。男性相对更注重生育能力和性忠诚程度，女人则强调好基因和资源。根据一项针对37个国家的跨文化和宗教背景的10047人的调查，布斯肯定了这些普遍的原则。在36个国家里，女性比男性更在意配偶收入的高低；相比之下，男性则更在意年龄和容貌。在23个国家里，男人比女人更在意对方的贞洁，而且差别非常显著；而没有哪个国家的女性比男性对这一点更在意。

人类成年之后长期处于可交配状态，而且夫妻一般共同抚养孩子 —— 这使得人类中的择偶偏好更加复杂。这种情况意味着女人可能有被遗弃的危险，所以她们不仅需要估计配偶的当前状况，还要预测他未来留在身边，为她和子女长期提供资源的意愿和能力。对于男性来说，一种持久的婚姻关系和持续的投资意味着他们要承担其他灵长类动物没有的风险，即，戴绿帽子。所以他必须估计他的配偶出轨的可能性，因为这将使他的投资落空，反而帮助女人去抚养其他男人的孩子。

为了生殖成功，每个个体都需要预测潜在配偶的未来行为，这可不是小事。两性都看重对方的忠贞程度以及是否愿意对后代投资。以色列生物学家阿莫兹·查哈里（Amotz Zahavi）提出，这种压力也许可以解释一些难以理解的冲突，他称之为"亲密测试"（testing of the bond）。他指出，通过激怒未来的配偶，或许可以估测对方在未来面临困难时是否愿意继续保持忠贞并且提供资源。恋人之间是否用争吵来考验对方？查哈里用鸟类世界的求偶行为来支持他的学说。例如，雌性北美红雀会做出驱赶她的追求者的动作，并啄向对方，只有在雄性经得住长时间的"欺负"之后，她才愿意与其交配。它们的关系能维持好几年。人类的求偶行为中是否也有类似的现象呢？由于缺乏严谨的研究，我们不敢断言。

　　我们现在回过头来看布斯最重要的研究成果。尽管有不少差异，地球上各种文化背景的男人和女人都一致同意配偶的两点特征最重要：第一，温柔体贴；第二，聪明。为什么大多数人都要一个善解人意又有能力的配偶？要回答这个问题，我们需要了解为什么会有婚姻制度。为什么不同文化背景的男女都形成持久的性关系，并共同承担做父母的职责，而大多数灵长类却有着十分不同的交配方式？我们对这个问题还无法做出全面的解答，但是，人类收集食物和抚养儿童的方式肯定是一个重要的原因。在自然环境中，单亲父母很不容易养活一个孩子。在许多年里，孩子都不能自立；在迁徙途中，孩子也是负担。为了生存繁殖的成功，孩子们需要接受指导，以便融入群体的文化，也需要得到帮助，让他们在群体的等级秩序中找到自己的位置。总而言之，人类养大一个孩子的代价非常高昂，双亲的任何一方都难以单独承担。当父母共同抚育孩子时，双方的矛盾冲突应该是最小的，除非矛盾来自对其他亲属的责任。姻亲之间发生冲突完全可以预料，因为帮助姻亲只有利于配偶的基因，而不是自己的基因。

欺骗性的交配策略

191　　　只交配但不照顾后代，这种策略对男人的繁殖成功来说更有利。这点与人类性行为模式的某些方面相符。首先，卖淫主要是女性的一种职业。在两性都能获得性爱愉悦的前提下，男性愿意为性付出金钱，而女性在寻找性伴侣时很少会遇到困难。其次，单身酒吧里的交往策略也能说明问题。为了让女人跟他上床，男人吹嘘自己的保护和供应能力，夸大自己的功绩同时炫耀冒牌的劳力士表，并且发誓永远爱她。有经验的女人是不容易上当的，但是男人的这种欺骗还是会起一定作用的。反过来，男人又常常指责女人用了相反的欺骗手段：接受着昂贵的礼物，表现出强烈的性兴趣，过后却愤慨地表示他怎么可以把她想象成"那种女人"？几千年来，医生们把这种情感行为称为"歇斯底里"（hysteria）。这个名词的起源是因为以前医生认为这种情感行为相关的症状，例如肚子痛和情绪麻木，是女人的子宫在全身游走造成的。如果以前的医生多半是女性，她们肯定不会提出这个可笑的"歇斯底里"诊断，也许她们会把这称为"普罗斯底里"（prostateria）（意为"前列腺游走"——校者注）。

生殖系统的解剖结构与生理学

女人的生殖周期与别的灵长类大不相同。多数雌性灵长类用气味、皮肤上的发亮斑块和行为的改变来宣示她的受孕期。这种交流手段很有效，可以在雌性的受孕期增加雄性的竞争和求爱，也减少了其他时候的性骚扰。对人类而言，排卵期症状不仅不明显，而且似乎被有意掩盖了。排卵周期也不同，人类的排卵大约每28天一次，比较规律，而大多数灵长类雌性每年只排卵1次或2次，并且是与同群体的其他雌性一起排卵。在排卵周期的末尾，如果没有受孕，雌性会在月经中失去大量的血液。人类的性行为并不局限于有限的受孕期，在整个月经周期中都可以进行，人类把相当多的时间和精力花在频繁的性交上。大多数灵长类的雌性没有性高潮或者只有不明显的性高潮，但女人的性高潮很常见而且可以很强烈。

　　虽然细节有待进一步澄清，我们已经越来越接近达成共识，即，所有这些事实都是互相吻合的。关键在于女人和她的配偶都会受益于长相厮守，而不是五日一离十日一别。如果她的周期是明显的，他可以只在她的受孕期交配以保证生育。但是如果不知道她什么时候会受孕，他必须留在她身旁并且经常交配。如果石器时代早期的女人能够知道自己什么时候受孕，进而把性和生育的痛苦联系起来，她们可能会拒绝在受孕期与配偶交配而主动降低生殖成功率。这种可能性最初由鸟类学家南茜·菠莉（Nancy Burley）提出。她认为，不知道比知道对个体反而更有利。没有排卵期的表征，其他男人就无法专门在这个阶段使她受孕。

　　人类平均的交配频率大约是每3天1次，这已经足够使一次排卵成功受精了。不过，我们前面已经提过，这种连续的性生活也意味着细菌和病毒有机会跟着精子进入女性生殖道的深处。一种防止感染的机制就是子宫颈分泌的黏液，它阻止精子上游；在容易受孕期间，黏液中的微纤维会排列成通道，宽度刚好允许精子游过，进入子宫。普罗费提出过，月经可能是另一种防御机制，可以杀死病原体并冲走刚刚开始的感染（见第3章）。在自然环境中，多数女人经历的月经远少于现在，因为大部分时间她们都在妊娠或者哺乳，而那些阶段没有月经。现代生活出现的新环境因素，诸如独身和有效的避孕，造成了许多新的问题，频繁月经造成的贫血只是其中之一。

　　男人与别的哺乳动物也有所不同 —— 睾丸所在的阴囊永远垂在体外。就一个十分重要的器官来说，这个位置很不安全，所以这一定有一个很好的理由。一个线索在于，许多穿紧身内裤的男人睾丸的温度过高导致了不孕。解剖学发现，把血液从睾丸送回体内的静脉把动脉血管包裹起来形成一种有效的回流热交换机制，从而保持了睾丸的凉爽。为什么精子不能在正常的体温下形成是一个未解之谜。男人必须保持他的睾丸凉爽并让它全天候工作，因为等待受孕的女性随时可能出现。

灵长类动物的睾丸大小差别很大，而且这些差别大都可以用交配模式的不同来解释。一只雌性黑猩猩（chimpanzee）会和几只雄性交配，而雌性大猩猩（gorillas）或雌性红猩猩（orangutans）只与一只雄性交配。对雄性黑猩猩而言，他的生殖成功不仅取决于与多少雌性交配，它的精子还需要与别的雄性精子竞争才能使卵子受精，于是自然选择使得雄性黑猩猩的精子增多，睾丸增大。大猩猩，尽管身体巨大、形象凶猛，它的睾丸只有黑猩猩睾丸的四分之一重。一般而言，睾丸在一雌多雄的物种中更重，在基本没有"精子竞争"的物种中要轻。人类处于什么位置？在中间偏向较少精子竞争的一种。不过，与其他专一配偶的物种相比，人类睾丸还是略微大一些。在人类的演化史中，一个女人与多个男人性交的事情时有发生，所以自然选择使得男人的睾丸略大一点。

两位英国科学家，罗宾·贝克（Robin Baker）和罗伯特·贝利斯（Robert Bellis）进一步研究了"精子战争"的课题。他们注意到，男人射出的精子可以分成不同的亚型，有一部分并不能使卵受精。他们认为，这些精子的用途是探测并破坏另一个男人的精子。他们还发现，专一配偶的射精量不仅随着距上一次射精时间的延长而增多，而且随着与配偶分开时间的延长而增加。这说明有一种适应——在有必要

194 与来自另一个男人的精子竞争时，增加精子输出量。如果得以证实，这说明自然选择在人类性行为的许多方面都引入了竞争，而且非常激烈。

性嫉妒

无论是根据自然选择学说，还是我们的直觉，嫉妒都是人之常情，不过，它却是这个世界上许多苦难的根源。荷马在《伊利亚特》中描绘了绝世美女海伦如何背叛了斯巴达王梅涅劳斯而追随特洛伊王子帕里斯，引起了特洛伊战争。当然，这可能只是传说，不过，我们完全能够理解嫉妒的后果。加拿大心理学家马丁·达利（Martin Daly）和麦果·威尔逊（Margo Wilson）提供了充分的证据表明，大部分针对女性的谋杀源于男人的嫉妒。像奥赛罗（Othello）一般致命的暴怒和苔丝狄蒙娜(Desdemona)般悲剧的死亡在日常生活中比较少见，更常见的情形是嫉妒燃起了婚姻冲突，虽然不至于以谋杀告终，但常常导致离异和其他苦果。在少数人身上，这种极端的情感以及认为配偶不忠贞的执念，引起了病理性嫉妒。要理解这些，我们必须懂得性嫉妒的演化起源与功能。

母亲可以肯定孩子是自己的，而父亲对此就未必那么放心了。男人可能会面临这种风险：花了许多年时间抚养了别人的孩子。那些不会嫉妒的男人更有可能戴上绿帽子而减少了生殖成功的机会。对男人而言，驱赶潜在的入侵者，阻止妻子与别的男人交配，有演化上的优势。于是，与男性嫉妒有关的基因保留在了基因库中。

女人面临着另外一些风险。丈夫拈花惹草会分散他的资源与时间，可能引起离异，还有导致性传染病的风险。跨文化研究表明，不同的文化传统在性道德方面有着巨大的差异，宽容的社会允许婚外性，保守的社会把不贞者处死。不过，无论在哪个社会，男性都比女性有更强烈的性嫉妒。

性嫉妒对人类生活的影响非常之大，以至于绝大多数社会出现 195 了相关制度、习俗或法律来规范它。在现代西方国家，男人仍会把女人当作财产并企图控制她们的性行为，但是在许多传统社会，这种控制更加公开而且制度化。在某些地中海国家，女人必须在初婚的床单上用血证明她们的贞洁，然后住在修道院，使她接触不到丈夫之外的男人。在某些穆斯林社会，女人必须穿长袍和戴面纱，避免她们在外面被别的男人看到。在旧社会的中国，女人从小就被缠足，以防止四处走动。在非洲的许多地方，女孩在青春期被迫切去阴蒂并缝合阴唇。每个地方的男人都搞出一种社会制度来控制女人的性活动。

在我们的社会中，假如一个女性90％的时间忠于自己丈夫，另外10％的性生活则与情人度过，我们会如何看待她？她的丈夫有90％的可能是下一个孩子的父亲，因此，从严格的演化观点来看，他也不会全心全意地为后代努力，与严格专一的配偶相比，他只会使出90％的力。但在许多文化中，女人通奸一次就可能彻底被休，丈夫不对孩子负任何责任。人们往往认为，文化压制生物固有的倾向，但是在性嫉妒的例子中，文化和法律反而是在强化生物本能。有人认为法律应当与我们那些具有破坏性的生物本能做斗争，他们多半也认为要改造社会，不必因为不贞而离婚。如果有人发明了一种治愈嫉妒的药物，这个世界会怎样呢？

性功能障碍

　　说得温婉一点，人们也是非常关心性生活质量的。根本原因在于，有助于繁殖的基因会被保留下来，而令人对性不感兴趣的基因会被清除掉。不过，时至今日，性又变得问题重重。到书店看一下，你就可以知道围绕着"性"出了多少问题。书店里好几架的关于性治疗的书诉说着这个不幸的事实。性的问题，不是少数人偶尔才有的问题，而是大多数人经常遭遇的问题。书中的案例强烈地表明，这些问题不是基因缺陷，也不是异常环境所致，而是演化的产物。每本书里，都有一章讲男人的高潮过早，一章讲女人的高潮过迟或没有高潮。但从来没有听说过女人的性高潮来得太快或男人的性高潮太慢的问题，也没有书解释为什么男女在这方面会有差异。有些章节讨论男人有恋物癖的问题，但不会提到女人有类似的问题。同样，书里也没有解释为什么男女的易感性不同。还有一些男女双方都会遭遇的问题：偶尔缺少性趣，或者难以兴奋起来。男女双方（特别是男性）会因为同一个伴侣而感到日久生厌。这里，在生育现象的核心问题之处，我们发现这套生物系统似乎相当糟糕。为什么男女有这么多不同的诉求？

　　至少，我们可以期待演化会使男女的性高潮更加协调。然而，性高潮不仅不协调，而且一定是男人比女人快。这种偏差正好说明了，自然选择的目的是生殖最大化而不是人类的满足感。设想一个男人很久才能达到性高潮，他的生殖成功率会怎么样呢？他也许可以使性伙伴愉快，但是如果性活动中断，或者他的性伴侣在满足之后不要再继

196

续下去，他的精子便不能为其传递基因。同样的力量塑造了女人性反应的时间。如果一个女人很快就有高潮，那么她可能会在伴侣射精之前停止性交，这样，她受精的机会就比其他更悠哉地享受性生活的女人低不少。

更细致的观察表明，男人性反应的时机可能是受某个系统调节的。早泄，常见于年轻男人，尤其是他们处在易引起焦虑的环境的时候。人类学家对狩猎采集文化的研究表明，年轻人的私通常常是被禁止的，万一被年长的男人发现就更危险。在这种情况下，迅速完成性活动是适宜的。这些想法现在只是推测，但它们值得考虑。

妊娠

妊娠似乎是母亲与胎儿共同的目标 —— 母亲和胎儿之间不应当有任何矛盾。而且母婴关系之亲密程度、互助程度胜过其他任何关系。尽管如此，由于母亲和胎儿只有一半的基因是相同的，所以也不乏冲突。所有对胎儿有益的事情都有助于它的基因。只要不危及母亲未来的养育能力，胎儿会利用一切母亲的资源造福于自己的生存。

从母亲的观点看，胎儿只继承了她一半的基因，所以她给胎儿的最佳奉献量要比胎儿的最佳收益量小。她还有可能会因为胎儿个头过大在分娩的时候受伤或者死去。因此，胎儿和母亲的利益不是完全一致的。我们可以预测，胎儿会"操纵"母亲为它提供更多的营养，而母亲会抵制这种"操纵"。

有人认为，假如一个基因对子代有益却让母亲付出代价，那么这个基因没有净收获，因为早期的收益将被后来的代价抵消掉。事情并非如此。比方说，在母亲和胎儿的利益得到平衡的人群中，一个略微增加胎儿营养的基因出现了，母亲为此付出的代价也很小。享受了这种好处的胚胎长大之后有一半的机会可以避免付出这种代价，因为只有一半的后代会携带这个基因。此外，一个更明显的原因是，只有女性后代才会付出这种代价。因此，下一代中只有1/4的人付出代价。事情当然可能更复杂（此处我们不予讨论），但是按照这种定量的考虑，哈佛的生物学家戴维·哈格（David Haig）预测：只要母亲为婴儿做出的奉献比婴儿需要的少，哪怕少了一点点，就可能存在"母婴矛盾"。

不幸的是，这种轻微的差池会产生重大的矛盾。胎儿可能会尽一切努力从母亲那里获得更多的营养，而母亲则同样努力地防止这种情况发生。当一方的努力严重受挫导致平衡被破坏时，疾病便出现了。比如，胎儿会分泌一种物质，人胎盘催乳素（human placental lactogen, HPL），它与母亲的胰岛素结合，促进血糖升高，使胎儿可以得到更多的葡萄糖。母亲为了对抗胎儿的操纵，分泌更多的胰岛素，这又反过来使胎儿分泌更多的胎盘催乳素。胰岛素在正常人体内都有，但是孕期妇女的浓度比常人的高出上千倍。哈格指出，这种激素水平的升高，与吵架时提高嗓门类似，标志着发生了矛盾。

如果母亲碰巧有胰岛素分泌不足的情形，这就会引起妊娠糖尿病，对母亲有致命的危险，并导致胎儿死亡。在这种情况下，胎儿若减少胎盘催乳素的分泌反而对它更好，但是它怎么会知道呢？它只是碰运气罢了。总体而言，即使是胎儿分泌了大量的胎盘催乳素，大多数母亲完全能产生足够的胰岛素来防止糖尿病。

　　许多年前，罗伯·泰弗士（Robert Trivers）就已经提出了母婴矛盾的演化论学说，但直到1993年才由哈格应用于人类妊娠。直到最近，一种意外的但与母婴矛盾高度相关的遗传现象才被观察到。小鼠实验表明，基因可以享受胚胎期间的好处，而避免日后付出的代价，但是这个过程不是必须依靠随机的有性繁殖。它们可能依靠一种叫做"遗传印记"（genetic imprinting）的机制，这种机制可以给基因打上父母的标记，决定这个基因在胎儿中是马上表达还是按兵不动。来自父亲的基因带有父亲的印记，在母婴矛盾中可能会与婴儿结成"统一战线"。来自母亲的同源基因则会带上母亲的印记，没有这种效果。这对人类妊娠的影响目前并不明朗。小鼠实验表明，带有雄性印记的基因会产生胎儿生长因子，而带有雌性印记的基因则破坏这种生长因子。这些证据暗示，子宫是基因的角斗场，而我们的健康可能因此遭殃。

　　除了糖尿病，妊娠的另一个风险是高血压。当它严重到肾脏受损，乃至蛋白从尿液中流失时，也被称作妊娠毒血症（又称先兆子痫）。哈格指出这可能也是母婴矛盾的结果之一。在妊娠早期，胎盘细胞打乱控制血流的神经和小动脉肌肉，使母亲无法减少流向胎盘的血流量。[199]如果母亲的其他血管收缩，血压将上升，使更多的血流向胎盘。胎盘能制造出好几种使母亲血管收缩的物质。当胎儿感到它接收到的营养不充分时，胎盘便会释放这些物质到母体的血液循环中。这可能会损害母亲的组织，但是自然选择塑造了这样一种机制，不惜冒此风险以对胎儿有利。数千例妊娠研究说明，母亲血压的少量升高伴随着更低的胎儿死亡率，而本来就有高血压的母亲会生出个头更大的婴儿。其他支持这种假说的观察证据还包括：妊娠毒血症往往与胎儿供血不足相伴出现；母亲的血压升高主要是因为动脉阻力增加而非心输出量增加。

　　我们也在想，同一机制是否也能解释某些成年人的高血压。低体重婴儿成年后特别容易患有高血压。如果胎儿期的那些使母亲血压升高的基因在胎儿成年后依然活跃，它们有可能会引起高血压。

　　从传统医学的角度看，这些对糖尿病和高血压的解释是革命性的，但需注意也是未经证实的。不过，我们推测它们很可能是正确的。如果被证实，这便提供了出色的证据支持：①从基因的角度看待生命，这条思路是多么有启发；②生物体间的利益冲突是多么普遍；③从适应主义工作程序的角度理解疾病是多么实用。

　　人绒毛膜促性腺激素（human chorionic gonadotropin, HCG），是另一种胎儿制造、分泌到母体血液中的激素。它与母亲的促黄体激素受体（luteinizing hormone receptors）结合，刺激母体卵巢持续分泌黄体酮。黄体酮阻断月经，使胎儿得以继续定植在子宫里。HCG的出现似乎表明，胎儿和母体在"争论"着妊娠是否应当继续。高达78%的受精卵都不能定植或者在妊娠的早期流产。大多数流产的胚胎有染色体异常的问题。母亲似乎有一种机制可以检出异常胚胎，然后让它们流产。这种适应防止无谓地向一个不健康的婴儿继续投资。这对母亲是有利的，她可以尽早接受"沉没成本"，从头再来。虽然这种机制也会让她损失少数正常胚胎。相反，胎儿尽一切努力使自己定植，并维持这种状态。对胎儿而言，分泌HCG便是达到这种目标的重要手段之一。

很可能，母体能以某种方式检测到较高的HCG水平，并把这看作是胎儿状态良好的信号 —— 如果它能产生足够多的HCG，它可能是正常的。胚胎要向母亲表明它的生存和适应能力，就一定要产生更多的HCG，仿佛是在竭力高呼："看，我是一个好婴儿的料！"哈格指出，这样高水平的HCG也可能是妊娠期恶心和呕吐的原因。你是否认为这是普罗费的晨吐学说（见第6章）的另一种替代学说？如果你理解了近因解释与演化解释的区别（第2章），你就知道并非如此。HCG的效果可能也是服务于适应性机制来阻止摄入毒素，也可能只是高水平HCG引发的一种偶然后果。要解答这个问题，尚需更细致的探索。

分娩

人类的脑袋太大，盆腔口太小，这两个因素交叠在一起使得生育特别费力而且危险。在第9章中，我们提到，如果婴儿能从腹腔上的某个开口生出来，像剖宫产那样，会好得多。与其他灵长类相比，人类的婴儿相对不成熟，而且更无助；为了使婴儿在较小的时候出生，这些都是不可避免的代价。尽管如此，母亲和婴儿还是会面临很多风险。

新墨西哥州立大学的人类学家文达·第凡桑（Wenda Trevanthan）注意到，别的灵长类离开群体独自去分娩，而人类的母亲常常需要寻找帮助。她提出，这在一定程度上可以由人类胎儿不同寻常的出生朝向来解释。与别的灵长类相反，人类婴儿一般是面向母亲背侧出生的（枕前位），所以如果在分娩困难母亲需要去拉婴儿的时候，她可能伤害到婴儿。分娩时身旁有一个助手，就大大地降低了这种危险。在现代，分娩时有一个助手在旁边帮忙，可以减少66％的剖宫产率和82％的产钳使用率。分娩6周后，有助手在旁的母亲比没有助手的母亲较少焦虑，乳汁分泌也更顺畅。

婴儿降生之后，现代的产科医生或者护士会帮忙切断脐带，并尽可能减少出血，比如注射催产素（oxytocin）。催产素是人体分泌的一种天然激素，在分娩时，它可以收缩子宫血管。因此，注射催产素可以避免过多失血，挽救生命。医生难以预测谁会失血过多，为了保险起见，注射催产素已经是分娩过程中的常规操作。不过，注射催产素是否会干扰人体的其他调控机制？目前这方面的研究寥寥无几。

在某些物种中，尤其是绵羊，剖宫产出生的羊羔往往不被母亲承认，母羊会对它们又踢又撞。在正常分娩过程中，对阴道壁的压力会刺激催产素的分泌，激活大脑的某个机制使母羊与它几分钟后看到的小羊羔建立起"亲子纽带"（mother bond）。母羊一旦接受了催产素注射，就可以与剖宫产出生的羊羔建立起正常的亲子纽带。我们不知道催产素在人类的亲子纽带上是否起同样的作用。因为人类的母亲与剖宫产的婴儿关系正常，所以催产素对人类的母亲似乎不是必要的。但这就说明它没有什么帮助吗？考虑到亲子纽带之重要，以及剖宫产之频繁、注射大剂量催产素之普遍，我们需要进一步探索这种激素对人体的作用。

婴儿期

当婴儿第一次吮吸母乳时，母亲分泌的不是乳汁而是初乳（colostrum），其中含有丰富的营养物质，可以保护婴儿免受感染。几天之后，真正的乳汁分泌出来，它也含有许多天然物质，对婴儿的好处远远强过任何配方奶粉。关于母乳喂养的好处，很多人已经说过，[202]我们不再赘述。我们唯一要补充的是，现代社会中人类的有些行为是多么地无视演化的成果。例如，莫扎特的六个孩子有四个在三岁以前夭折。悲剧啊！但要知道，他们吃的主要是糖水而不是母乳！

现在，很多新生儿因为黄疸病需要在医院多住几天。他们发黄是由于高浓度的胆红素（bilirubin），这是血红蛋白分解的副产物。在婴儿出生之后，适合子宫环境的胎儿血红蛋白会逐渐被适合子宫外环境的成人形式替代。如果肝脏不能及时处理大量的胎儿血红蛋白衍生物，出现一定程度的黄疸可以理解，无需大惊小怪。

医生们一开始认识到高浓度胆红素的危害，是因为一些拥有Rh抗原的婴儿受到了来自母亲的抗体的攻击。血红蛋白分解产生的高浓度胆红素有时会引起永久性的脑损害。现在，这种情况可以通过两种方法避免：使用药物使母亲不产生Rh抗体，或者在出生之后给婴儿换血。许多没有Rh抗原的婴儿出生的时候也有黄疸的问题。为了防止发生脑损害，这些婴儿一般会接受强光照射治疗。亮光可以使皮肤里的胆红素发生转变，通过尿液排出，从而加速了黄疸的消失。

读到这里，你可能会认为新生儿的高浓度胆红素只是身体机制的一个小故障，幸好我们可以用常规药物来治疗规避它。不过，事情可能没这么简单。加利福尼亚大学旧金山分校的约翰·布莱特（John Brett）和丹佛儿童医院的苏珊·尼梅尔（Susan Niermeyer）从演化的视角更仔细地研究了这种病情。他们注意到，血红蛋白分解的第一个产物是胆绿素（biliverdin），这是一种鸟类、两栖类和爬虫类动物都可以直接排泄出去的水溶性化合物。在哺乳动物中，胆绿素被转换成胆红素，然后与血液中的白蛋白结合被运送到身体各处。此外，出生时的胆红素水平部分地受遗传控制，因此，如果有必要的话，自然选择可以将它调整到更适合的水平。这促使布莱特和尼梅尔推测，出生时的高胆红素水平有可能是一种适应。他们强调，"既然所有的婴儿在出生后第一周的胆红素水平都比成年人的高，而且半数以上的婴儿有明显的黄疸，我们很难认为所有这些婴儿都出了问题"。进一步的研究发现，胆红素可以有效地清除自由基。要知道，自由基会通过氧化反应破坏组织（见第 8 章）。出生之后，婴儿开始呼吸，动脉氧浓度迅速增加 3 倍，自由基带来的损伤也随之增加。在出生后的一周里，婴儿会慢慢建立起成人水平的抗自由基防御机制，使胆红素水平逐渐下降。如果布莱特和尼梅尔的假说是正确的，我们就要重新考虑治疗新生儿黄疸的措施，也许我们可以省去不必要的治疗。

光疗法的风险目前还没有得到充分的研究。出生后连续的强光照射可能会造成视觉障碍，不过，我们想要澄清一点：布莱特和尼梅尔的演化解释并不是定论；假如医生认为有必要对婴儿进行光治疗，我们也并不建议父母拒绝。不过，父母倒不妨向医生多问两个问题，或者再咨询其他医生的意见；而科学家们则需要开展研究去检验上述演化解释的真伪。

啼哭与频发性大哭

宝贝回到家了。随着新生命来到的是极大的喜悦，不过，这也被婴儿时常的啼哭打断。从早到晚，不分昼夜，短则片刻，长则半晌。啼哭对婴儿的好处不难理解。无论是饿了、渴了、热了、冷了、受了惊吓，或者哪里疼了，婴儿便开始哭，而父母随即满足他的要求。不会哭的孩子可能会被忽视。婴儿的啼哭对父母有什么影响？说得委婉一点，这让他们很抓狂。他们会竭尽全力照顾好婴儿，让他不哭。父母对婴儿啼哭特别敏感，这是有演化优势的，婴儿可以从父母的抓狂和随后的照顾中受益。而这些基因也在孩子身上继续遗传下去。父母受了点折磨，但他们的基因受益 —— 这不过是亲属选择的又一个例子。

如果婴儿有很正当的理由啼哭，那当然是好事情。不过，婴儿所有的啼哭都是必要的求助吗？许多时候，婴儿的啼哭没有来由，父母也没有任何办法哄好他。这是新妈妈向儿童医生求助的最常见的原因之一。儿童医生常常称之为"腹绞痛"（colic），尽管并没有多少证据证明真的是胃肠道在作怪。麦吉尔大学（McGill University）的儿科医生罗纳德·巴尔（Ronald G Barr）曾经深入研究过婴儿的啼哭。他发现，患有所谓"腹绞痛"的婴儿并不是哭的次数多或者在特定的时间啼哭，只是每次啼哭的时间更长而已。他认为，这种啼哭是正常的，只是现代的婴儿照顾方式，例如喂奶间隔太长，使得婴儿啼哭时间变长了。非洲某些狩猎采集社会的妇女会把婴儿带在身边，一哭就喂，每小时至少1次，多的甚至每小时3~4次，而每次不过2分钟；相反，美国母亲对她们2个月大的婴儿1天喂7次，平均每3小时1次。在

204

一次研究实验中，巴尔要求一组母亲每天花至少3小时抱婴儿。与没有得到这种看护的婴儿相比，被抱了3小时的婴儿哭的时间减少了一半。

巴尔提出，频繁的啼哭对婴儿是有好处的，它促进了"亲子纽带"，鼓励母亲频繁的哺乳，维持了母乳的分泌，而且防止母亲再次怀孕。这种观点再次说明了亲子之间利益的冲突。婴儿频繁的吐奶可能是它操纵母亲的另一个例子，这会让母亲不顾自身利益而过量分泌母乳。或者，吐奶是由于喂得不够频繁，导致每次量太大。对狩猎采集社会的考察可以给我们一些启发，但是，现在的人类学家往往都不谈及这类问题。

婴儿猝死综合征

许多新手父母最担心的事情就是在唤醒婴儿时，发现他在摇篮里停止了呼吸。除了意外事件，婴儿猝死综合征（sudden Infant death syndrome, SIDS）是婴儿最主要的死因，死亡率高达千分之一点五。仅仅在美国每年就有超过5000例。然而，具体的死因却不清楚。波莫纳学院（Pomona College）的人类学家詹姆士·麦肯纳（James Mckenna），从演化论和比较文化学的角度研究了婴儿猝死综合征，发现猝死率在现代社会要比游牧社会高出很多倍。在那些习惯让婴儿与父母分床睡的文化里，婴儿的猝死率尤其高，甚至要高出10倍。他设计了一系列实验来同时测定睡眠中的母亲与婴儿的活动及脑电波。他发现，睡在一起的母婴的睡眠周期之间有密切的关联。他认为这种协调的关系使母亲间歇性的醒来照看婴儿，保住了他的性命，否则他的呼吸就会停止。呼吸停止这个更根本的问题，可能与人类婴儿神经系统的不成熟有关，是保证头颅大小可以通过盆腔口付出的代价。这并不是说婴儿猝死是正常现象，只是说婴儿易受伤害的这些倾向在自然环境中的危险性小很多，因为母亲通常会与新生儿睡在一起。

断奶之后

早晚有一天，母亲要给婴儿断奶。在工业社会，这通常发生在第1年中，而在狩猎采集社会，哺乳平均持续3～4年。生育之间的间歇期对于能否实现繁殖最大化至关重要。如果太短，第一个婴儿可能还需要很多乳汁和照顾，以至于无暇抚养第二个婴儿；如果太长，便是在浪费女性的生育潜力。从我们之前的亲子矛盾讨论中，你可能已经推测到了，这是母亲和婴儿之间利益冲突的又一个例证。在婴儿2～4岁时，母亲为了自己基因的利益打算再次怀孕，而婴儿的利益则要求她继续哺乳并阻止她有另一个婴儿，这便是"断奶冲突"。罗伯特·泰佛（Robert Trivers）在他的经典论文中首先提出了在这个阶段代际之间的利益冲突。他注意到，这种断奶冲突有一个自然结束点。当婴儿能很好地吃固体食物、对母亲的依赖减少的时候，他也会因为拥有弟 206 弟妹妹获得比独占母亲更大的好处。

在这个断奶冲突期间，婴儿怎样"操纵"母亲使她继续哺乳呢？泰佛在这方面也有独到的洞察。婴儿无法强制母亲继续哺乳，只能用欺骗的手法，而最好的欺骗就是使母亲相信继续哺乳对她是最有利的。婴儿怎样达到这个目的呢？很简单，装成比实际更加幼稚、更加无自立能力。心理学家早已认识这种模式并把它命名为"返幼"（regression）。我们相信泰佛已经为这种行为模式找到了一个演化论的解释，它还有很多启示等待着我们去探索。

　　断奶之后，亲子矛盾并没有终结，而是以新的形式出现。在整个儿童阶段，这种矛盾还相对比较温和。青春期到来之后，亲子纽带再一次变得剑拔弩张。十几岁的孩子希望一切都按自己的想法去做，不需要大人的任何帮助。一旦遇到一丁点困难，他们便再次"返幼"，表现出无助的样子，渴求父母给予一切帮助。这并不奇怪，而是成长过程中亲子矛盾的最后一幕。几年之后，这个少年就真正独立了，开始渴望找到一个伴侣，组建自己的家庭，开始新一轮的冲突与合作，继续上演"性与生育"的大戏。

第 14 章
精神病是病吗

有时，我不愿将悲伤

诉诸言语。因为，

它近乎一种罪过：

言语，如同自然，

既敞开了灵魂，

又将灵魂遮蔽。

可是，对于不安的心神呐，

适当的表达是有益的；

诉苦，如同麻醉剂，

足以缓解痛苦。

—— 阿佛烈·丁尼生，《悼念集之五》

最近有一位30多岁的女性来到密歇根大学的焦虑门诊部，说她 207
过去10个月里每周都有好几次莫名的恐惧。每一次恐惧来袭时，心
跳会突然加快，呼吸急促，浑身发抖，感觉一股厄运扑面而来，似乎
马上就要死去。几年以前，这种病人常常以为自己心脏病发作了。不
过这位妇女，同现在的许多人一样，读过相关的病情知识，知道这是

208 "恐慌症"（panic attack）。在诊断过程中我们了解到，这种疾病第一次发作是在她开始一段婚外情的时候。当医生问她这两者之间是否有联系，她回答说："我不认为有什么联系。我读过的资料上说，恐慌症是一种病，是大脑中异常的化学物质引起的病。我希望你给我一种药物让大脑里的化学物质恢复正常，就是这样。"

世易时移。20 年前，如果有人坚持说他们的焦虑是体质性的，别人会认为他们在否认事实，企图回避下意识中痛苦的记忆。现在，许多心理医生已经同意，抑郁或者焦虑可能是大脑代谢异常的一种生理疾病，需要药物治疗。有些人，正如上文提到的女病人，坚信这种观点，以至于如果心理医生要追问患者的情感生活，会遭到非常大的反感。一篇广有影响的综述对这种变化如是总结：

> 近年来，精神病学领域发生了深刻的变革，研究的焦点从心智（mind）转向了大脑（brain）……与此同时，精神失常的原因也从"不协调的心理活动"变成了"生理疾病"。

在整个精神病学领域，人们越来越习惯于采用"疾病模型"来看待精神障碍。这种变化始于 20 世纪五六十年代。彼时，人们开发出了一些药物可以治疗抑郁、焦虑和精神分裂症。这些发现促使政府和医药公司投入大量的资金来研究精神障碍的遗传和生理基础。为了给精神障碍做出明确的定义，衡量不同项目的研究结果，人们发展出了新的精神病诊断方案。这种方案强调对不同症状进行明确区分，不像过去一样关注生理因素、过去经历和当前生活状况对个人情绪的综合影响。在学术界，精神病学家日益关注精神障碍的神经生理学成因。他们的观点通过培训项目传达给医师，或者通过进修课程传给临床从业者。最后，考虑到过去几十年里医疗保险基金的迅速增长以及美国即将实现的全民医保，精神病医生们认为精神障碍应该像其他疾病一样得到医疗保险。

恐慌症、抑郁症和精神分裂症是不是同肺炎、白血病和心脏衰竭一样都是医学疾病呢？在我们看来，精神障碍确实是医学疾病，但这并不意味着它们都有明确的生理原因，也不表明最好的治疗方法是药物。从演化论的角度看，我们认为精神障碍是一种医学疾病。正如医学领域里的其他现象一样，精神病的许多症状并不是疾病本身，有可能像发热和咳嗽一样是一种防御机制。而且，与精神病有关的许多基因很可能是有适应性益处的，许多引起精神病的环境因素很可能是现代生活中出现的新问题。人类许多精神心理方面的不幸并非来自设计的缺陷，而是妥协的结果。

情绪

我们可以把不愉快的情绪看作是一种同疼痛和呕吐一样的防御机制。正如感知疼痛的能力让我们避免眼前或未来的肉体伤害，感受焦虑的能力可以帮助我们避免未来的危险或其他的威胁，感受疲劳的能力可以让我们避免过度劳累，感受悲伤的能力可以让我们防止更多的损失。当我们明白了焦虑、沮丧及其他情绪的演化起源与正常功能之后，我们也就能够理解为什么它们有时会发展到适应失调的极端情况。当然，我们也需要找到这些情绪的近因解释，找到调节和表达这些情绪的心理和大脑机制。如果我们在焦虑或者沮丧的人的大脑里发现了异常的活动，我们不能简单地认定是这种异常引起了情绪的变化。这些伴随着焦虑或者沮丧的大脑变化，很有可能只是一种正常的运作机制。

210　　情绪之于精神病学，正如生理之于其他医学领域一样重要。因为大多数的精神障碍都是情感障碍，你也许认为精神病学家们精通相关的科学研究，但实际上现在没有任何培训项目来系统地讲授关于情感的心理学。当下，对情感的研究正如精神病学本身一样零碎和混乱。幸运的是，在持续不断的专业争论之中，许多研究情绪的专家在一个关键的看法上正在逐渐达成一致：**情绪是在适应环境的过程中被自然选择塑造出来的**。这个原则为精神病学的迅猛发展带来了希望。如果情绪是人的意识的一部分，我们就能像认识其他生物性状一样去认识它们的功能。内科医生的工作是基于他们对咳嗽、呕吐、肝脏、肾脏等生理器官功能的理解。同样，我们对情绪的演化起源和功能的认识也将为精神病学家开展工作打下基础。

许多科学家已经对情绪的功能进行了研究。有些科学家强调情绪的交流功能。例如，加利福尼亚大学的心理学家鲍尔·伊克曼（Paul Ekman）通过研究人类的面部表情，发现情绪有着跨越文化的一致性。另外一些科学家强调情绪在内在调控方面的作用。据这种观点，情绪本身并不是什么功能。相反，每一种情绪只是一种同时涵盖了认识、生理、主观经验以及行为的特殊状态，这种特殊状态可以使机体有效地对特定的环境做出反应。从这个角度讲，情绪就像一个计算机程序，调动了机器的各个方面来有效处理特定环境下的特殊要求。加利福尼亚大学的心理学家李达·柯士密（Leda Cosmides）和约翰·托比（John Tooby）有一个绝妙的描述：情绪就是"意识的达尔文算法"。

人类的情感能力是由那些在演化过程中反复发生、对适应生存有重大意义的事件塑造的。被猛兽袭击、被社会群体抛弃、遇见交配机会等，都是比较常见而且重要的事件，会塑造机体形成可以迅速反应的特殊行为模式，例如恐慌、社交恐惧、性觉醒等。危险的情境会塑造出厌恶的情绪，而充满机遇的情境会塑造出正面的情绪。我们的祖先需要面对的威胁似乎远远比机遇多，因为我们的语言中描述负面情 211 绪的词语是描述正面情绪词语的两倍多。从这个角度出发，认为"正常"生活应当没有痛苦的时髦观念是不成立的。情感上的痛苦不仅不可避免，反而是正常的、有用的。用爱德华·威尔逊（E．O．Wilson）的话说：

> 爱与恨交织在一起，勇敢与畏惧交织在一起，进取与
> 退缩交织在一起，依此类推。这种设计并不是为了个体的
> 生存和快乐，而是为了把基因最好地传递下去。

不过，痛苦的情绪并非都是有用的。有些焦虑和抑郁是大脑的正常反应，而另外一些则来自大脑的异常机制。遗传因素对焦虑、抑郁和精神分裂症的发作有着决定性的影响。在未来的若干年，人们必能发现控制精神疾病的某些基因。目前，神经科学家已经发现了这些精神疾病的生理因素，正在进一步揭示相关的近因机制。他们获取的知识已经改进了药物治疗的效果，而且为预防提供了可能。对于精神病学家和精神病病人来说，现在是充满希望的时代。药物治疗的进展

之快，安全性、有效性又如此之高，许多人恐怕还闻所未闻。事实上，现在的治疗效果已经远远超出30年前医生的想象了。

这些进展也伴随着疑惑。人类的思维往往倾向于过度简化问题，把绝大多数的负面情绪归结于基因和激素，或者归结于心理和社会事件。但真相是错综复杂的：大多数的精神问题源于遗传易感性、早年的生活经历、药物、当前的人际关系、生活处境、认知习惯、心理动力学等因素复杂的相互作用。说来也怪，对于许多精神疾病，我们还没有理解就开始治疗了。

正如同免疫系统是由若干部分组成，防范不同类型的危险；情感也有许多的类型，不同的情感类型保护我们免受特定情况的威胁。此外，正如免疫系统的唤醒一般都有一个很好的理由，而不是调控机制的异常，我们相信，大多数的焦虑和沮丧也都是有原因的，虽然我们不一定能发现它们。另一方面，免疫系统的调控也有可能发生异常，可能太过活跃而攻击不应攻击的组织，引起自身免疫疾病，例如类风湿关节炎。类似的调控异常也会发生在情绪系统，进而引起焦虑性精神障碍。免疫系统也会在应当做出反应时没有做出反应，引起免疫缺陷。会不会有"焦虑太少"这一类障碍呢？

焦虑

焦虑可能是有益的。我们都知道，那些去采浆果但不知逃避黑熊的人，那些在冬天的风暴中独自出海捕鱼的人，那些在期末考临近却不抓紧学习的学生，最后会吞下了什么苦果。在危险面前，焦虑会改变我们的思维、行为和生理，使我们处于更活跃的状态。在危险十分迫近的时候，比方说一头大象要冲过来了，一个逃开的人要比一个若无其事继续聊天的人更能避免伤害。逃跑的时候，幸存者会感受到心跳加速，呼吸急促、出汗。早在1929年，生理学家瓦尔特·坎农（Walter Cannon）就对这些"战斗或逃走"（fight or flee）反应中的各个组成部分的功能做出了准确描述。匪夷所思的是，他的这种适应主义的观点迟迟没有被应用到其他类型的焦虑中去。

虽然焦虑可能是有用的，但是大多数时候它都显得小题大做。我们会担心明年6月份举办婚礼时会不会下雨，我们在考试中常常无法保持专心致志，我们因为害怕飞行事故而拒绝乘飞机旅行，还有，在人群面前说话时我们会紧张、结巴。15%的美国人至少经历过一次临床焦虑症，其他的人也会时常感到紧张。我们该怎么解释这种明显过分的焦虑？要判断哪些焦虑是必要的，哪些不是，我们必须理解自然选择的力量怎样塑造出了调节焦虑的机制。

既然焦虑可能是有用的，时常处于焦虑中似乎是一种最佳的选择。这当然会让人感到难受，但是自然选择只关心是否有利于生存，不关心我们是否舒适。我们之所以有时还会保持平静，是因为焦虑要消耗额外的能量，干扰我们的日常生活，而且会损害机体组织。为什么压力会损害机体组织呢？试想一系列保护我们免受危险的身体反应。那些"廉价"的安全的反应不妨经常使用，而那些"昂贵"的或危险的反应则不能。事实上，在我们的身体里，它们是捆绑在一起的，就像一个急救箱。只在当利大于弊时，我们的身体才会启动

213

它们。某些成分之所以被小心地密封在急救箱中，正是因为它们会引起身体的损伤。所以，长期压力会带来损伤并不意外，并不说明机体设计不当。事实上，最近的研究已经提示，"压力激素"皮质醇（cortisol）很可能并不防御外来的危险，而主要保护机体免受压力反应的伤害。

既然焦虑可能代价高昂而且带来危险，那为什么调节机制没有把它调整到只在确实有危险的时候才发作呢？很不幸，在许多情况下，焦虑是否必要是难以弄清楚的。前面提到的烟雾检测器原理，也适用于这种情形。因为被杀死一次的损失远远大于对一百次误报做出反应的代价。有一个实验可以说明这个问题，把一群孔雀鱼（guppy）根据它们对小嘴鲈鱼的反应分成三组：躲起来的、游开的、与捕食者对视的。每一组孔雀鱼与一条鲈鱼一起放进一只鱼缸中，60 小时之后，40% 胆小的和 15% 普通的孔雀鱼活了下来，但胆大的一条也没有活下来。

心理学家试图理解自然选择是如何塑造了调节焦虑的机制。在概念上说，这就像电子工程师在嘈杂的电话线中分辨信号和噪声。信号检测理论提出了一种分析这种情况的办法。判断一个电波是信号还是噪声，依据有四：①信号的响度；②信号与噪声的比率；③把噪声当作信号的代价（误报的代价）；④把信号当作噪声的代价（漏报的代价）。

设想你独自在丛林中行走，灌木丛后面突然传来树枝折断的声音。那可能是一只老虎，也可能是一只猴子。你可以逃走，你也可以

逗留。要决定最佳行动策略，你必须知道：①这样强度的声音来自老 214
虎或者猴子的可能性有多大？②这个地方出现老虎或猴子的机会有
多大？③逃跑的代价（误报的代价）。④真是老虎而没有逃跑的代价
（误算的代价）。假如灌木丛后传来的是一个中等大小的树枝折断的
声音，你又会怎么办？那些能够对实际情况瞬间做出准确判断的个体
更可能生存下来。

　　上文我们把情绪障碍与免疫障碍做了类比，这种类比暗示着可
能还存在着一种尚未被认识到的焦虑障碍——"焦虑不足"。伦敦
大学的焦虑症专家伊萨克·迈克斯（Issac Marks）创造了低恐惧状态
（hypophobic）这个名词来描述这些人。他们从不诉说焦虑，也不寻
求心理治疗，但是往往被送进急诊室或者丢掉工作。当精神病学家越
来越多地开出新的抗焦虑药物时，我们就有可能人为地制造出这种
情况。例如，有一个病人，在服用了抗焦虑药之后不久，冲动地要求
与她的丈夫离婚。她的丈夫虽然感到惊愕，但还是照办了。一个星期
之后，她才意识到她有三个小孩子、一份房贷，没有收入、没有亲人。
如果当时她有一点点的焦虑，便可能不会如此草率地离婚。当然，事
情不是都这么简单。这个女人对婚姻生活一直不满意，长远来看，这
一次的情感爆发对她也许是好事。她的故事说明了激情不同于理性
决定的功能。正如康奈尔大学的经济学家罗伯特·富兰克（Robert
Frank）指出，一时冲动也可能带来长远的收益。

新的危险

　　我们在第5章"创伤"中讨论过猴子畏惧蛇的实验，猴子对蛇的

畏惧是"与生俱来的"。我们大多数的过度畏惧都与这种"与生俱来"的畏惧有关。黑暗、远离家园以及成为一群人注意的焦点都曾经与危险有关，现在却会引起不必要的畏惧。那些多次经历恐慌症的人，一半也患有广场恐惧（agoraphobia）。御宅族们看起来难以理解，但是，想一下吧，在古代的环境下，恐慌基本都是在遇见野兽或者在危险的野外。经历过几次险象环生之后，聪明的人就会尽可能地留在家里，只有在同伴的陪同下才出门，而且稍微有点动静时就马上缩回去：典型的广场恐惧症。

焦虑症是否也像许多疾病一样是新环境下的新刺激引起的呢？往往并非如此。新的危险，诸如枪支、药物、放射性物质、高脂肪食物，几乎不会引起畏惧。对于这些新的危险，我们的焦虑不是太多，而是太少。从这方面看，我们都有一定程度的"低恐惧症"，但是很少有人找心理医生治疗这种问题。有一些新情况，尤其是飞行和驾驶汽车，确实常常引起恐惧。这两种情况中的恐惧与人类长期接触的别的危险有关。飞行的恐惧跟高度、突然下坠、噪声和密封空间等相关危险有关。飙车的刺激是新的，但是它们也类似于古时候一些危险，例如猛兽的突然袭击。现代的汽车事故如此普遍也如此危险，以至于我们很难说害怕驾驶究竟是有益还是有害。

遗传因素在焦虑性疾病中占有很大的分量，恐慌症病人的亲属里往往也有同样的病例。许多研究正在寻找有关的致病基因。这种基因会不会是没有被完全淘汰的突变基因，它们会不会有别的益处？对恐慌症的遗传易感性是不是一种的极端情况，正如有些人感冒之后更容易发高热或者呕吐一样？当我们找到与恐慌症和焦虑症有关的特定基因之后，我们还要阐明这些基因为什么会存在、为什么会保留下来。

悲伤和抑郁

抑郁似乎是一种现代瘟疫。自杀是北美青年人死亡的第二大原因，仅次于交通事故。大约有10％的美国青年人经历过至少一次严重的抑郁症。而且，在近几十年里，抑郁症的发病率似乎一直在稳步增加，[216]在许多工业化国家中几乎每10年要翻一番。

抑郁看起来毫无用处。即使不说自杀的危险，整天愁眉苦脸地凝视着天花板也解决不了任何问题。严重抑郁的人会对所有的事情失去兴趣，包括工作、朋友、食物、性，就好像控制着愉快和积极主动的开关被关掉了。有些人会不由自主地哭泣，另一些人却漠然毫无表情。有些人每天清晨4点起床然后就无法入睡；另外一些人却每天睡眠12～14小时。有些人有幻觉认为自己贫穷、愚蠢、丑陋，或者患了癌症濒临死亡。几乎所有的人都有一种自我贬低的倾向。这些症状是如此糟糕，以至于考虑它们对我们的生存有什么好处本身都显得很荒谬。然而，抑郁又是如此常见，与一般悲伤的关系是如此密切，我们不得不去思考到底抑郁是一种异常，还是一种正常能力的调节失控。

我们有许多理由认为悲伤是一种适应性性状。这是一种大家都有的能力，某些原因会诱发它，而这些原因往往都与"损失"有关。悲伤的特征在不同的文化之中是相对一致的。困难在于弄清楚这些性状用处何在。快乐的用处不难理解。快乐使我们开朗，让我们积极，并且不屈不饶。但是悲伤呢？没有了这种情绪，我们难道不是更好一些吗？回答这些问题的一种实验方法就是找到那些感受不到悲伤的人，然后观察他们是否生存得更好。或者，是使用一种药物阻断正常的悲伤。我们猜想这种研究已经在大规模人群中进行了，因为有越来越多的人服用新的抗抑郁精神药物。在我们等待这些研究结果的同时，悲伤的特征和引起沮丧的原因已经提供了一些线索，有助于我们认识它的功能。

引起沮丧的"损失"是生殖资源的损失。不论是钱、配偶、声誉、健康、亲属或者朋友，这些资源，在大多数人类演化过程中，都可以增加生殖成功。损失如何能有利于我们的生存呢？损失提醒你，也许你做错了什么事情。如果悲伤能够在某种程度上改变我们的行为，终止当前或者将来的损失，那它就是有用的。

217　　人们在遭受损失之后是怎样去改变行为来促进生存的呢？首先，你必须停止正在做的事情。正如疼痛可以让我们丢掉一个烫手的山芋，悲伤促使我们停止正在引起损失的活动。其次，把人类通常的乐观主义暂时放一放，也是比较明智的选择。最近的研究发现，我们大多数人都高估了自己的能力和效率。乐观主义的倾向可以帮助我们在尔虞我诈的社会竞争中取得成功，也可以使我们在暂时没有得到利益的时候依然坚持重要的战略和关系。然而，在遭受损失之后，我们必须摘下这副玫瑰色的眼镜，客观地考量我们的目标和战略。

除了突然的损失，还有其他的情况，就是无论你付出多大的代价、做了多好的计划、尽了多大的努力，那些重要的"生殖资源"就是不

存在或者根本得不到。工作会终止，友谊会破裂，婚姻会失败，有些
目标不得不放弃。有些时候，我们不得不放弃一项重大项目，把有限
的资源投入到别的事情上。这种放弃不应当轻易为之。一个人不应该
在冲动的时候草率辞职，因为在另外一个工作岗位重新训练从头做起
要付出很大的代价。同样，轻易放弃已经付出重大投入的、重要的友
谊关系或者生活目标，也不是明智之举。因此，我们通常不会很快地
做出重大的生活改变。低落的情绪使我们不会为了逃避暂时的困难匆
匆改变目标，但是当困难依然存在甚至增加，生命中的能量浪费更大
时，这种情绪有助于我们放弃无望的投资，去考虑别的办法。治疗师
们早已知道，只有当一个人最终放弃某些孜孜以求的目标，把精力投
向新的方向时，许多抑郁才会消失。

　　情绪高涨或者低落的能力，似乎是一个能够按照当前情况适实调
整，实现资源最佳分配的机制。如果付出得到回报的希望很小，最好
还是什么都别做，不然只是浪费精力而已。房地产商在经济衰退的时
候投资可能是个错误。不能通过某项课程的学生，有时最好还是改选
另一课程。农民在干旱的时候播种很可能会破产。相反，如果我们遇
见一个转瞬即逝的机遇，我们最好还是不顾风险迅速做出最大的努力
争取最大的收获。当100万美元现金在底特律大街上从运钞车上掉下 218
来的时候，迅速做出反应的人，必定获利不少。

　　在不久的未来，对悲伤的理解将变得至关重要。我们随心所欲选
择心情的能力正在迅速提高。新一代精神药物的药效和特异性都在
增强，而副作用越来越弱。十几年前，曾经有强烈的呼声反对"索马"
（soma），阿道司·赫胥黎（Aldous Huxley）在《美丽新世界》（*Brave*

New World）一书里虚构的让人们能够忍受沉闷无聊生活的一种药物。奇怪的是，现在类似的药物已经成为现实，但是质疑的声音却消失了。人们不知道事情的发展有多快吗？我们确实应当努力减轻人们的痛苦，但是消除正常的情绪低落是否明智？许多人直觉地认为用药物人为地改变情绪是不好的，但是他们也很难反对使用那些不上瘾又有很少副作用的药。除非这种药物会干扰某些正常的生理功能，否则，我们无法提出合理的医学理由反对使用这种药物。我们预计，在不久的将来，人们就会知道悲伤在什么时候有用、什么时候没用。演化论将为解决这些问题奠定基础。

我们承认，这样的分析未免失之过简。人们并不是受到某种内在的控制，如同计算机程序，去追求生殖成功最大化。人们会形成一些深刻的、持续终生的感情纽带，会体验到塑造他们生活的爱与恨。人们有宗教信仰规范他们的行为，有各自的目标和野心，也有亲朋好友形成的关系网。人类的生殖资源并不同于松鼠地窖里的松子和坚果；相反，它们是不断变化着的微妙的社会系统。所有这些复杂的因素，并不违背我们那些简单的论断。它们反而说明，利用适应主义工作程序来理解人类情感的功能是一件多么迫切的事情。

有些情绪低落是正常的，有一些却明显是病态的。这些病态的情绪低落，有着十分复杂的原因。遗传因素对躁狂抑郁症有决定性的影响。病人的情绪会在深度抑郁和进攻性妄想之间大幅度摆动。如果父母之一有躁狂抑郁症病史，后代患病的风险因素会增加5倍。如果父母亲都有此病史，风险则会增加10倍，发病率可能达到30%。这些基因并不罕见，躁狂抑郁症在人群中的发病率为0.5%。我们的下一个问题，读者想必已经猜到了，为什么这些基因会保留在基因库中呢？答案同样也不陌生：它们可能在特定的环境中，或者在与其他基因联合起来发挥益处。爱荷华大学精神病学教授南西·安第逊（Nancy Andreason）的一项研究发现，在久负盛名的爱荷华作家创作室（Iowa Writer's Workshop）里，80％的作者都有某种情绪障碍的经历。引起抑郁的基因是否有益于创造性？这种病严重破坏了一些人的生活，但是引起这种病的基因，似乎能够给一些病人带来某些好处，或者给携带这个基因但并未发病的人带来某些好处。

纽约州立大学的演化论研究员约翰·哈顿（John Hartung）观察到，抑郁症在那些"功高盖主"的下级中比较常见。一个下级，如果充分显示了自己的能力，就有可能遭到上级的打击。哈顿提出，最好的自我保护就是韬光养晦，在上级面前表现得很平庸，不露锋芒。这便能很好地说明，为什么许多很有成就的人常常自卑。哈顿的理论再一次提醒我们，人类的情感是很复杂的。

情感研究的另一个学派，他们追随的是英国精神病学家约翰·普莱斯（John Price）的理论。约翰·普莱斯关注的是情感在维持人类等级制度中发挥的作用。当一个人在争取更高社会地位的斗争中失败，但又不愿意向获胜者臣服的时候，抑郁症就会发生。他们提出，抑郁症有可能是一种"非自愿的服从"的信号，这种信号会使他们免受胜利者进一步的攻击。这些研究人员描述了一些案例，在这些案例中，患有抑郁症的人在做出"自愿服从"的决定之后病情就大为好转。

加州大学洛杉矶分校的迈克尔·罗利（Michael Raleigh）和迈克尔·麦圭尔（Michael McGuire）已经发现了联系情感与社会地位的大脑机制。在对绿长尾猴的研究中，他们发现，群体中地位最高的雄猴脑内神经递质（血清素，serotonin）的水平要比其他雄猴高出两倍。当这些身居高位的雄猴失去了地位时，它们的血清素会立即下降，它们开始变得萎靡、呆滞、拒绝进食，完全就像患了抑郁症。这些行为可以用抗抑郁药，例如氟西汀（prozac）来防止，因为氟西汀可以提高血清素的水平。更加惊人的是，如果把最高等级的雄猴从猴群中带走，然后随机选择一只雄猴让它服用抗抑郁药，这只雄猴会马上变成新的最高统领。这些研究表明，血清素水平在一定程度上调控着社会地位，而某些情绪低落很可能是地位竞争的产物。如果真的是这样，我们不得不想一想，现在大公司里越来越多的员工开始服用抗抑郁药，后果会如何呢？

理解抑郁症的另外一种角度，就是考虑秋天到来白天变短对人情绪的影响。很多人都患有季节性忧郁症（seasonal affective disorder，SAD）。它与寒冷季节有明显的关系，许多研究人员都认为：情绪低落可能是残留下来的一种冬眠反应，或者是这种反应的一个变形。季节性忧郁症在女性中更为多见，这可能意味着这种反应与生殖有关。

在现代社会，是否有新的环境因素促进了抑郁和自杀？尽管各个年龄阶段的人似乎都认为他们的生活不如早年快乐，最近有证据显示，抑郁症案例的确更加普遍。一组研究人员分析了来自世界上 5个不同区域、9 个研究项目、共涉及 39000 人的数据。研究发现，每个国家的年轻人都比他们的长辈更容易患上抑郁症。而且，在经济发展程度较高的国家里发病率更高。我们还需要等待更多的研究来支持这些发现，但是毫无疑问，现代生活中某些新的环境因素可能促进了抑郁的流行。这里我们只提出两点可能的原因：大众传媒，以及社区的解体。

大众传媒，尤其是电视和电影，一方面破坏了我们亲密的社会网络，另一方面却有效地把所有的人变成一个竞争的整体。竞争不再只是在50个或者100个亲友和熟人之间进行，而是在50亿人之中进行。在你的俱乐部里，你可能是最佳的网球手，但在你的城市里就不一定是了，如果是在你的国家里，或者是在这个世界上，这种可能性更加微乎其微。人们几乎把一切活动都变成了竞争，不论是赛跑、唱歌、钓鱼、划船、吸引异性、绘画，甚至是观鸟。在以前，你很有可能在某些方面是最好的。即使不是最好的，你身边的人也会尊重和赞赏你的技能。但现在我们却是与全世界最强的对手竞争。

在电视上看到这些成功人士会引起观众的妒忌。妒忌在古时候也许是有用的，因为它促使我们的祖先去努力做到别人做到的事情。但现在，我们没有几个人能够实现这个目标，而且我们没有人能够过上 ²²¹电视里展现的那种生活。我们在电视上看到的那个漂亮、潇洒、富有、热情、可爱、勇敢、智慧、富有创造性、有力量、光彩照人的英雄，在现实世界里根本不存在。我们自己的妻子（丈夫），父亲和母亲，儿子和女儿，相比之下太逊色了。所以，我们对他们不满意，甚至对自己也不满意。心理学家道格拉斯·肯立克（Douglas Kenrick）在深入地研究之后发现，人们在看过电影、电视故事中理想的伴侣之后，对现有伴侣的忠诚度下降了。

　　新的技术也瓦解着社会组织。作为一个社会性的物种，最糟糕的惩罚便是被孤立，但现代的组织并不见得好多少。它们多半是由竞争者组成的，几乎没有血缘关系，只有偶尔遇到的一两个志同道合的朋友。随着每个人各奔前程，大的家族结构已经瓦解了。即使是核心家庭，社会中最后一个稳定的组织，似乎也在走向末日。超过半数的家庭因离婚而解体，越来越多的儿童是在单亲家庭里长大成人的。

　　我们都有着一个根深蒂固的心理需要，即，在一个支持我们的群体中找到一个安全的位子。没有了家庭，我们就会到别的地方去满足这种需要。越来越多的人在朋友中，在各种各样的支持性社交机构中，甚至在心理治疗小组中寻找他们的社会立足点。许多人皈依宗教，很大程度上也正是因为它提供的归属感。有些人积极宣扬"家庭价值"，企图保护这种受到威胁的生活方式。我们大多数人最想要的还是找到一段亲密关系，一个"真正爱我的人"，他（她）爱的是我这个人本身，而不是因为我能够为他（她）做的事情。对许多人来说，这种追求是苦涩的、没有结果的。

缺乏依恋关系

　　精神分析和行为科学认为，亲子纽带是哺乳和抚养的结果。早在 20 世纪 50 年代初，威斯康辛大学的灵长类学者哈利·哈罗（Harry Harlow）在研究了猴子的行为之后，就对这种学说提出质疑。他把幼小的猴子同母亲分开，然后给它们两个替身母亲，一个是用铁丝制造的，冰冷生硬但却有一个装牛奶的奶瓶；另一个是用软布制造的，柔

222

软温暖但不提供食物。虽然幼猴会从铁丝猴的奶瓶中喝奶，但它们依恋的却是布猴，如果把布猴拿开它们会尖叫。哈罗得出结论认为，某种演化机制可以促使母婴之间形成依恋的纽带。莱茵·斯匹茨（Rene Spitz）发现，孤儿院抚养大的儿童缺乏社交能力，受此研究启发，哈罗设计了另一个实验：在隔离状态下把婴猴养大。这样养大的猴子都不正常，它们无法与别的猴子相处，难以找到配偶，不关心自己的幼猴，甚至还攻击它们。

1951年，英国精神病学家约翰·鲍尔比（John Bowlby）与生物学家朱利安·赫胥黎（Julian Huxley）一道参加了一个研讨会。受到赫胥黎的启发，鲍尔比开始阅读康拉德·洛伦兹（Konrad Lorenz）所做的一系列印记实验。雏鹅在幼年的关键时期，会获得对母亲或者其他类似大小的活动物体的印记。洛伦兹的靴子就足够相似，所以他有许多照片记录了他被许多雏鹅尾随的情景。鲍尔比立刻联想到，许多病人的症状像是早年的依恋关系出了问题。当他询问他们幼年的人际关系时，他发现到处充满问题。有些人的母亲从来就不想要这个孩子，有些人的母亲因为自己太过抑郁而没有理会婴儿的微笑和呢喃。许多人的母亲曾威胁要杀死他们，而他们一直就在这种阴影下长大。人们早年的遭遇正对应了他们长大之后经历的问题。他们无法信任别人，认为别人的拒绝理所应当，觉得必须讨好别人不然就会被抛弃。鲍尔比敏锐地洞察到，被忽视的婴儿的一些依赖和回避的行为，可能是一种企图与母亲拉拢关系的适应性行为。他认为我们不应该责备病人"过分依赖他人"，因为他们只是在试图保护自己免受一些可怕的分离。

心理学家玛丽·爱因斯沃斯（Mary Ainsworth）和她的同事做了

一系列对照实验，把鲍尔比的学说发扬光大。她把幼儿放到一间陌生的房子里，观察他们在母亲离开又返回时的行为表现。根据这个"陌生情境"测验，她把这些婴儿分成三类：安全型依恋、焦虑型依恋、223 回避型依恋。这种分类可以非常准确地预测多年之后孩子们许多方面的特征，包括跟人相处的模式和性格特点。要确定依恋问题、成人心理与遗传因素的关系，还需要许多的工作。心理学家不应当忘记母亲不仅提供了孩子的早期生活经历，还提供了基因。目前，我们有理由相信，许多成年人人际关系的问题可能来源于最初的依恋关系。

虐待儿童

　　虐待儿童的报道似乎越来越多。怎么会这样？为什么我们会攻击自己的孩子？他们可是我们生殖成功必需的载体啊。是不是有一些父母更容易虐待孩子？加拿大心理学家马丁·达利和马果·威尔逊（Martin Daly & Margo Wilson）从演化论出发，探讨虐待孩子是否与血缘关系的有无相关。鉴于有关虐待儿童的报告极不可靠，他们用一种容易计算，又无法隐瞒的结果——孩子被父母杀害来评估。结果的显著性远远超乎他们的想象。比起正常家庭，非原生家庭里发生致死性虐童的风险增加了70倍。虽然有继父母的家庭有更多酗酒、贫困和精神障碍，但这些因素都无法解释致死性虐童风险的显著增加。几十年来，没有任何其他的因素能够像亲缘关系一样准确地预测儿童遭受虐待的风险。许多研究儿童虐待问题几十年的人都没有想过血缘的作用，但是对演化论学家而言，这是一个非常明显的诱因。

　　达利和威尔逊在一定程度上是受到加利福尼亚人类学家莎拉·赫

地（Sarah Hrdy）等对动物杀婴行为研究的启发。1977年，赫地报告
了她的发现：雄性叶猴从其他雄猴那里夺取部落后，总是会把这个部
落里原有的幼猴杀死。当时没有人相信她的报告。她在报告中说猴妈
妈会试图保护她们的婴儿，但是往往并不成功。失败之后，雌猴中断
了哺乳，新的发情期很快到来，雌猴就与杀死婴儿的雄猴交配。赫地
注意到，雄猴杀死现存的婴儿可以增加它的生殖成功，因为停止哺乳 224
可使雌性进入发情期，更快怀上它的后代。

　　随后的野外研究证实了赫地的发现，并且拓展到其他许多物种。
雄狮开始与新的雌性交配时会杀死雌性原有的幼狮。在小白鼠中，一
丝陌生雄性的气味就足以引起雌性的流产——很明显，这是雌性避
免更多地向前途未卜的婴儿进行投资，这是一种适应性行为。动物们
都是依据本能不择手段地去增加自己的繁殖成功率，这是自然选择不
可避免的结果。当然，很多行为在人类看来非常荒唐。

　　雄性动物杀死其他雄性的子女的倾向，在某些环境条件下是演化
产生的一种适应性行为。人类的虐童是否与此有关呢？过去我们认为
无关，一来是男性夺取一批带有幼儿的女性这种事情在人类历史中很
少发生；二来，许多养父母都能很好地抚养非亲生的子女。我们过去
认为，儿童受虐待不是演化产生的适应性行为，而是因为父母与幼年
的孩子接触太少，没有建立正常的依恋关系。然而人类学家马克·富
林（Mark Flinn）在特立尼达的研究发现，无论与婴儿的早期接触多么
密切，继父母对继子女要比对亲生子女粗暴得多。人与人之间依恋关
系的建立不仅是花时间相处这么简单，还有其他未知的机制。要揭开
这种复杂现象的奥秘，还需要更多更深入的研究。

精神分裂症（schizophrenia）

与焦虑或抑郁症不同，精神分裂症不是正常的生理功能。幻听、妄想别人可以看穿自己的想法、情感冷漠、信念古怪、恐惧社交、偏执等，这些症状往往一同出现，并不是因为它们是演化形成的防御机制。更有可能的是，它们是大脑受损导致的功能障碍，正如心脏损害可以引起气短、胸痛和脚踝肿胀一样。精神分裂症破坏了感知 — 认知 — 情感 — 动机系统。这种拗口的描述方法也说明，我们仍然不知道该如何去描述大脑的高级功能。

精神分裂症在世界各个社会中的发病率大约都是1%。最近有一些资料表明，现代社会中精神分裂症的病情要比以前严重些，但是，精神分裂症似乎并不是一种文明病。有非常令人信服的证据表明，精神分裂症是由基因决定的。精神分裂症病人的亲属患病的可能性要比普通人高出若干倍，哪怕他们是在身心健康的收养父母家庭抚养长大的。同卵双胞胎中如有一个患病，另一个患病的概率为50%，异卵双胞胎的概率则为25%。另外，有证据表明，精神分裂症病人的生殖成功率偏低，对男性来说尤其如此。

这些观察让我们想起来一个古老的问题：这种不利于生存的基因为什么会有这么高的频率呢？如果精神分裂症基因的存在是突变与选择相互平衡的结果，那么自然选择的强度应该使这些基因的频率更低才对。此外，在不同人群中相对一致的发病率说明这些致病基因并不是最近产生的，而是已经存在了上千年了。看来，精神分裂症的致病基因一定有某些益处，否则无法平衡它的沉重代价。

　　最大的可能性是这些基因在特殊环境下是有优势的，正如单个镰刀型细胞贫血症基因可以抗疟疾，但拥有两个拷贝就会引起镰刀型细胞贫血症。或者，这些精神分裂症基因在大多数人身上会带来些许好处，在少数人身上却会造成疾病。许多研究者都在猜测，精神分裂症基因对携带者可能有什么好处：也许它们增加了携带者的创造力，或者它们会让携带者的直觉变得非常敏锐可以感知别人的想法，又或者，它们可以保护携带者免受其他疾病。有些研究人员认为多疑的倾向本身就有可能在某些方面弥补精神分裂症的短处。支持上述这些观点的证据还很少，但这些观点值得进一步研究。许多精神分裂症病人的正常亲属取得了极高的成就，这样的事实已经为上述观点提供了一些支持。对这个领域的探索才刚刚开始。

睡眠障碍

　　睡眠，同许多其他的身体功能一样，只在出了差错时才会引起我们的注意。睡眠问题五花八门。睡眠，同许多别的事情一样，时机常常是关键因素。大多数的睡眠问题是该睡的时候睡不着，或者不该睡的时候打瞌睡。人群中30％以上的人失眠，这催生了一个庞大的产业，从非处方药到专科门诊。苦于白天嗜睡的人，通常晚上睡不好。晚上读书时打瞌睡是一种烦恼，早晨闹钟响后打瞌睡是一种障碍，而开车时打瞌睡则很危险。

　　跟睡眠相关的，还有关于梦境的各种问题，包括噩梦和夜惊。有些人在睡眠时会发生失调的状况，一方面意识已经清醒，另一方面却仍在梦中、身体无法动弹，确实令人恐惧。有些人患有嗜睡症，可能在白天的日常活动中突然睡着，而且睡着得如此之快以至于他们常常会摔倒伤到自己。还有些人患有睡眠窒息症，在睡眠过程中会间歇性地停止呼吸以至于晚上无法好好休息，白天疲惫不堪，甚至造成大脑伤害。为了理解这些问题，我们必须首先对正常睡眠的来源和功能有更多的认识。

　　睡眠是不是自然选择塑造的一种性状？有若干肯定的理由。第一，睡眠作为一种本能，在动物界广泛存在，在脊椎动物中可能更是普遍存在。某些似乎不睡觉的动物，例如海豚，事实上可以有一半大脑睡着而另一半大脑醒着 —— 也许这是因为它们需要反复游到水面呼吸。第二，所有的脊椎动物似乎有一种共通的睡眠调节机制，而且控制做梦睡眠（也叫快速动眼睡眠）的中心都位于大脑内比较原始的部分。第三，哺乳动物的睡眠模式，包括快速动眼和快速脑电波的周期，跟鸟类的如出一辙。而鸟类跟哺乳动物在恐龙时代以前就已经独立演化了。第四，哪怕在亲缘关系密切的哺乳动物之间，具体的睡眠模式差异也很大。这说明，无论共同的祖先采取了哪种睡眠模式，它都会迅速演化，与该物种的生态位相适应。第五，如果缺乏睡眠，所有动物都会功能紊乱。

　　为了更好地理解睡眠方面的困难，我们要先了解睡眠是如何增强生存能力的。1975 年，英国生物学家雷·麦笛斯（Ray Meddis）为解决这个问题做出了重大贡献。他提出，睡眠长短和具体时间是由昼夜循环的时间段里我们潜在的生产能力决定的。正如一位书评作者指出，我们在夜间睡眠的原因是晚上最好不要在街上逗留。如果在黑暗中外出会有危险又成不了什么事，那么我们最好是睡觉吧。这解释了为什么人类和别的动物受益于白天活动，但是它没有解释为什么我们要在夜间睡觉而不是保持安静的清醒状态，准备好面对可能发生的机遇或者危险。这也没有解释为什么我们变得如此依赖睡眠，以至于缺少睡眠我们就无法正常生活工作。

　　睡眠的演化起源可能是这样的：假设某个远古的祖先不需要睡眠，如果他有一支后代在昼夜循环中的某个时间段会遭遇巨大的危险（为了方便讨论，假定这个时间段是夜间），而白天会有更多的机遇，那么不在夜间活动的个体将获得适应方面的优势。当这一物种逐渐地把活动限制在白天之后，它们在夜里安静的时间变得越来越长而且越来越固定，直到最后它们几乎每个晚上都有好几小时都不活动。

　　有了这样一种可靠的每天定时不活动的周期之后，别的演化因素也会随之起作用。动物醒着或入睡时，细胞的活力可能不尽相同。如果某些功能在大脑空闲的时候工作得更有效率，自然选择就会把它们从白天推迟到晚上，这便促进了睡眠状态的发生。就这样，正如1969年爱丁堡大学伊安·阿斯华（Ian Oswald）提出的，大脑的某些修复过程便越来越局限在睡眠中，而我们也就越来越依赖睡眠。在这个阶段，睡觉的个体当然必须是相当安全的，否则它们很快就被自然选择淘汰。就像食物中大量的维生素C使得人类形成了依赖，只有在有了固定的安全的休息时间之后，身体的某些修复机制才开始局限到睡眠中完成。[228]研究哪些代谢过程是局限于睡眠时进行，或者是在睡眠时进行得更快，可以解释为什么我们需要睡眠。事实上，脑部扫描已经揭示，在无梦的睡眠中蛋白合成最多，而合成某些神经递质的机制仅靠白天是不够的，因此一定要在夜间进行补充。此外，组织中的细胞分裂在睡眠时最快。

　　一旦睡眠因为生理修复的需要被进一步确立了下来，自然选择就有可能把其他的功能也排在这个时间段进行。最常提到的一种可能性是记忆调节功能。学者艾伦 · 霍布森（Allan Hobson）和罗伯特 · 麦卡利（Robert McCarley）认为，有梦睡眠可以巩固学习能力。弗朗西斯 · 克立克（Francis Crick）和格雷姆 · 米基森（Graeme Mitchison）有证据表明，有梦睡眠的功能是清除不必要的记忆，很像我们定期从计算机上清除垃圾文档。我们不准备讨论这些想法的细节，但是需要指出，这些想法并不一定是相互排斥的，它们跟阿斯华"睡眠是为了组织修复而演化出来的"的想法也并不矛盾。这些假说与麦笛斯所观察到的"睡眠调节的活动周期取决于该动物的生态环境"也不矛盾。与其他性状一样，睡眠无疑有多种重要的功能。每一种假说提到的功能都需要加以检验。支持一种功能假说的证据只有在两种功能不相容时才能反驳另一种假说。研究多种动物的睡眠模式、生活方式以及它们之间的演化关系，将为我们提供许多有用的证据。

　　现在，我们已经极少受到猛兽夜袭的威胁，人工光源也使得昼夜都可以进行有生产力的活动，按时睡眠已经变成了一种麻烦，尤其是在国际旅行产生时差问题时。任何有关睡眠功能的知识都可能帮助我们调整睡眠，或者可以使我们在晚上阅读的时候不打瞌睡，然后需要睡眠的时候可以忘却烦恼，沉沉睡去。

梦境

自古以来，梦境就引起了人们的兴趣。近年来，科学家提出了许 ²²⁹
多有关梦的功能学说，从弗洛伊德的"梦满足了被禁锢的欲望"到克
里克的"梦整理记忆"。但是，学界至今没有定论，以至于当代的一些
权威人士如哈佛大学的艾伦·霍布森（Allan Hobson）认为梦可能什
么功能都没有，只是大脑活动的副现象而已。我们觉得并非如此，因
为简单的观察已经表明缺乏有梦睡眠会引起严重的病态。例如一个用
猫做的实验，把猫放在池中央的小台上，猫可以入睡，但是当它进入
有梦睡眠时会因肌肉失去力量而滑入水中，于是惊醒，这些被剥夺了
有梦睡眠的猫变得狂野、性欲旺盛，而且短命。

即使还不知道梦的明确功能，从演化的角度去思考，我们也能够
对梦有进一步的了解。加利福尼亚大学圣巴巴拉分校的演化人类学家
唐纳德·西门思（Donald Symons）指出，由于演化的原因，我们在梦
中能体验到的刺激非常有限。尽管每一个人的睡眠行为差异巨大，但
是在梦中，我们都倾向于"看到"自己的许多活动，但是很少"听到"
声音、"闻到"气味或者"感到"机械刺激。我们可以梦见正在做事但
身体不动，因为在有梦睡眠这段时间，我们的运动神经是瘫痪的。我
们可以记得梦中的形象和听到的话语，但很难记住他们的声音。我们
可以记得在梦中愉快地喝了一杯酒，却常常记不起它的味道。我们可
以记得在梦中被人打过，却想不起来那是什么感觉。

之所以有这些局限性，在西门思看来，是因为石器时代实际情况
的需要。我们可以承担视觉的幻觉，因为闭上的眼睛本来就什么都看

不见，何况黑暗也使视觉失去了作用。相反，警惕的呼喊、老虎的气
230　味、孩子惊慌的抓手，这些重要的信息都需要我们警惕的听觉、嗅觉
和触觉。有些动物在睡觉时依然睁着眼睛，而人类睡觉时依然竖着耳
朵，我们不能让梦阻碍听觉。西门思的理论解释了梦境的一些已知的
特点，也预测了一些尚未注意到的特点。这个假说能否成立，要看它
的预测跟今后发现的梦中感觉的组成是否符合。截至目前，大部分已
得到的证据似乎都支持这个假说。

精神病学的未来

　　近年来，精神病学竭力模仿医学的其他分支，设计明确的诊断分
类（尽管有些比较勉强），使用可靠的衡量方法，并统一实验设计和
数据分析的标准。现在的精神病学研究，与其他的医学领域一样，采
用定量的研究手段。这些表面的严格是否已经使精神病学成为跟神
经病学、心脏病学或者内分泌学相似的另一个医学分支呢？几乎没有。
虽然研究的发现是可靠的，但缺乏统一的理论把它们衔接起来。在模
仿其他医学分支去研究疾病的分子机制的同时，精神病学恰恰丢失了
那些为其他医学分支提供了理论基础的概念。现在的精神病学在不了
解大脑正常工作机制的情况下便尝试寻找疾病的分子机制，这实在是
本末倒置。

　　关于焦虑的研究就是一个好例子。精神病学家现在把焦虑分成
9 个类型。许多研究人员把它们看成一些不同的疾病，分别去研究它
们的流行病学、遗传学、脑化学以及对治疗的反应。这样做的问题在
于，焦虑不是一种疾病而是一种防御机制。不妨想象一下，假如内科

医生像现在的精神病学家研究焦虑一样去研究咳嗽，会发生什么事情呢？首先，内科医生会定义出一种叫作"咳嗽病"的病并且列出一系列客观的诊断标准。也许这些诊断标准是这样的：如果你持续两天以上平均每小时咳嗽两次或者更多，或者你有阵咳持续两分钟以上，那么你就被诊断为患有"咳嗽病"。然后，医生根据临床特征、遗传学、流行病学以及对治疗的反应把你的咳嗽归类为特定的咳嗽亚型。他们有可能会发现以下几种咳嗽亚型：伴有流鼻涕和发热的轻微咳 231嗽、与过敏和接触花粉相关的咳嗽、吸烟相关的咳嗽、致死的咳嗽。接下来，他们通过研究咳嗽病人神经机制的异常来探索各种咳嗽亚型的病因。一旦发现咳嗽跟控制胸肌收缩的神经的活动增加相关，就会提出许多关于"哪种生理机制能够让这些神经过度活跃"的猜想，而关于大脑里咳嗽控制中心的发现又会引起一轮关于"哪些因素可以使控制中心异常并导致咳嗽"的争论。一旦知道可待因（codeine）可以止咳，一些科学家又认为咳嗽可能是因为体内缺少了可待因类物质。

　　这样的咳嗽研究方案明显是荒唐的，但是我们之所以能够认识到它的荒谬之处，仅仅是因为我们知道咳嗽是有用的。因为我们知道咳嗽是一种保护机制，所以在寻找病因的时候，我们不会去产生咳嗽的神经和肌肉里找，也不会去调节咳嗽的大脑机制里找，相反，我们会从那些会引起咳嗽反应的刺激中去寻找原因。虽然有些罕见的咳嗽确实是咳嗽调节中枢异常所致，但绝大多数咳嗽都是一种把呼吸道异物排出去的适应性反应。只有在找不到这种自然刺激之后，医生才会考虑咳嗽调节机制本身是不是出了差错。

　　许多精神病医生为了帮助经常惊慌、紧张、恐惧和失眠的人而研究焦虑的个体差异，这是一个有意义的研究课题。然而，这种研究方法也引起了许多质疑。如果研究咳嗽的注意力集中在这样的个体上：他一辈子对最小的刺激都发生咳嗽，这会出现什么情况呢？医生会说他们患有一种"咳嗽病"。很快，有人组织寻找这些患有"咳嗽病"的人进行研究，期望能找到引起咳嗽调控机制异常的致病基因。毫无疑问，肯定有一些基因使得他们更容易咳嗽，但是，这些研究对我们了解咳嗽的病因帮助不大。

　　焦虑和咳嗽的类比当然有不恰当的地方。焦虑远比咳嗽复杂，它的功能更不明显，而且个体之间的差异也更大。更重要的是，焦虑的诱因比咳嗽的诱因更难捉摸。咳嗽是由呼吸道的异物引起的，而焦虑则是各种诱因在思维中以未知的方式发生。焦虑最明显的诱因是危险事物的形象，或者是引起疼痛或厌恶的刺激。然而，大多数临床焦虑都是由更复杂的诱因引起的，需要更精细的解释。例如，在停工休假的某天，老板没有同你打招呼，会议也没人邀请你，朋友故意躲开你，你可能就会感到十分忧虑。相反，如果这一天是你的生日，你可能会以为别人正在为你准备一个惊喜派对，同样的事情可以引起十分不同的反应。这个例子只是略微触及了精神系统的复杂性。还有许多的愿望和感觉常常会在下意识中引起焦虑。那个在开始婚外情时第一次遭遇恐慌症的女病人坚持认为这两者之间没有关系。许多引起焦虑的诱因不容易弄清楚，但这并不意味着它们不存在，也不意味着它们引起的焦虑无用或者是大脑机制异常的产物。

　　相反，仅仅因为大多数焦虑是正常的，也不意味着所有的焦虑都有用。此外，有许多焦虑症是遗传因素引起的。我们现在还不知道该用遗传缺陷还是正常差异去理解这些症状。但是可以肯定，各种威胁的类型和危险程度对每一代都不大一样，这便足以在调控焦虑的机制中维持相当程度的遗传差异。

如果精神病学保持当前的发展方向，它只能治疗那些由大脑缺陷引起的障碍，而日常生活中的痛苦和烦恼只好留给别的医生去治疗。这对病人和精神病医生都是不幸的。医学的其他分支会治疗正常的防御反应，为什么精神病学不能这么做呢？在这些方面，用演化论的方法看问题可以帮助精神病学与其他方面的医学真正整合起来。努力了解情感的各种功能以及调节机制，对精神病学来说至关重要，正如生理学对医学来说至关重要一样。这种知识可以提供一个框架，让我们像研究病理生理学一样去研究病理精神病学，发现机体正常功能出错 233 的地方。我们预期，演化论的方法将把精神疾病研究带回到医学中来，而不是依赖于一个粗糙的"疾病模型"。

第 15 章
医学的演化

没有演化之光，生物学的一切问题都无法理解。

——费奥多西·杜卜詹斯基，1973

234　　清晨，太阳初生。你从一条修理得很平整的小径上走过庭院，在路边草丛中忽然瞥见一个闪光的东西。循着亮光，拨开杂草，你找到了一块老式怀表。也许200年前它就在那里了，不过，有些细节似乎被忽略了。

　　它的做工精巧，令人惊叹不已，密封的表壳严丝合缝，表盘上对称排列的水晶依然闪闪发光，表链的做工也很精致。终生制表公司的标记旁边刻有这只表的编号。当你为它的做工精致暗暗称奇的时候，阳光也照到了它的瑕疵。水晶的镶嵌略有偏斜，表链虽然很漂亮很柔软，却太细了一点，而且已经断了，解释了为何这只怀表会掉在这个地方。槽口和拇指的形状完全一致，但是略嫌大了一点，灰尘和水气容易跑进去。这些缺点真奇怪。打开表的背面，机械结构的精致再次令你赞叹：不生锈的黄铜齿轮，细如发丝的弹簧，悬挂在钻石底座上的平衡摆轮，设计是如此的精巧！但是给它对时间的时候，却发现旋
235　钮太小了一点，很不容易抓住，而且拧了12圈才动了1小时，摇摇它，

走了几秒钟又停了下来，因为发条上已经生了锈斑。这只表真奇怪，许多方面是如此的完美，其他方面又有不少毛病。这个制表匠为什么留下这么多明显的毛病呢？表壳的里面，有小字的铭文，在放大镜的帮助下你读到：

> Model 3500001859。为精确记时而设计。除制造上的缺点、新的环境条件或者设计上的妥协外，它能自行修复大多数问题。在理想条件下使用，它的寿命是85年。仔细保护它，你将终生享用 —— 终生制表公司（Lifetime Watch CO.）

疾病原因概览

现在，回到起点，我们来回答医学核心中似乎最不协调的问题人体结构固然十分精致，却也有许多明显的缺点。尽管有这样那样的防御机制，我们还是有不少脆弱之处。虽然有精巧的修复能力，我们的身体不可避免地逐渐变质衰退，最终死亡。在达尔文之前，医生为这些不协调感到不解，幻想着我们的身体是高深莫测的神的安排，或者疑心是宇宙的恶作剧。甚至在达尔文之后，这种不协调也常常被误认为是自然选择的弱点，难以捉摸。在现代演化理论的光芒下，这些不协调背后纷乱的思绪得以澄清。

为什么我们的身体没能更可靠一些？为什么我们会有疾病？我们已经看到，理由其实并不多。第一，有些基因使我们容易患病；有些基因由于不断发生的突变而成为缺陷，但是多亏了自然选择，它们并不常见；还有一些基因没被自然选择清除，是因为它们的代价要到

236

生命的晚期才表现出来。大多数有害的基因，被自然选择保留下来，是因为它们还有某些我们至今还没有理解的好处，而且这些好处超过我们所要付出的代价。其中有些表现出杂种优势，有些虽然对携带者不利，但它们非常善于复制自身，有些是脱轨基因，只有在新环境下才会产生不良作用。第二，我们之所以患病，是因为现代环境不是我们在演化过程所处的环境。只要有充分的时间，身体几乎可以适应所有的条件，但是，人类文明萌芽以来的一万年还不够长，所以我们在生病。传染性的病原体演化得更快，我们的防御总是落在后面。第三，设计上的妥协方案也会产生一些疾病，例如与直立体位相关的腰背痛。第四，我们不是自然选择保存下来的唯一物种。我们想要消灭别的生物，正如病原体想要消灭我们。在生物界的冲突之中，正如同在竞技场上，没有常胜将军。第五，疾病可能源于不幸的历史遗留问题。如果生物体的设计可以重新开始，或者有可能进行重大的修改，我们是有可能找到防止疾病的办法。然而，每一代人都只能领受父母所给的身体生活下去，无法重新设计。

我们看到的人体既强壮又脆弱。生物演化的产物都是一堆妥协的方案，尺有所长，寸有所短。无论经过多长的时间，自然选择都无法彻底清除这些可能性，因为它们正是自然选择所创造出来的。

研究纲领

237　　演化医学这一新生领域面临着一系列等待解决的问题。它的长远目标是什么？我们应当怎样从演化史的观点出发去分析各种疾病？应当怎样提出假说，又怎样去验证？谁来负担研究费用？哪个学术部门或者研究机构中的人来做这些研究工作？为什么这项事业经过这么长的时间才开始启动？

我们先从长远目标说起。在确立了疾病的演化史之后，医学教科书会是怎样一种面貌？现在的教科书论述某种疾病时如同"八股文"：体征和症状、实验室所见、鉴别诊断、并发症、流行病学、病因学、病理生理学、治疗和结果。不过，这份清单里唯独遗漏了一个范畴：演化解释。虽然某些教科书里有一两句话提到镰刀型细胞贫血病，或者咳嗽、发热的益处，却没有系统地阐述演化的力量对致病基因的作用、新环境条件的致病作用或者宿主与寄生虫之间的"军备竞赛"。我们认为，每本教科书描写一种疾病时都应当有一段文字来描述它的演化史，这段文字应当回答下列问题：

①哪些体征是疾病的直接表现，哪些是防御反应？

②如果病因有遗传因素参与，这种基因为什么能保留下来？

③新的环境因素是否促进了疾病发生？

④如果是与感染有关的疾病，哪些方面有利于宿主，哪些方面有利于病原体，哪些方面有利于双方？病原体对我们的防御有些什么对策，我们又有什么特异的防御机制对付这些对策？

⑤这种疾病的易感性与哪些历史遗留问题或者设计妥协方案有关？

238　　　这些问题明确指出了许多疾病研究中很重要但是被忽视了的问题。即使是感冒也有许多新问题要研究。吃不吃阿司匹林分别会有什么后果？用喷鼻药或血管收缩药起什么作用？参照第 3 章的分类，流鼻涕是排除病原的防御机制，还是病毒用来播散的手段，抑或兼有两方面的作用？其中大部分问题，虽然概念上简单，对我们也有实际的意义，但是现在还没有开始研究。

　　　再看更加慢性、更加复杂的跖筋膜炎。这种病有时被称作足跟骨刺，引起脚后跟内侧剧烈的疼痛，尤其是早晨刚刚起床的时候。其近因是腱膜发炎。腱膜是联结脚底的坚韧的组织，好像一条弓弦，支持着足弓。每天我们走路的时候，它都被拉伸，上千次地承受身体的全部重量。这个腱膜为什么经常出问题？最容易想到的一个回答是，自然选择没能塑造足够坚强的组织来执行这个任务——但是，现在看来，这个解释是有问题的。更有可能的解释是，我们双脚走路的历史还太短，自然选择还没有足够的时间来充分地加强这条筋膜。这种解释的问题是跖筋膜炎非常多见又产生跛行。同近视一样，它在自然环境下会严重地降低生存能力，很快会被淘汰掉。有些专家说跖筋膜炎多发生在用"外八字"走路的人，这种形态增加了跖筋膜所承受的应力。但是，为什么有人用这种方式走路？是现代穿鞋的习惯使然吗？但是许多从不穿鞋的人也用"外八字"方式走路。

　　　有两条线索提示，跖筋膜炎可能是新环境引起的。首先，许多锻炼可以拉伸跖筋膜，使它更长、更有弹性，这对缓解病情是有效的。其次，我们现在做了古代狩猎采集部落的人不做的事情：我们整天坐在椅子上。大多数狩猎采集部落的人每天要步行好几小时，而不是只做短时间的有氧运动。他们不走路的时候也不坐在椅子上，而是蹲下来，这种姿势一直拉伸着跖筋膜。他们没有跖筋膜炎这种毛病，也不需要运动治疗，只是每天走几小时的路，偶尔蹲下来休息。按照这种假说，坐的时间太长和筋膜收缩导致了跖筋膜炎，因而要用深蹲和拉伸筋膜的方法预防和治疗 —— 这是很容易用流行病学资料和直接的 239 治疗加以验证的。

演化医学对于另外一个有争议的论题也提出了挑战 —— 即，把维生素C、维生素E和胡萝卜素等抗氧化剂用作保健药品是否明智。传统观点认为，这些药物可以减少心脏病、癌症的发病率，甚至推迟衰老过程；严格的对照研究也得出了越来越多的证据支持这些说法，尤其是发现它们可以预防动脉粥样硬化。1994年，一项重要的研究报告发现，胡萝卜素似乎会增加某些人患癌症的风险。现在对这个问题仍然有不同的看法，有些医生建议在大规模的研究得出结论之前不要轻率地推测它。我们同意这种比较保守的看法，但也希望能从演化史的观点加快解答的过程。本书之前提到，自然选择似乎已经使我们的身体有了较高水平的抗氧化剂，尽管这些抗氧化剂也可以引起疾病。尿酸水平在寿命较长的物种中是比较高的，在人类中也较高，所以我们容易患痛风。自然选择似乎使人类的尿酸、过氧化物歧化酶、胆红素等物质的水平都比较高，因为这些抗氧化剂可以延缓年龄增大带来的一些不良作用。

为什么体内的抗氧化剂还没有达到最佳水平呢？有可能是我们的抗衰老机制还没有追赶上寿命延长的步伐，或者，维持高水平抗氧化剂付出的代价（比如，降低了我们对感染或毒素的抵抗力）把它们限制在了最适合石器时代寿命的水平，即三四十岁。这些可能性提示我们，在食物中补充额外的抗氧化剂可能利大于弊。一般来说，演化视角都是反对过分人为干预的；这个例子恰恰相反，它支持积极地追求可以预防的方案。这类研究中的一个重要部分，应当是研究体内别的抗氧化剂，并评估它们的代价与益处。值得研究的课题包括，高尿酸水平的人除痛风之外是否还付出了其他代价，他们是否确实比别人衰老得更缓慢。同样重要的是，观察灵长类动物中类似的代价与收益。有了这些知识，我们将会更好地判断哪些人能因使用抗氧化剂而受益，以及可能有哪些副作用。

240   本书提出了几十个研究的课题，其中有些适于博士学位的论文课题，有些则需要科学家付出毕生的精力。但是，目前的困难在于没有哪个政府机构支持这类课题的研究。现有的机构不愿提供支持，因为他们的任务是支持针对近因机制和疾病治疗方案的研究。此外，这些委员会中很少有人懂得如何提出或检验演化医学的假说，另一部分人则由于从根本上误解了演化理论的科学现状而有所疑虑。在这个基金分配系统里，只要有少数人存疑，申请人就无法得到支持。

     要求生物化学家或者流行病学家来评判演化假说，就好比要求无机化学家评判大陆漂移。演化医学需要有自己的赞助机构，而且需要由懂得演化生物学概念和方法的基金委员会参与评判。老实说，由大型政府机构提供基金资助的希望渺茫。这个领域要想快速增长，希望还是寄托在那些有远见的私人基金会或者慈善机构，由它们建立机构来支持演化医学的发展。只要有中等程度的支持便有可能迅速改变医学的面貌，如同过去对生物化学和遗传学的支持正在改变我们的生活一样。1965年雷诺·度波斯（Rene Dubos）指出：

> 当前的生命科学，尤其是环境医学的境遇很像1900年前后的物理化学。彼时，在美国研究物理化学生物学（physicochemical biology）是没有地位的。热衷于这方面的科学家在医学界被当作二等公民。所幸，有少数慈善家理解这种困境，他们捐助资金建立了一些新的研究机构改变了这种状况。洛克菲勒研究所可能是最典型的例子，它积极有效地为医学提供了基础的物理化学知识……生命科学，尤其是环境医学，是今天的新大陆，人们对它的理解程度甚至比50年前的物理化学生物学还要差些。除非有系统的努力，给予该领域应有的学术地位，提供必要的设施去研究它，否则它仍将停滞不前。

241

为什么姗姗来迟？

为什么用了一百多年的时间才把演化生物学的思想系统地应用到疾病研究上来？科学史学家早晚要关注这个问题，但是，从现在来看，可能有下述理由：提出疾病的演化史假说并不容易，验证起来困难重重，演化生物学最新取得了进展，某些医学领域比较特殊。

长久以来，生物学家在试图勾画出生物特征的演化起源与功能，但是用了很长的时间才意识到，这项工作要比勾画出生物的构造和工作机制困难得多。哈佛大学的生物学家恩斯特·迈尔（Ernst Mayr）

在《生物学思想的发展》（*The Growth of Biological Thought*）一书中追踪了两种生物学平行发展的轨迹。医学，虽然处于近因生物学的前沿，直到最近才开始关注演化方面的问题。毫无疑问，部分原因在于这两个领域的目标与关心的对象十分不同。从关心"这个人为什么会得这种病"，到思考"这个物种的哪些特征使得其中的成员更容易得这种病"，是一个巨大的转变。即使是现在，提出"为什么自然选择会塑造出疾病这种适应失调的现象出来"仍然显得有点古怪。此外，医学是一门实用行业，而演化解释对于预防和治疗疾病没有立竿见影的作用。我们希望本书可以说服人们，求索疾病的演化解释不仅是可能的，而且是必要的，因为它有重大的实际应用价值。

　　如果我们必须抱怨医学迟迟没有用上演化生物学的思想，似乎演化生物学家与医学同仁都有责任。演化生物学家用了很长的时间才把有关的思想阐述清楚，这一点颇为匪夷所思。19 世纪中叶，达尔文、华莱士等一批人提出了强有力的洞察；20 世纪初，遗传学发生了孟德尔革命；为什么一直等到 1930 年费歇尔的书出版，我们才清楚地解释了性别比例？为什么要等到 20 世纪 50 年代麦德瓦（Medawar）的工作之后我们才开始思考为什么会有衰老的问题？为什么要等到 1964 年哈密顿的书出版之后才明白亲属关系在演化中起作用？为什么一直要等到七八十年代我们才意识到寄生虫与宿主之间，植物与食草动物之间的演化相互影响？我们认为，这些问题与对演化论思想，尤其是对适应性和自然选择（许多生物学家也不例外）长期的抵触情绪有关。与此同时，我们认为，如果演化学家没有提出这些主张，我们不能责备医学研究者没有去利用它们。

医学科学家也有可能不愿意去考虑功能假说,因为他们接受的是只相信实验方法的科学教育。他们中的大多数人,在很小的时候就被错误地告知"科学进步只能依靠实验"。但是,许多科学进步始于一种假说,许多假说的验证并不依靠实验方法。比如,地质学,虽然不能重演地球的历史,然而还是可以得出可靠的结论说明盆地和山脉是怎样形成的。同演化假说一样,地质学的假说是通过解释已经获得的证据,并预测新发现得到检验的。

最后,医学同科学的其他分支一样,对那些错误的学说持有特别审慎的态度。医学经过许多年的奋斗才摆脱了"活力论"——即,生物体内充满了一种神秘的"生命力"——所以医学对于那些稍微类似于"活力论"的假说没有丝毫的容忍。类似的,目的论(teleology)作为一种幼稚且错误的思想一再复燃,医学也应当拒斥它。但是许多人从大学一年级的哲学课上学到的是,目的论的错误在于它依赖于目的或者目标去解释事物。这种告诫如果旨在说明"将来的情况不会影响到现在",则是正确的;如果它也暗示了"现在为将来制订的计划不会影响当前的过程,因此,也不能影响未来的情形",则是错误的。当前的计划可以是烘焙蛋糕的配方,也可以是鸟蛋的DNA里储存的信息。生物学中的功能性解释并不意味着将来会影响现在,而是说在一个很长的繁衍周期中会发生选择。鸟的胚胎之所以在卵中发育出翼的雏形,因为早先缺少了它的祖先没有留下后代。出于同样的理由,成年的鸟生下蛋来,其中的胚胎发育出翼的雏形。从这个角度来看,翼的雏形是为将来的鸟准备的,但这是由它过去的历史造成的。根据一种性状的功能做出演化解释,并不意味着演化涉及任何有意识的、主动的计划,或者有目的的导向。医学对于类似目的论的假说抱有怀疑,

243

担心开了历史倒车，这是有道理的；但是，这种顾虑也使它难以充分利用演化科学主流中的可靠成果。讽刺的是，由于担心避免倒退，医学反而落在了后面。

医学教育

　　医学教育也因避免重复过去的错误而处于困境。目前的窘境来源于过去已经解决的问题。20 世纪初，卡耐基基金会向阿伯拉罕·弗莱克斯纳（Abraham Flexner）提供了一项旨在调研医学教育的研究资助。考察了全美的医学院之后，他总结批评了一种有害的学徒教育方式：医生，不论好坏，都能带助手；而助手总是零星地学到一些医学知识。医生的正规科学训练杂乱无章，甚至基本的解剖和生理学知识都不完备。弗莱克斯纳的报告在 1910 年发表，由此奠定了公认的医学教育新标准 —— 医学院对未来的医生要进行基础科学教育。

　　就此而言，现在的医学教育已经远远超过了弗莱克斯纳的希望。事实上，假如他看到现在医学院的课程表，不知会作何感想。现在的医学生不仅要学习基础科学知识，还要追踪各个学科专业的最新进展，陷入了信息的汪洋大海。每个医学院的课程会议上都会有一场关于学生时间及精力的争夺战。微生物学教师要更多的实验室时间，解剖学教师有同样的要求，病理学教师认为不可能在 40 小时里讲完所有的材料，药理学教师说至少要增加 30% 的课时才能把重要的新药讲完。流行病学教师、生物化学教师、生理学教师、精神病学和神经科学教师都要更多的时间，而学生还必须跟上遗传学的最新进展。他们还需要学习足够的统计学和科学方法学才能够阅读科研文献。在进病房之前，还得学会怎样同病人交谈，怎样进行体格检查，怎样写病历，怎样抽血，怎样做培养，怎样做腰椎穿刺，怎样做涂片，怎样测量眼压，怎样检查尿和血，等等。需要了解的知识、需要学习的技能铺天盖地，这一切都要塞进医学院前两年的课程中去。

学这么多可能吗？不可能。为什么会提出这种不切实际的目标？部分原因是教师们天真地希望医学生什么都懂，另外一部分原因是没人对此负责。委员会排课表的时候，每一个基础学科都在争取更多的课时，唯一的解决办法就是增加总课时。每周30节以上的课已经是家常便饭。下课之后，学生还要回去阅读教科书和笔记。

你也许认为学生的抗议应该能带来一些变革，但是，这几十年来学生礼貌地提出的意见并没有改变这种状况。最后带来改变的是技术的进步，这个技术是复印机。学生自己不再到课堂去，而是雇人在课堂上做笔记，然后每人收到一份复印的拷贝。留在家里读笔记，不必在各个教室奔忙。这是新的生存策略。当一个200人的课堂里只有20个学生来上课时，教授们勃然大怒，然后教学改革开始了。在医学院院长的主持下，人们开始了新的尝试：精减一批教材，砍掉一些课时，改进教学方法。这个改革如果成功，将是一个了不起的成就。

上述这些努力甚至可能会给演化医学留出空间，唯一的问题是没有演化医学系提出课程设置，也很少有教师懂得并愿意开这门课。要实现这些目标，需要医学院院长们的重视，也需要有时间来安排演化课程，专门讲授演化论的基本知识及其在医学中的应用。这不仅会使学生从另一个角度去认识疾病，而且为医学教材中无数专断的论述提供了解释框架。演化医学可以收拾医学教育的旧山河，实现知识上的连贯。

临床意义

虽然现在演化观点应用于临床还需进一步研究，但是已经有一些结论可以立刻改变医生和患者对疾病的看法。现在让我们对比一下前达尔文主义（Pre-Darwinian）和达尔文主义医生同病人谈论痛风的情形。

"痛风使我们的大拇指发炎，对吗？医生，痛风是怎样引起的？"

"痛风是尿酸结晶在关节液中引起的，就好比几颗沙粒落在关节里会引起疼痛。"

"那么为什么我有这个病你又没有呢？"

"有些人的血尿酸水平比较高，也许是遗传和食物两方面的原因共同造成的。"

"那么身体的设计为什么不能更好一些？比如某个系统能把尿酸控制在较低的水平？"

"但是，我们现在还很难期待我们的身体是完美的，不是吗？"

这时，我们的前达尔文主义医生放弃了回答，转而搪塞问题，他暗示的是，这种"为什么"的问题不值得认真对待。有可能，他不知道近因解释和演化解释的区别，更别提关于疾病的演化解释的重要性和合理性了。

达尔文主义医生给病人的是另外一番答复，更接近于病人所期望的，而且病人应当得到的这些信息。

"你的问题很好。我们已经知道，人类的尿酸水平比别的灵长类动物高很多，而且这种高水平的尿酸是与人类的寿命较长相关的。寿命比较长的物种有着较高的尿酸水平。似乎尿酸可以保护我们的细胞 ²⁴⁶ 避免氧化的危害，而氧化是衰老的原因之一。所以自然选择可能在我们的祖先中选择那些尿酸水平高的，哪怕有些人后来患了痛风，因为较高的尿酸对我们人类这种活的寿命比较长的动物特别有用。"

"所以说高水平尿酸抗衰老？"

"基本上是这样的。但是，至今还没有证据肯定尿酸高的人活得更长。任何人都不愿意大拇指这样痛下去，所以我们还是要把你的尿酸水平降到正常范围，控制痛风。"

"明白了，谢谢医生。"

这不是唯一的例子。演化医学的立场已经能对许多医学问题提供帮助，例如链球菌咽炎（strep throat）：

"这是链球菌咽炎，你应该用些青霉素，打7天针。"医生说。

"这样能使病好得快些，对吗？"病人的声音略带嘶哑。

"可能好得快些，还会减少发生风湿性心脏病的可能性，因为患链球菌咽炎时，身体会制造免疫物质攻击细菌。"

"为什么我们的身体不会制造一种更好的免疫物质，只攻击细菌而不会伤害心脏呢？"

"因为链球菌在人类身上演化了上百万年，它的诡计就是模仿人类细胞的蛋白结构。所以，攻击链球菌的抗体也会攻击我们自己的组织。我们与链球菌在进行一场残酷的竞赛，因为链球菌的演化比我们快得多。链球菌每小时就可以繁殖新的一代，而我们要20多年。幸好我们还能用抗生素杀死它。不过，症状消失之后还需要继续用药一段时间，这不光是为了自己，也是为了别人。要不然，我们就会筛选出耐药的链球菌，而这些耐药细菌会给大家带来麻烦。"

"哦，我懂得我为什么要把这瓶药吃完了。好的！"

247　　或者再看一个心脏病发作过的病人：

"医生，如果我的高胆固醇是基因引起的，那么改变饮食又有什么用呢？"

"这些基因在我们过着狩猎采集部落生活的时候本来是无害的。如果你每天要花6~8小时走路去寻找食物，而且大多数食物是淀粉和野外猎取的兽肉，你是不会患心脏病的。"

"但是这些要节制的食物恰好是我最喜欢吃的，这又怎么办呢？不能吃油炸薯条、冰淇淋、乳酪和牛排？你们当医生的是不是存心和吃货作对呀？"

"过去，我们在非洲大草原上生活的时候非常短缺食物，现在我们打个电话就能叫来外卖。那时，我们的祖先好不容易找到了一点盐、糖或者脂肪，所以尽可能地多吃一些，但是现在我们要多少就有多少，从超市货架上拿便是。我们大多数人吃的脂肪比我们的祖先多两倍以上，吃的盐和糖也更多。你是对的，这是一个存心使人不愉快的恶作剧，身体需要的正是我们不喜欢的。吃一种健康的食物，在现代生活条件下不容易啊，我们要用意志去抵抗原始的欲望。"

"好吧，虽然我很难放弃喜欢的食物，但是至少我懂得这个道理了。"

还有另外的上百个例子：对感冒或腹泻病人的忠告，解释衰老、妊娠呕吐的意义，过敏反应可能存在的用处。虽然还有许多医学问题有待于从演化史的角度予以阐明，演化医学已经能在临床上发挥作用了。

必须注意防止误解。同其他人一样，医生和病人常常把真理抻得太远。已有不计其数的新闻记者打电话来问："你是说发热时我们不应当吃阿司匹林，对吗？"不对，医学的临床原则应当来自临床研究，不是从学说中推论出来的。知道发热可能是有用的并不意味着拒绝使用阿司匹林，或者不去治疗那些妊娠呕吐、过敏反应和焦虑等不愉快的症状。我们需要具体情况具体分析。不过，演化研究的确提示，许多治疗是不必要的甚至是有害的。**我们需要更细致的研究**，权衡利害得失。

248

对公共政策的意义

我们已经说过，现在再重申一次，道德伦理的原则是不能从生物学事实中推导出来的。例如，关于衰老和死亡不可避免的知识对于我们应当把多少医疗资金花在老人身上是没有指导意义的。然而，这些事实对于我们制订什么样的奋斗目标有所帮助。当前，美国医疗保健费用的危机来自几个方面：新的基金机制、新的技术、经济状况的波动，还有对医疗平权的社会诉求，等等。在这样复杂的局面之下，很难有人人满意的一种方案，由于政治纷争的原因，即便有这样的政策也难以执行。

我们并不妄求提出一揽子的解决方案，我们看到，在什么是疾病这点上，争论的双方尚且没有达成共识。人人都知道疾病不是好事，但是对于疾病的来源以及能够预防或缓解到什么程度分歧却很大。有人谴责不好的基因，另一些人强调人类的癖好，尤其是不当饮食和滥用药物。最近，有一篇权威论文说美国有70％以上的疾病和死亡是可以避免的。这篇论文极力主张加强预防，因为预防能大大减少医疗费用，在经济上十分合算。从历史上看，这种方法是可以理解的。许多杰出的医生和研究人员一再提倡预防胜过治疗。现在，预防医学已经对公共卫生事务提供了若干帮助，不过人们仍然没有从医生那里得到怎样活得健康的可靠忠告。新的医疗卫生组织方式可能会提供新的动力，遵循演化医学的原则分配医疗资源，保护健康。

对个人的意义

对我们来说，健康是头等大事。"你好吗？"这句普通的问候语[249]说明了我们是多么关心健康。当有人失去了一切之后，他可能会说，"起码我还没失去健康"。是啊，失去了健康，就等于失去了一切。我们大家都希望理解自己为何生病，以及如何保持身体健康。

早在开始治疗之前，医生就对疾病提出预后判断，给病人以希望，并设法解释为什么会生病。当疾病发生的时候，人们想要知道为什么。在多神论的时代，这种解释比较简单：一个神制造疾病，另一个神治疗它。到了一神论的时代，解释疾病与邪恶的关系就比较困难了。历代的神学家都在思考这个神学上的难题：一个全知全能全善的上帝为什么会让好人生病？

演化医学无法解答这个问题。它不会把疾病说成是上帝的安排，人们患病也不是源于人的罪恶。演化医学只能让我们了解：我们为什么会长成这样，为什么会受到某些疾病的侵害。从演化的视角看待医学，疾病失去了一些意义，但也获得了另外一些意义。疾病不是随意发生的，也不是恶报，它的根本原因在于自然选择。这里有一个悖论，自然选择使得我们容易患病，同样也给我们带来了益处。感受痛苦的能力本身就是一种防御机制。自身免疫病是我们为强大的免疫系统付出的代价，癌症是我们为组织能够自我修复付出的代价。绝经可能保护了我们已有孩子身上的基因利益。甚至衰老和死亡也不是偶然的安排，而是自然选择使基因能够最大限度地传递下去的一种妥协。在这些充满悖论的收益之中，我们可能感到一丝欣慰，甚至是一点意义 —— 杜卜詹斯基所说的演化意义。毕竟，没有演化之光，医学的一切都无法理解。

注释前数字为原书页码，即本书边码。

注释

第 1 章

6—7　关于近因解释与演化解释的更深入讨论，参见 Ernst Mayr 的著作 *The Growth of Biological Thought* (Cambridge, Mass. : Belknap Press, 1982) 或者他的短文 " How to Carry Out the Adaptationist Program, "*American Naturalist*, 121 : 324 – 334 (1983)。关于如何发现适应现象并证明它，参见 George Williams 所著 *Natural Selection* (New York:Oxford Univ. Press, 1992) pp. 38 – 45。关于术语的修订是由 Paul W. Sherman in *Animal Behavior*, 36 : 616 – 619 (1988) 提出的。

11　关于达尔文的思想对社会思潮的历史影响，及其在政治思想中的应用，参见 Carl N. Degler ' s *In Search of Human Nature:The Decline and Revival of Darwinism in American Social Thought* (New York:Oxford Univ. Press, 1991)。在 Saranac 湖畔雕塑上的铭文引自 René Dubos 的著作 *Man Adapting* (New Haven:Yale Univ. Press, 1980)，第 410 页。

第 2 章

13　亚里士多德的引言出自 *Aristotle:Parts of Animals*, translated by A. L. Peck (Cambridge, Mass. :Harvard Univ. Press, 1955)，第 103 页。
　　最近有两本书都谈到了关于 " 演化适应 " 概念的最新进展，而且谈得特别出色。它们是 Helena Cronin 所著 *The Ant and the Peacock* (New York:Cambridge Univ. Press, 1991) 以及 Matt Ridley 所著 *The Red Queen* (London, New York:Viking – Penguin, 1993)。前一本更富历史感，大量引用了达尔文、华莱士及其他人的声音。无论是生物学专业工作者还是业余博物学者，都可有所收获。

13—14　蛾群随着周围颜色的变深而迅速演化出更深的颜色，这个经典例子在许多关于演化的书籍中都有谈到，比如 D. J. Futuyma ' s *Evolutionary Biology*, 2 nd ed. (Sunderland, Mass. :Sinauer, 1986)，第 58 页。

14　对繁殖的投入增加导致了死亡率的增加，或者其他的损失。更多的例子参见 S. C. Stearns 所著 *The Evolution of Life Histories* (New

York:Oxford Univ. Press, 1992），第 28-29，188-193 页。

16—17 W. D. Hamilton 的经典论文发表在 *Journal of Theoretical Biology*, 721-752（1964）。 所有讨论动物行为及演化的著作都会讨论 该 论 文。Richard Dawkins 的 *The Selfish Gene*, new edition (Oxford:Oxford Univ. Press, 1989），为这些思想做了出色的简介。关于"互惠原理"的经典论文，参见 R. L. Trivers in *Quarterly Review of Biology*, 46:35-57（1971），以及 R. M. Axelrod 所著 *The Evolution of Cooperation* (New York:Basic Books, 1984）。在 讨 论 动物行为的时候，这些作品至今仍然被广泛引用，比如 John Alcock's *Animal Behavior:An Evolutionary Approach*, 4 th ed. (Sunderland, Mass. :Sinauer, 1989）。

17 参见 E. O. Wilson 的著作 *Sociobiology* (Cambridge, Mass. :Harvard University Press, 1975）和 *On Human Nature*(Cambridge, Mass. :Harvard Univ. Press, 1978），以及 Richard Alexander 的著作 *Darwinism and Human Aflairs* (Seattle:University of Washington Press, 1979）和 *The Biology of Moral Systems* (New York:Aldine de Gruyter, 1987）。

17 "演化历史重演一遍"的主意出自 S. J. Gould's *Wonderful Life:The Burgess Shale and the Nature of History*(New York:Norton, 1989），第 45-48 页。

18 在暴风雨中死亡的鸟及其翅膀长短的关系是经常被引用的一 个 案 例，参 见 John Maynard Smith's *Evolutionary Genetics* (New York:Oxford Univ. Press, 1989），其 中 也 解 释 了"中 间 状态"的一般性好处，即，"均值选择"(normalizing selection)。关于优化概念的更多讨论，参见 G. A. Parker and John Maynard Smith's article in *Nature*, 348:27-33（1990），以及 *The Latest on the Best:Essays on Evolution and Optimality*, edited by John Dupré (Cambridge, Mass. :MIT Press, 1987）。

21 "适应主义的工作程序"这个术语最初是以贬义的含义，由 S. J. Gould 和 R. C. Lewontin 在他们广为流传的论文中提出的，参见"The Spandrels of San Marco and the Panglossian Paradigm:A Critique of the Adaptationist Programme,"*Proceedings of the Royal Society of London*, 6205:581-598 (1979)。

22 Gary Belovsky 的工作，参见 *American Midland Naturalist*, 111:209-222 (1984)。

22—23 关于产卵数量问题的讨论，参见 Jin Yoshimura and William Shield, *Bulletin of Mathematical Biology*, 54:445-464 (1992)。

23 达尔文及其追随者肯定很少光顾单身酒吧，否则，如此明显的"稀缺性别"的优势不会等到 1930 年才由 R. A. Fisher 指出，参见 *The Genetical Theory of Natural Selection* (New York:Dover, 1958 reprint) 第 130 页。

24 从演化的视角思考医学问题的其他书籍包括 G. A. S. Harrison, ed. (1993), *Human Adaptation*，以及 *The Anthropology of Disease* by C. Mascie-Taylor (both Oxford:Oxford Univ. Press, 1994)。

第 3 章

27—29 关于发热对预防感染的作用的最新讨论，参见 M. J. Kluger's article in *Fever:Basic Measurement and Management*, edited by P. A. MacKowiac (New York:Raven Press, 1990)。稍早一些但是仍然很有价值的综述文章，参见 *Fever, Its Biology, Evolution, and Function* (Princeton, N. J. :Princeton Univ. Press, 1979)。关于扑热息敏对水痘的作用，参见 T. F. Doran 及其合作者的文章 *Journal of Pediatrics*, 114:1045-1048 (1989)。关于发热降低以及感冒增多的讨论，参见 *Journal of Infectious Disease*, 162:1277-1282 (1990)。引用的文字出自 Joan Stephenson in *Family Practice News*, 23:1, 16 (1993)。

29—31　管制铁元素是宿主对抗细菌感染的机制之一，参见 E. D. Weinberg 的综述 *Physiological Reviews*, 64:65-102 (1984)。利用铁的螯合剂来治疗疟疾的报道，参见 V. Gordeuk et al. in *The New England Journal of Medicine*, 327:1473-1477 (1992)。

31—33　关于演化与微生物研究进展的全面综述，参见 *Parasite-Host Associations:Coexistence or Conflict*, edited by C. A. Toft et al. (New York:Oxford Univ. Press, 1991)。关于宿主寄生虫共进化的一般性综述，参见 P. W. Price 的著作 *Evolutionary Biology of Parasites* (Princeton, N. J. :Princeton Univ. Press, 1980)。

33—36　关于对抗寄生虫的动物行为，参见 B. L. Hart 的论文 *Neuroscience and Biobehavioral Reviews*, 14:273-294 (1990)。疼痛的功能及失去痛感的人的命运，参见 Ronald Melzack 的著作 *The Puzzle of Pain*(New York:Basic Books, 1973)。

36　关于眼泪的灭菌效果，参见 S. Hassoun 的论文 *Allergie et Immunologie*, 25:98-100 (1993)，唾液的灭菌效果，参见 D. J. Smith and M. A. Taubman in *Critical Reviews of Oral Biology and Medicine*, 4:335-341 (1993)。

36　关于鼻喷剂的进展，参见 R. Dockhorn 及其合作者的论文 *Journal of Allergy and Clinical Immunology*, 90:1076-1082 (1992)。

37　关于食物反胃的心理学及相关防御机制的工作，参见 M. E. P. Seligman 的论文 *Psychological Review*, 77:406-418 (1970)，以及 John Garcia 和 RR. Ervin 的 *Communications in Behavioral Biology*, (A)1:389-415 (1968)。

37—38　关于疟疾的论文，参见 H. L. DuPont 和 R. B. Hornick 的 *Journal of the American Medical Association*, 226:1525-1528 (1973)。

38—39　普罗费的理论发表在 *Quarterly Review of Biology*, 68:335-386

(1993)。Strassman的论文在1994年人类行为与演化学会（Human Behavior and Evolution Society）上宣读。

39—40　关于免疫学的入门知识，参见 *Life:The Science of Biology*, 3rd ed. , by W. K. Purves, G. H. Orians, 和 H. C. Heller (Sunderland, Mass. : Sinauer, 1992) 第16章。

41　关于寄生虫引起的许多疾病案例的描述及配图，参见 Michael Katz et al. 的 *Parasitic Diseases*, 2nd ed. (New York:Springer, 1989)。

42　肺部功能弱化引起了肌红蛋白代偿性地增多，参见 A. J. Vander et al. 的 *Human Physiology:The Mechanisms of Body Function*, 5th ed. (New York:McGraw-Hill, 1990) 第307页和第418页。

42—44　关于病原体的欺诈策略，好读又权威的入门知识，参加 Ursula W. Goodenough's article in *American Scientist*, 79:344–355 (1991)。关于机体对抗疟疾的策略，参见 D. J. Roberts et al. in *Nature*, 357:689–692 (1992)。关于自身免疫病的大量材料，参见 *The Autoimmune Diseases*, vol. 2, edited by N. R. Rose and I. R. Mackay (San Diego:Academic, 1992)。特别是 Rose 和 Mackay 所著的引言部分。强迫症与西得纳姆舞蹈病的关系，参见 Judith Rapaport in *Scientific American* (March 1989) 第83–89页。

44—45　对细菌毒素的反应与过度反应，参见 E. K. LeGrand in *Journal of the American Veterinary Medical Association*, 197:454–456 (1990)。

45　关于癌症的演化思考，参见 P. W. Ewald 的著作 *Evolution of Infectious Disease* (New York:Oxford Univ. Press, 1993)。同时参考 B. R. Levins 的论文，在 *AIDS, the Modern Plague*, edited by P. A. Distler et al. (Blacksburg, Va. :Presidential Symposium, Virginia Polytechnic Institute and State University, 1993) 第101–111页。

45—47　关于病毒改变宿主细胞结构的讨论，参见 Shmuel Wolf et al. in

Science, 246:377-379 (1989)。真菌引起的植物不育，参见 Keith Clay in *Trends in Ecology and Evolution*, 6:162-166 (1991)。狂犬病毒引起的行为改变，参见G. M. Baer in *The Natural History of Rabies* (New York:Academic, 1973)。关于一般性的寄生虫改变宿主行为的讨论，参见A. P. Dobson in *The Quarterly Review of Biology*, 63:139-165 (1988)。与医学相关的宿主行为改变，参见 Heven in *The Host-Invader Interplay*, edited by H. Van den Bossche (Amsterdam:Elsevier/North Holland, 1980)。

47—48　前言中提到的Ewald的论文，题为"Evolutionary Biology and the Treatment of Signs and Symptoms of Infectious Disease,"*Journal of Theoretical Biology*, 86:169-176。表3-1正是以此为基础建立起来的。演化医学方面的专业研讨会包括1993年2月在波士顿举行的美国科学促进会，以及1993年6月在伦敦经济学院举行的研讨会。

第 4 章　**49**　生物系统中"军备竞赛"的经典例子，参见 Richard Dawkins和 J. L. Krebbs 的论文 *Proceedings of the Royal Society of London*, 6105:489-511。爱丽丝与红色皇后的对话，出自刘易斯·卡罗尔的 *Through the Looking Glass*，第2章。

50　关于柯立芝总统儿子的去世对他的情感及政治生涯的影响，参见 R. S. Robins and M. Dorn in *Politics and the Life Sciences*, 12:3-17 (1993)。

50　关于自然选择的本性及力量的深入浅出的著作，参见Richard Dawkin所著的 *The Blind Watchmaker* (New York:W. W. Norton, 1986)。

52　美洲原住民因引入的疾病而大量死亡的证据，参见R. M. Anderson and R. M. May's *Infectious Diseases of Humans* (New York:Oxford Univ. Press, 1991) 以及 F. L. Black in *Science*, 258:1739-1740 (1992)。

53—56　引言出自M. L. Cohen's article in *Science*, 257:1050-1055

(1992)。关于细菌抗药性的近期综述，参见 J. P. W. Young
和 B. R. Levin　在 Genes in Ecology, edited by R. J. Berry et al.
(Boston:Blackwell Scientific, 1991) 里的文章，以及 S. B. Levy's
The Antibiotic Paradox:How Miracle Drugs Are Destroying the
Miracle (New York:Plenum, 1992)。同时参考 Rick Weiss in Science,
255:148-150 (1992)。关于抗生素在畜牧业中的使用带来的
后果，参见 S. B. Levy in The New England Journal of Medicine,
323:335-337, (1990)。关于结核病的数据，我们主要参考的
是 B. R. Bloom and C. J. L. Murray in Science, 257:1055-1064
(1992)。1969年，时任美国卫生总监的豪言就是引自这篇文章。H.
C. Neu 的工作，参见 Science, 257:1064-1073 (1992)。 Ridley 和
Low 的文章，参见 The Atlantic, 272 (3):76-86 (1993)。

57—58　关于毒力在演化的过程中逐渐降低的论断，转引自 Paul W. Ewald
的著作第45页的题词。其中一句不是引自 Paul 的书中，而是来
自著名的群体遗传学家费奥多西·杜卜詹斯基关于寄生虫的论
断，"（寄生虫）是演化中的一种不稳定状态，它注定要消失，取
而代之的是合作与互惠。" Genetics and the Origin of Species, 3rd
ed. (New York:Columbia Univ. Press, 1951, p. 285)。关于宿主中
HIV 病毒的遗传多样性，好几位科学家进行了相关工作，参见
Science, 254:941, 963-969 (1991); 255:1134-1137 (1992)。单个
宿主里寄生蠕虫的遗传多样性，参见 M. Mulvey et al. in Evolution,
45:1628-1640 (1991)。 关于无花果黄蜂与其体内的寄生虫的比
较研究，参见 E. A. Herre et al. in Science, 259:1442-1445 (1993)。

58—60　关于种群之内以及种群之间不同的选择作用，已经有大量的研究
可供参考。宿主之内不同的寄生虫，以及不同宿主之间的寄生虫
的选择作用，参考 R. L. Anderson 和 R. L. May 的著作，第52页。
J. J. Bull 和 I. J. Molineux 的实验表明，病毒毒力的增加与宿主无
关，参见 Evolution, 46:882-895 (1992)。其他重要的工作参见 R.
B. Johnson's in Journal of Theoretical Biology, 122:19-24 (1986),
以及 S. A. Frank's in Proceedings of the Royal Society of London,
B 259:195-197 (1992)。

60 关于西迈尔维斯医生的故事，我们最喜欢的一个版本参见 William J. Sinclair, *Semmelweis, His Life and His Doctrine* (Manchester:The University Press, 1908)。

62—63 关于模仿现象的基本知识，参见 J. R. G. Turner's article on pp. 141–161 of *The Biology of Butterflies*, edited by R. I. Vane–Wright and P. R. Ackery (London and Orlando:Academic, 1984)。分子模仿及其相关现象引自本书第43–44页。

63—64 关于新的环境因素对感染的影响，大部分信息都引自 R. M. Krause's article in *Science*, 257:1073–1078 (1992)。关于埃博拉病毒的详细数据参见 P. H. Sureau's article in *Reviews of Infectious Diseases*, 11(4)：2790s–2793s (1989)。

第 5 章

66 题词引自马克·吐温的《哈克贝利·费恩历险记》第6章。

68 约翰·加西亚与 F. R. Ervin 的经典工作，引自第37页。

68—69 关于猴子畏惧蛇的实验，参见 Susan Mineka et al, *Animal Learning and Behavior*, 8:653–663 (1980)。

69—70 关于机体损伤的修复机制的讨论，参见 P. L. McNeil in *American Scientist*, 79:222–235，以及 Natalie Angier in *The New York Times*, November 9, 1993, pp. C1, C14。

70—71 关于烧伤愈合过程的知识，参见 *Burn Care and Rehabilitation: Principles and Practice*, edited by R. L. Richard and M. J. Staley (Philadelphia:F. A. Davis, 1994)，尤其是第五章，作者 D. G. Greenhalgh 和 M. J. Staley。

72 鲑鱼孵化池的故事以及日光危害，参见 Alfred Perlmutter in *Science*, 133:1081–1082 (1961)。

73—75　UV-B对朗格罕细胞的危害，参见M. Vermeer et al. in *Journal of Investigative Dermatology*, 97:729-734 (1991). 关于黑色素瘤日益增多的流行病学研究，参见J. M. Elwood et al, *International Journal opridemiology*, 19:801-810 (1990)。 较为通俗一点的讨论，特别是关于黑色素瘤的免疫学知识，参见David Concal's in *New Scientist*, 134:23-28 (1991)。神经细胞与朗格罕细胞的相互作用，参见J. Hosoi et al. in *Nature*, 159-163 (1993)。 防晒霜可能引起过度接受UV-A照射，参见P. M. Farr and B. L. Diffey in *The Lancet*, 1(8635):429-431 (1989)。 日光对眼睛的损害，参见L. Semes in *Optometry Clinics*, 1(2):28-34 (1991)。 防晒霜的正面效果，参见S. C. Thompson et al, *The New England Journal of Medicine*, 329:1147-1151 (1993)。

75—76　关于再生的演化研究方面的文献，读者不妨参考R. J. Goss in the *Journal of Theoretical Biology*, 159:241-260。

第 6 章

77　关于威士忌对童·贝罕的胃的伤害，参见McNeil 以及 Angier 的工作，第69-70页。

78—81　关于Bruce Ames 等人的工作，参见 Ames以及L. S. Gold在1991年针对批评的回应，*Science*, 251:607-608。 提姆·约翰所著的 *With Bitter Herbs They Shall Eat It*(Tucson:Univ. of Arizona Press, 1990), 对植物毒素与人体生态学的许多方面进行了综述。其中，人类如何克服土豆中毒素的故事特别精彩。此外，还有毒素的药用故事。更专业的讨论，参见 *Toxic Plants*, edited by A. D. Kinghorn (New York:Columbia Univ. Press, 1979)。 关于节肢动物中的化学防御，一份稍早一些但是格外重要的综述是Thomas Eisner on pp. 157-217 of *Chemical Ecology*, edited by Ernest Sondheimer and J. B. Simeone (New York:Academic, 1970)。关于化学防御与其他价值，比如快速发育之间的成本效益分析，参见G. H. Orians and D. H. Janzen in the *American Naturalist*, 108:581-592 (1974)。 关于植物防御的更有戏剧性的记录，以及电信号及快速适应的细节，参见Paul Simons' *The Action Plant* (Boston:Blackwell, 1992)。 其中

还讨论了植物中类似阿司匹林的一种激素。

80 我们对花蜜中毒素的解释，依据的是D. F. Rhoades and J. C. Bergdahl' s article in *American Naturalist*, 117:798–803 (1981)。

81 关于真菌毒素对人类生活的影响，Mary K. Matossian' s *Poisons of the Past:Molds, Epidemics, and History* (New Haven:Yale Univ. Press, 1989)做了精彩的记录。

82-83 秘鲁的安第斯山脉附近的居民中，更多的人能尝出苯硫脲，参见 R. M. Barruto et al, *Human Biology*, 47:193–199 (1975)。关于草酸钙结石的研究，参见G. C. Curhan et al. in *The New England Journal of Medicine*, 328:833–838 (1993)。我们同时参考了S. B. Eaton and D. A. Nelson, "Calcium in Evolutionary Perspective," in *American Journal of Clinical Nutrition*, 54:281s–287s。关于化学及其他防御机制的更一般性的回顾，参见D. H. J anzen' s article on pages 145–164 of *Physiological Ecology:An Evolutionary Approach to Resource Use*, edited by C. R. Townsend and Peter Calow (Oxford:Blackwell, 1981)。

84 关于玉米的加工过程，参见S. H. Katz et al. , in *Science*, 184:765–773 (1973)。

84 书中提到的橡树籽中的丹宁及利用红土混合烹饪可以进行解毒，参见Timothy Johns的 *With Bitter Herbs Thou Shalt Eat It*，第63–65页。

85 抗疾病的马铃薯的毒性，出处同上书，第106–159页。

86 进行过补牙手术的人的口腔中发现了耐药细菌，参见A. O. Summers et al. in *Antimicrobial Agents and Chemotherapy*, 37:825–834 (1993)。关于环境中毒素的不切实际的辩论，不妨参考 *Biosphere Politics* (New York:Crown, 1991) 以及 Jeremy Rifldn的其

他著作。

87—89 马姬·普罗费提出的晨吐的抗毒素作用，参见 *The Adapted Mind*, edited by J. H. Barkow et al. (New York:Oxford Univ. Press, 1992)，第372-365页。

89 监管部门迟迟未将胎儿的敏感程度考虑进来，参见 Ann Gibbons in *Science*, 254:25 (1991)。

第7章　**92—94** 关于医学遗传学近期的著作，参见 T. D. Gelehrter and F. S. Collins' *Principles of Medical Genetics* (Baltimore:Williams &. Wilkins, 1990)。关于理解遗传性疾病以及探讨基因治疗进展的文章，参见 *Science* (256:773-813；258:744-745；260:926-932)。关于现代医学遗传学及其意义的评述，参见 James Neel's *Physician to the Genome* (New York:Wiley, 1994)。关于遗传咨询的伦理问题，参见 *Genetic Disorders and the Fetus*, edited by Aubrey Milunsky (Baltimore:Johns Hopkins Univ. Press, 1992)；尤其是 J. C. Fletcher 和 D. C. Wertz 所著章节。

96—99 关于不利基因被淘汰的速率，它们在群体中的预期的均衡频率，以及彼此之间的相关性，可以参考许多群体遗传学的教材，比如 J. Maynard Smith's *Evolutionary Genetics* (New York:Oxford Univ. Press, 1989)。我们在本章中的版本是非常简化的。另外一本书是 *Huntington's Disease*, edited by P. S. Harper (London:Saunders, 1991)，它总结了这种疾病的历史及流行病学。几乎每一本关于遗传学或者演化的现代教材都会提到镰刀型贫血症。我们最喜欢的一个版本是 Jared Diamond in *Natural History*, June 1988, pp. 10-13。

100—101 我们关于 G6PD 缺乏症的信息，来自于 Ernest Beutler, *The New England Journal of Medicine*, 324:169-174 (1991)。F. S. Collins 说的那段话引自 *Science*, 774 (1992)。关于囊性纤维化遗传疾病引起的综合征，参见 Gina Kolata in *The New York Times*, November 16, 1993, pp. C1, C3, 相关的演化问题，参见 Natalie Angier in *The

New York Times, June 1, 1994, p. B9。 关于戴萨克什病（Tay-Sachs disease）的演化解释，参见B. Spyropoulos and Jared Diamond in *Nature*, 331:666 (1989); 以及 S. J. O' Brien in *Current Biology*, 1:209-211 (1991); N. C. Myrianthopoulos and Michael Melnick in " Tay-Sachs Disease:Screening and Prevention, "in *Palm Springs International Conference on Tay-Sachs Disease* edited by M. M. Kaback (New York:Liss, 1977)。 关于X染色体易裂症的信息，参见F. Vogel et al. ' s article in *Human Genetics*, 86:25-32 (1990)。 Jared Diamond就致病基因的隐蔽益处写了许多非常精彩的论文，比如 *Discover*, November 1989, pp. 72-78, and in *Natural History*, June 1988, pp. 10-13, and February 1990, pp. 26-30, 关于遗传疾病与健康方面有大量的文献，有价值的例子参见 Teresa Costa et al. ' s article in *American Journal of Medical Genetics*, 21:231-242 (1985)；从人类学的角度考察遗传疾病，参见*American Journal of Physical Anthropology*, 62 (1) (1983)其中的5篇论文。

101 关于苯丙酮尿症对流产率的影响，参见L. I. Woolf et al. in *Annals of Human Genetics*, 38:461-469 (1975)。 关于人体无非是基因自我繁殖的载体一说，最近的版本参见理查德·道金斯的*The Selfish Gene*, new ed. (New York:Oxford Univ. Press, 1989)。

101—102 小鼠的T位点基因的适应效果，参见Patricia Franks and Sarah Lenington in *Behavioral Ecology and Sociobiology*, 18:395-404 (1986)。 与线粒体DNA相关的医学问题，参见Angus Clarke in *Journal of Medical Genetics*, 27:451-456 (1990)。 关于同一个个体内的基因冲突，参见Leda Cosmides et al. ' s classic work in *Journal of Theoretical Biology*, 89:83-129 (1981)，以及David Haig and Alan Grafen ' s article in *Journal of Theoretical Biology*, 153:531-558 (1991)。

102—103] 心血管疾病既有家族遗传性，又受环境影响，相关讨论参见 M. P. Stern on pp. 93-104 in *Genetic Epidemiology of Coronary*

Heart Disease:Past, Present, and Future, edited by M. P. Stern (New York:Liss, 1984)。

103—105 皮格极度依赖他的眼镜，因眼镜被破坏并失窃带来的悲剧结果，参见《蝇王》(Lord of the Flies by William Golding)第10、第11章。引文出自第11章。在城镇化的爱斯基摩人群中，儿童中出现近视的比例骤升，参见 F. A. Young et al. in American Journal of Ophthalmology, 46:676-685 (1969)。关于疾病的遗传学及病原学的一般性讨论，参见 Elio Raviola and T. N. Wiesel's article in The New England Journal of Medicine, 312:1609-1615 (1985); 以及 B. J. Curtin's The Myopias (Philadelphia:Harper & Row, 1988); and by G. R. Bock and Kate Widdows in Myopia and the Control of Eye Growth (Chichester, New York:Wiley, 1990)。较新的研究综述，参见 Jane E. Brody in The New York Times, June 1, 1994, p. C 10。

105 关于酗酒的遗传根源，参见 M. A. Schickit's article in Journal of the American Medical Association (1985); in J. S. Searles' in Journal of Abnormal Psychology, 97:153-167 (1988); and in M. Mullen's in British Journal of Addictions, 84:1433-1440 (1989)。

106 麦尔文·康纳的引文出自 The Tangled Wing:Biological Constraints on the Human Spirit (New York:Harper Colophon, 1983) 第89-90页，以及 Richard Dawkins' The Selfish Gene(New York:Oxford Univ. Press, 1976)第215页。

第 8 章　**107** 爱尔兰民歌选自 100 Irish Ballads (Dublin:Walton's, 1985)第103页。对一般读者，从演化的角度考察衰老，不妨参考1992年2月份的 Natural History 以及1991年3-4月份的 The Sciences (纽约科学院出的杂志，2001年之后已停刊)第30-38页。更新的专业综述，参见 M. R. Rose's article in Theoretical Population Biology, 28:342-358 (1984); 以及他的著作 Biology of Aging (New York:Oxford Univ. Press, 1991); 还有 Caleb Finch's Longevity, Senescence, and the Genome (Chicago:Univ. of Chicago Press, 1991)。

108—109 美国的死亡率数据来自 Vital Statistics in the United States, 1989 (Washington, DC:US. National Center for Health Statistics, 1992)。衰老的人口学研究，参见 J. F. Fries and L. M. Crapo in *Vitality and Aging* (San Francisco:Freeman, 1981)。

110 图 8-1 是从 *Vitality and Aging* 图 3 - 2 中重绘而成的，已经获得许可。

111—112 图 8-3 是从 *Vitality and Aging* 图 9-2 重绘而成的，已经获得许可。人们逃离老虎的故事引自 Helena Cronin's *The Ant and the Peacock* (New York:Cambridge Univ. Press, 1992)。

111—112 一匹马拉的四轮马车的诗句选自 "The Deacon's Masterpiece" on pp. 158-160 of *The Complete Poetical Works of Oliver Wendell Holmes* (Boston:Houghton Mifflin, 1908)。衰老引起的并发效果，参见 B. L. Strehler and A. S. Mildvan in *Science*, 132:14-21 (1960)。

113 魏斯曼的这段话引自 "The Duration of Life," in A. Weismann:*Essays upon Heredity and Kindred Biological Problems*, edited by E. B. Poulton et al. (Oxford:Clarendon Press, 1891-1892)。G. C. Williams 的论文参见 *Evolution*, 11:398-411 (1957)。

113—114 J. B. S. Haldane 的著作，参见 *New Paths in Genetics* (New York:Harper, 1942)。关于 P. B. Medawar 的论述，参见 "*Old Age and Natural Death*," reprinted on pp. 17-43 of his *The Uniqueness of the Individual* (London:Methuen, 1957) 第 38 页。同样参见 *An Unsolved Problem in Biology* (London:M. K. Lewis, 1952)。关于这一主题的理论进路，参见 *Journal of Theoretical Biology*, 12:12-45 (1968)。

114—115 关于绝经的演化意义的较近的讨论，参见 A. R. Rogers' article in *Evolutionary Ecology*, 7:406-420, Kim Hill and A. M. Hurtado's in *Human Nature*, 2:313-350 (1991), S. N. Austad in *Experimental Gerontology*, 29:255-263 (1994)，以及 Alex Comfort 的著作 *The*

Biology of Senescence, 3 rd ed. (New York:Elsevier, 1979)。

115—116　图8-4选自R. M. Nesse,*Experimental Gerontology*, 23:445-453 (1988)。R. L. Albin's article is in *Ethology and Sociobiology*, 9:371-382 (1988)。关于缺铁性贫血的综述，参见J. F. Desforges in *The New England Journal of Medicine*, 328:1616-1620 (1993)。

116—117　关于阿尔茨海默症遗传机制的最新发现，参见W. Strittmatter et al. in *Proceedings of the National Academy of Sciences* (U. S.), 90:1977-1981 (1993)。S. I. Rapoport的工作，参见 *Medical Hypotheses*, 29:147-150。

117　关于多效基因在衰老中的作用，以及R. R. Sokal展开的实验研究，参见本章开篇部分引用的M. R. Rose的著作，特别是第50-56页，及第179-第180页。

118—120　关于限制饮食方面的工作，参见J. P. Phelan and S. N. Austad in *Growth, Development, and Aging*, 53(1-2):4-6 (1989)。关于抗氧化剂的功能及其作用机制，参见R. G. Cutler's article in *American Journal of Clinical Nutrition*, 53:373 s-379 s (1991)。关于痛风的论述，参见Lubert Stryer's *Biochemistry*, 3 rd ed. (New York:Freeman, 1988)第622页。S. N. Austad认为，不同物种的衰老过程可能不尽相同，原因可以参见*Aging*, 5:259-267 (1994)。他针对鼬的工作，参见*Journal of Zoology*, 229:695-708 (1994)。

122　E. T. Whittaker关于"无效原理"的讨论，参见 *From Euclid to Eddington:A Study of Conceptions of the External World* (New York:Dover, 1958)，第58-60页。

第9章　读者若对人类演化感兴趣，我们推荐Roger Lewin's *in the Age of Mankind:A Smithsonian Book of Human Evolution* (Washington, D. C. :Smithsonian Books, 1988) 以及 Jared Diamond's *The Third Chimpanzee* (New York:HarperCollins, 1992)。关于今天原始部落

的人类学考察，我们推荐 Marjorie Shostack's *Nisa:The Life and Words of a IKung Woman* (New York:Vantage Books, 1983)。

125 达尔文的原话，参见 *The Origin of Species* (London:John Murray, 1859) 第一版，第191页。

125—127 为了适应言语行为，人类的咽喉做出了重大调整。关于这个主题，详见 Elaine Morgan's *The Scars of Evolution* (London:Penguin, 1990) 第10章。更加专业的信息，参见 Philip Lieberman and Sheila E. Blumstein's *Speech Physiology, Speech Perception, and Acoustic Phonetics* (Cambridge, England:Cambridge Univ. Press, 1988)。

131 我们引用了 George Estabrooks, *Man:The Mechanical Misfit* (New York:Macmillan, 1941)，但是主旨却大相径庭。虽然它描述了人体的许多设计缺陷，它的主要信息是身体构造与现代环境下使用之间的不协调。而且该书还为"优生学"招魂。

135 "石器时代走在快车道上的人"（"Stone Agers in the Fast Lane"）是 S. B. Eaton et al. 一篇论文的题目，参见 *The American Journal of Medicine*, 84:739–749 (1988)。

136—137 据估计，当今世界的人口是石器时代的1000倍，参见 Luigi Cavalli-Sforza et al. in *Science*, 259:639–646 (1993)。人们最近才意识到，杀婴的行为在其他动物中也有出现，参见 *Infanticide:Comparative and Evolutionary Perspectives*, edited by G. Hausfater and S. B. Hrdy (New York:Aldine, 1984)。

137 关于原生虫及寄生虫引起的疾病细节，参见 of *The Cecil Textbook of Medicine*, edited by J. B. Wyngaarden and L. H. Smith (Philadelphia:Saunders, 1982) 第15节 (pp. 1714–1778)。关于寄生虫引起的许多糟糕的后果及插图，参见 M. Katz等人的著作，同第41页的注释。另，引用的 Richard Alexander 出自第138页，同

第17页的注释。

140 关于驯养家犬的15000年的历史，参见Vitaly Shevoroshkin and John Woodward的论文，在 *Ways of Knowing. The Reality Club 3*, edited by John Brockman (New York:Prentice Hall, 1991) 第173-197页。

142 关于洞穴绘画的评述，出自Melvin Konnor＇s *The Tangled Wing: Biological Constraints on the Human Spirit* (New York:Harper Colophon, 1983) 第57页。

第10章 **144—145** 关于农耕文明的起源，参见Jared Diamond＇s *The Third Chimpanzee* (New York:HarperCollins, 1992)，第10章及14章。

145—146 关于利用野生植物治疗坏血症，参见Ingolfur Davidsson in *Natturufraedingurinn*, 42:140-144 (1972)。关于1500年前的营养不良及其他问题，参见J. Lallo et al. on pp. 213-238 of *Early Native Americans*, edited by D. L. Browman (The Hague and New York:Moulton, 1980)。

147 超常刺激的主意，在许多教科书及通俗作品中都有讨论，比如John Alcock的著作，第27-29页，同第16-17页的注释。

148—149 关于摄入的脂肪引起的现代疾病，参见H. B. Eaton＇s article in *Lipids*, 27:814-820 (1992); *Western Diseases, Their Emergence and Prevention*, edited by H. C. Trowell and D. P. Burkitt (Cambridge, Mass. :Harvard Univ. Press, 1981)，以及H. B. Faton et al. ＇s *The Paleolithic Prescription* (New York:Harper and Row, 1988)。关于环境因素对公共健康及医疗的作用，参见Thomas McKeown＇s *The Role of Medicine:Dream, Mirage, or Nemesis*? (Princeton, N. J. :Princeton Univ. Press, 1979)。

149—150 关于节约性遗传型的讨论，参见J. V. Neel＇s article in Sorono Symposium, 47:281-293 (1982), and Gary Dowse and Paul

Zimmet's in *British Medical Journal*, 306:532-533 (1993)。 间歇性进食的效果，参见 J. O. Hill et al. in *International Journal of Obesity*, 12:547-555 (1988)。 关于人工甜味剂的研究，参见 D. Stellman and L. Garfinkel in *Preventive Medicine*, 15:195-202 (1986)。 间歇进食对代谢的长期影响，参见 G. L. Blackburn et al. in *American Journal of Clinical Nutrition*, 49:1105-1109 (1989)。 我们关于节食与体重控制的结论及建议，参见在《纽约时报》上发表的一系列文章 *The New York Times*, November 22-25, 1992。

150　关于史前时代的龋齿问题，参见 C. S. Larsen et al. in *Advances in Dental Anthropology*, edited by M. A. Kelley and C. S. Larsen (New York:Wiley-Liss, 1991)。

151　关于原始部落使用成瘾药物的例子，参见 Napoleon Chagnon 关于委内瑞拉的雅诺马莫人（Yanomamo）的著作:*The Last Days of Eden* (New York:Harcourt Brace Jovanovich, 1992)。

152　关于药物成瘾的遗传倾向，参见 C. R. Cloninger in *Archives of General Psychiatry*, 38:961-968 (1981); by M. A. Schuckit in *Journal of the American Medical Association*, 254:2614-2617 (1985); and by J. S. Sear les in *Journal of Abnormal Psychiatry*, 97:153-157 (1988)。 同样参见 R. M. Nesse's article in *Ethology and Sociobiology* (in press)。

154　关于 Alan Weder 和 Nickolas Schork 的理论，参见 *Hypertension*, 24:145-156 (1994)。

155-156　肤色与佝偻病的关系，参见 W. M. S. Russell in *Ecology of Disease*, 2:95-106 (1983)。 穴居动物中色素及研究迅速退化，参见 R. W. Mitchell et al, "Mexican Eyeless Fishes, Genus Astyanax:Environment, Distribution and Evolution," *Special Publications. The Museum. Texas Tech University*, 12:1-89 (1977)。 新大陆原住民被外界入侵的人携带的疾病所感染，参见 F. L.

Black in *Science*, 258:1739–1740。 同时参见 M. Anderson and R. M. May 的著作，同 52 页注释。

第 11 章

关于花粉过敏的入门知识，参见 N. Mygind's *Essential Allergy* (Oxford:Blackwell, 1986)。 更 详 细 的 回 顾，参见 *Allergic Diseases:Diagnosis and Management*, edited by R. Patterson (Philadelphia:J. B. Lippincott, 1993)。 关于花粉的另外一本书是 R. B. Knox's *Pollen and Allergy* (Baltimore:University Park Press, 1978)。

159 关于免疫球蛋白 E 系统的详细知识，参见 O. L. Frick 的论文，见 *Basic and Clinical Immunology*, 6 th ed. , edited by D. P. Stites, J. D. Stobo, and J. V. Wells (Norwich, Conn. :Appleby and Lange, 1987) 第 197–227 页，以及 C. R. Zeiss and J. J. Prusansky's on pp. 33–46 of *Allergic Diseases: Diagnosis and Management* (Philadelphia:J. B. Lippincott, 1993)。 Amos Bouskila 和 D. T. Blumstein 对我们所谓的烟雾警报原理提出了详细的讨论，参见 *American Naturalist*, 139:161–176 (1992)。

160 纽约时报的引言出自 *The New York Times*, section 6, p. 52, March 28, 1993。教科书中的引言出自 E. S. Golub's *Immunology:A Synthesis* (Sunderland, Mass. :Sinauer, 1987)。

160–161 关 于 洛 伦 兹 尼 壶 腹 功 能 的 有 趣 讨 论，参 见 "The Sense of Discovery and Vice Versa, "by K. S. Thomson in *American Scientist*, 71:522–525 (1983)。 较新的回顾，参见 H. Wissing et al. in *Progress in Brain Research*, 74:99–107 (1988)。

162—163 关于免疫球蛋白 E 系统与寄生虫感染的讨论，参见 A. Capron and J. P. Dessaint, *Chemical Immunology*, 49:236–244 (1990), 以 及 K. Q. Nguyen and O. G. Rodman's in *International Journal of Dermatology*, 32:291–297 (1984)。

163　普罗费的论文，参见 *Quarterly Review of Biology*, 66：23-62 (1991)。

164—166　关于过敏病人日益增多的更多报道，参见 L. Gamlin in the June 1990 issue of *New Scientist* 以及 Ronald Finn in *Lancet*, 340：1453-1455 (1992)。 关于特应性的遗传机制，参见 J. M. Hopkins in *Journal of the Royal College of Physicians* (London), 24：159-160 (1990)。 关于普遍存在的解毒酶系遗传缺陷，参见 M. F. W. Festing in *Critical Reviews in Toxicology*, 18：1-26。 不幸的是，大多数研究都是与药物的解毒差异有关，而不是常见的毒素。

169　关于过敏的预防，参见 S. H. Ar shad et al, *Lancet*, 339：1493-1497 (1992)。

169—170　关于日益流行的过敏症，参见第162-164页的注释。关于免疫系统的冗余与复杂性，参见 S. Ohno in *Chemical Immunology*, 49：21-34 (1990)。

第12章　**172—174**　我们关于癌症的思路，来自 Leo Buss 的著作 *The Evolution of Individuality* (Princeton, N. J.：Princeton Univ. Press, 1987)。 Liles 的文章，参见 *MBL Science*, 3：9-13 (1988)。

175—177　关于癌症在细胞水平，激素水平，以及免疫水平上调控机制的详情，参见 *Science*, 254：1131-1173 (1991) 和 259：616-638 (1993)。 关于 p53 基因的数据，来自 Elizabeth Culotta and D. E. Koshland's article in *Science*, 262：1958-1961 (1993)。 我们关于癌症的遗传机制的许多论述，都引自 D. M. Prescott and A. S. Flexner's *Cancer:The Misguided Cell*, 2nd ed. (Sunderland, Mass.：Sinauer, 1986) 第5章。Cosmides 和 Tooby 的观察，首次在1994年的人类行为及演化学会年会上报道。

178　关于日光的致癌机制及对免疫系统的作用，参见 David Concar 为普通读者而写的文章，*New Scientist*, 134 (1821)：23-28 (1992)。

179—181 关于女性生殖系统癌症的更多内容，参见 W. B. Eaton et al. in *Quarterly Review of Biology*, 69：353-367（1994）。口服避孕药的使用引起了尿路及卵巢癌的降低，参见 B. E. Henderson et al. in *Science*, 259：633-638（1993）。

第 13 章　**183—184** 关于性的演化起源的最近的争论，参见 Matt Ridley's *The Red Queen*（New York:Macmillan, 1993）。技术性更强的讨论，参见 R. E. Michod and B. R. Levin, editors, *The Evolution of Sex*（Sunderland, Mass. :Sinauer, 1988）。关于性的寄生理论，参见 W. D. Hamilton, R. Axelrod, and R. Tanese's article in *Proceedings of the National Academy of Sciences*, 87：3566-3573（1990）。关于最近争论的起源，参见 G. C. Williams' *Sex and Evolution*（Princeton, N. J. :Princeton Univ. Press, 1975）以及 J. Maynard Smith's *The Evolution of Sex*（New York:Cambridge Univ. Press, 1978）。最新的回顾参见 S. Sarkar, *BioScience*, 42（6）：448-454（1992）。关于遗传多样性的演化，参见 Wayne K. Potts and Edward K. Wakeland in *Trends in Ecology and Evolution*, 5：181-187（1990）。

184—185 为什么卵细胞比精子大得多，参见 Maynard Smith's *The Evolution of Sex*, 第151-155页。该书第130-139讲述了为什么有些生物体是雌雄同体而另一些是雌雄异体。更加详细的讨论，参见 E. L. Charnov's *The Theory of Sex Allocation*（Princeton NJ:Princeton Univ. Press, 1982）。

184—187 目前关于性选择的争论，主要集中在两性对生殖适应的差异，参见 *Sexual Selection:Testing the Alternatives*, edited by J. W. Bradbury and M. B. Anderson（New York:Wiley-Inter-science, 1987）。关于这个理论的历史演变及当前进展，参见 Helena Cronin's *The Ant and the Peacock*（New York:Cambridge Univ. Press, 1991）。

187 由于雌性偏好引起的性别比例的差别，参见 P. Secord in *Personality and Social Psychology Bulletin*, 9（4）：525-543（1983）。

187—188 围绕着将性选择的理论应用于人类的性别差异，有许多可读的书，比如David Buss's *The Evolution of Desire* (New York:Basic Books, 1994); Donald Symons' *The Evolution of Human Sexuality*(New York:Oxford Univ. Press, 1979); 和 Sarah B. Hrdy's *The Woman That Never Evolved* (Cambridge, Mass.:Harvard Univ. Press, 1981)。特别的, *Sex, Evolution and Behavior* by Martin Daly and Margo Wilson (Boston:Willard Grant Press, 1983) 为动物及人类的性行为提供了一份权威、清晰且有趣的综述。他们最近又写了一篇更短小、更精炼的文章，题为"The Man Who Mistook His Wife for a Chattel," 在J. Barkow, L. Cosmides, and J. Tooby, editors, *The Adapted Mind* (New York:Oxford Univ. Press, 1992), 第289–322页。关于这个主题的更细致的综述文章，参见L. Betzig, M. B. Mulder, and P. Turke, editors, *Human Reproductive Behavior:A Darwinian Perspective* (Cambridge:Cambridge Univ. Press, 1988)。

188 关于雄性动物的专制及妃嫔的权威报道，参见Laura L. Betzig's *Despotism and Differential Reproduction:A Darwinian View of History* (New York:Aldine, 1986)。

189 David Buss的引言出自*The Adapted Mind*(同上)on"Mate Preference Mechanisms."第249页。

189 David Buss的数据，参见*Behavioral and Brain Sciences*, 12:1–49 (1989)。同时参见Bruce J. Ellis's"The Evolution of Sexual Attraction:Evaluative Mechanisms in Women"in *The Adapted Mind*, 同上。

190 "关系检验"的想法，出自Amotz Zahavi's"The Testing of a Bond," *Animal Behaviour*, 25:246–247 (1976)。

192 关于灵长类动物的性高潮，参见Donald Symons' *The Evolution of Human Sexuality* (New York:Oxford Univ. Press, 1979)。

192　关于人类排卵的不规律性，参见Beverly Strassmann's article in *Ethology and Sociobiology*, 2:31-40 (1981); Paul W. Turke's in *Ethology and Sociobiology*, 5:33-44 (1984); 和Nancy Burley's in *The American Naturalist*, 114:835-858 (1979)。

193　关于睾丸大小的数据，参见R. V. Short's chapter in *Reproductive Biology of the Great Apes*, edited by C. E. Graham (New York:Academic, 1984)。同时参见A. H. Harcourt et al, *Nature*, 293:55-57 (1981)。

193　关于精子战争的文献，参见R. R. Baker and M. A. Bellis's "Human Sperm Competition:Ejaculate Adjustment by Males and the Function of Masturbation," *Animal Behavior*, 46:861-885 (1993), 以及R. R. Baker and M. A. Bellis, "Human Sperm Competition:Ejaculation Manipulation by Females and a Function for the Female Orgasm," *Animal Behavior*, 46:887-909 (1993)。关于精子数量的工作，参见Baker and Bellis, "Number of Sperm in Human Ejaculates Varies as Predicted by Sperm Competition Theory," *Animal Behavior*, 37:867-869 (1989)。关于精子竞争方面的综述，参见M. Gomendio and E. R. S. Roldan's "Mechanisms of Sperm Competition:Linking Physiology and Behavioral Ecology," *Trends in Ecology and Evolution*, 8 (3):95-100 (1993)。

194　关于嫉妒的工作，参见Martin Daly and collaborators' "Male Sexual Jealousy," *Ethology and Sociobiology*, 3:11-27 (1982), 和Martin Daly and Margo Wilson's *Homicide* (New York:Aldine, 1989)。后者包含了因嫉妒而谋杀的大量数据及具体讨论。

196　关于两性在生殖策略上的差异，参见上文注释里提到的Buss, Ridley, Cronin和Symons的工作。

197—200　David Haig的论文，参见*Quarterly Review of Biology*, 68:495-532 (1993)。关于性拮抗基因，参见W. R. Rice in *Science*, 256:1436-

1439（1992）。关于亲子冲突的经典论文，参见R. L. Trivers's in *American Zoologist*, 14：249-264（1974）。同时，参见他的著作 *Social Evolution*（Menlo Park, Calif. :Benjamin/ Cummings, 1985）。关于较新的综述及更多的参考文献，参见D. W. Mock and L. S. Forbes, *Trends in Ecology and Evolution*, 7（12）：409-413（1992）。

200—201　关于人类分娩的工作，Wenda Trevathan在1993年2月美国科学院年会上做了报告。同时，参考她的著作，*Human Birth:An Evolutionary Perspective*(Hawthorne, N. Y. :Aldine de Gruyter, 1987）。

201　关于催产素在绵羊中促进关系的工作，参见E. B. Keverne et al. in *Science*, 219：81-83（1983）。

202　关于莫扎特的家庭悲剧，我们的信息来源是 *Mozart in Vienna 1781-1791* by Volkmar Braunbehrens（New York:Grove Weidenfeld, 1989），第98-102页。

203　关于新生儿黄疸，参见John Brett and Susan Niermeyer's article in *Medical Anthropology Quarterly*, 4：149-161（1990）。

203—204　关于连续不断的强光照射引起的色盲及其他视觉障碍，参见I. Abramov et al. in *Journal of the American Optometry Association*, 56：614-619（1985）。

204—205　关于婴儿的啼哭，参见R. G. Barr's" The Early Crying Paradox:A Modest Proposal," *Human Nature*, 1（4）：355-389（1990）。

204—205　关于婴儿猝死综合征，参见James J. McKenna's" An Anthropological Perspective on the Sudden Infant Death Syndrome (SIDS):The Role of Parental Breathing Cues and Speech Breathing Adaptations," *Medical Anthropology*, 10：9-54（1986）。

205—206　关于亲子冲突，参见 Trivers citations，第195-199页。同时参考 Martin Daly and Margo Wilson's *Sex, Evolution, and Behavior*, 2nd ed. (Boston:Willard Grant Press, 1983)第55-58页以及第234-235页。

第 14 章

为了保护当事人的隐私，许多故事使用的是化名。

The Moral Animal by Robert Wright (New York:Pantheon Books, 1994)是演化心理学的极佳入门读物。

关于演化与精神病学的概览，参见 Brant Wenegrat's *Sociobiological Psychiatry:A New Conceptual Framework* (Lexington, Mass. : Lexington Books, 1990)，以及 *Evolutionary Psychiatry*, by Michael McGuire and Alfonso Troisi。关于动物行为的入门好书，参见 John Alcock's *Animal Behavior:An Evolutionary Approach*(Sunderland, Mass. :Sinauer, 1993)。关于社会生物学方面的入门书，参见 R. D. Alexander's *Darwinism and Human Affairs* (Seattle:University of Washington Press, 1979); R. Dawkins' *The Selfish Gene* (New York:Oxford Univ. Press, 1976); E. O. Wilson's *Sociobiology* (Cambridge, Mass. :Harvard Univ. Press, 1975); E. O. Wilson's *On Human Nature* (Cambridge, Mass. :Harvard Univ. Press, 1978); 以及 R. Trivers' *Social Evolution* (Menlo Park, Calif. :Benjamin/ Cummings, 1985)。关于演化心理学的最新进展，参见 *The Adapted Mind*, 特别是第320页。

208—209　关于当前精神病学研究的医疗实践，参见 Robert Michaels and Peter M. Marzuk in *New England Journal of Medicine*, 329:552-560 ; 628-638 (1993)。

209—212　从演化的角度考察情绪，参见 R. M. Nesse's "Evolutionary Explanations of Emotions," *Human Nature*, 1:261-289 (1990); R. Plutchik and H. Kellerman's *Theories of Emotion*, vol. 1 (Orlando, Fla. :Academic, 1980); Paul Ekman's "An Argument for Basic Emotions," *Cognition and Emotion*, 6:169-200 (1992); Robert

L. Trivers＇s "Sociobiology and Politics,"in *Sociobiology and Human Politics*, edited by E. White (Toronto:Lexington, 1981); John Tooby and Leda Cosmides＇s article in *Ethology and Sociobiology*, 11:375–424 (1990); R. Thornhill and N. W. Thornhill＇s chapter in *Sociobiology and the Social Sciences*, edited by R. Bell (Lubbock, Tex. :Texas Tech Univ. Press, 1989); 以 及 E. O. Wilson＇s *Sociobiology* (Cambridge, Mass. :Harvard University Press, 1975)。

212 关于避免被猎杀与他价值之间的收益平衡，参见A. Bouskila and D. T. Blumstein＇s article in *American Naturalist*, 139:161–176 (1992)。

212—213 Walter B. Cannon的经典著作 *Bodily Changes in Pain, Hunger, Fear, and Rage:Researches into the Function of Emotional Excitement* (New York:Harper and Row, 1929)。同时参见I. M. Marks＇ *Fears, Phobias, and Rituals* (New York:Oxford Univ. Press, 1987); A. Ohman and U. Dimberg in *Sociopsychology*, edited by W. M. Waid (New York:Springer, 1984); I. M. Marks and Adolf Tobena in *Neuroscience and Biobehavioral Reviews*, 14:365–384 (1990); D. H. Barlow＇s *Anxiety and Its Disorders* (New York:Guilford, 1988); 以及Susan Mineka et al. in *Journal of Abnormal Psychology*, 93:355–372 (1984)。

213 关于孔雀鱼的研究，参见A. L. Dugatkin in *Behavioral Ecology*, 3:124–127 (1992)。

213—214 关于信号检测理论的综述，参见D. M. Green and J. A. Swets, *Signal Detection Theory and Psycho–physics* (New York:Wiley, 1966)。

214 R. H. Frank的思想，参见他的著作，*Passions Within Reason:The Strategic Role of the Emotions* (New York:Norton, 1988)。

215—216 关于日益普遍的抑郁症，参见跨国研究"The Changing Rate of

Major Depression. Cross-National Comparisons,"*Journal of the American Medical Association*, 268：3098-3105（1992）。

215—221 关于抑郁的一般性知识，参见P. C. Whybrow et al. *Mood Disorders:Toward a New Psychobiology* (New York:Plenum, 1984); Emmy Gut's *Productive and Unproductive Depression* (New York:Basic Books, 1989); Paul Gilbert's *Human Nature and Suffering* (Hove, England:Erlbaum, 1989); 以及R. E. Thayer's *The Biopsychology of Mood and Arousal* (New York:Oxford Univ. Press, 1989)。

219 关于作家与抑郁的数据，参见N. C. Andreasen, *The American Journal of Psychiatry*, 144：1288-192（1987）。

219 John Price的论文，参见*Lancet*, 2：243-246（1967）。同时参见Russell R. Gardner, Jr., in *The Archives of General Psychiatry*, 39：1436-1441（1982）, 以及J. S. Price and Leon Sloman, *Ethology and Sociobiology*, 8：85 s-98 s（1987）。

219 长尾猴中血清素水平的研究，参见M. J. Raleigh et al. article in *Brain Research*, 559：181-190（1991）。

220 关于季节性忧郁症的更多信息，参见N. E. Rosenthal and M. C. Blehar's *Seasonal Affective Disorders and Phototherapy* (New York:Guilford, 1989); D. A. Oren and N. E. Rosenthal in *Handbook of Affective Disorders*, edited by E. S. Paykel (New York:Churchill Livingstone, 1992); 以及David Schlager, J. E. Schwartz, and E. J. Bromet in *British Journal of Psychiatry*, 163：322-326（1993）。大规模的研究表明，该病的发病率正在上升。同第214页注释所引书籍。

221—222 关于幼猴的研究，参见H. F. Harlow's *Learning to Love* (New York:Aronson, 1974)。

222—224 关 于 依 恋 的 研 究，参 见Robert Karen的 综 述，"Becoming Attached，"*The Atlantic*，February 1990，pp. 35－70；John Bowlby 关于他的工作总结，参见*The American Handbook of Psychiatry*，vol. 6，edited by D. D. Hamburg and H. K. H. Brodie (1969)；和M. D. Ainsworth et al. *Patterns of Attachment:A Psychological Study of the Strange Situation*(Hillsdale, NJ:Erlbaum, 1978)。关于可能影响依恋的遗传学研究，Galen's *Prophecy* (New York:Basic Books, 1994)的可读性很强。

222—224 关于虐待儿童的研究，参见Martin Daly and Margo I. Wilson's *Homicide* (New York:Aldine, 1989)；及"Abuse and Neglect of Children in Evolutionary Perspective"in *Natural Selection and Social Behavior:Recent Research and Theory*，edited by R. D. Alexander and D. W. Tinkle (New York:Chiron Press, 1981)；S. B. Hrdy's "Infanticide as a Primate Productive Strategy，"*American Scientist*，65：40－49 (1977)；以及R. J. Gelles and J. B. Lancaster, editors, *Child Abuse and Neglect* (New York:Aldine, 1987)，Mark Flinn's article is in *Ethology and Sociobiology*，9：335－369 (1988)。

224—225 关于精神分裂症的研究，参见J. L. Karlsson, *Hereditas*，107：59－64 (1987)，以 及J. S. Allen and V. M. Sarich's in *Perspectives in Biology and Medicine*，32：132－153 (1988)。多疑可能带来的好处，参见L. F. Jarvik and S. B. Chadwick in *Psychopathology*，edited by M. Hammer, K. Salzinger, and S. Sutton (New York:Wiley, 1972)。关于精神分裂症的有趣且可以检验的想法，以及它与睡眠周期的关系，参见Jay R. Feierman's article in *Medical Hypotheses*，9：455－479 (1982)。

226—228 Ray Meddis的 思 想，详 见 *The Sleep Instinct* (London:Routledge and Kegan Paul, 1977)；更 短 的 一 个 版 本，参见*Animal Behavior*，23：676－691 (1975)。关于哺乳动物的睡眠研究的一般知识，参 见M. Elgar, M. D. Pagel, and P. H. Harvey's article in *Animal Behavior*，40：991－995 (1990)。关于睡眠及睡眠研究的综述，参

见Alexander Borbély's *Secrets of Sleep* (New York:Basic Books, 1986), 以及 Jacob Empson's *Sleep and Dreaming* (London:Faber and Faber, 1989)。关于做梦是理想及可能的心理功能，参见J. A. Hobson's *The Dreaming Brain* (New York:Basic Books, 1988); Ian Oswald, "Human Brain Proteins, Drugs, and Dreams," *Nature*, 223:893-897 (1969); 以及 Francis Crick and Graeme Mitchison, "The Function of Dream Sleep," *Nature*, 304:111-114 (1983)。

229-230　关于运动神经元对梦的限制，参见Donald Symons的文章"The Stuff That Dreams Aren't Made Of:Why Wake-State and Dream-State Sensory Experiences Differ," *Cognition*, 47:181-217 (1993)。

第 15 章

本章开篇的题辞引自著名遗传学家Theodosius Dobzhansky, *American Biology Teacher*, 35:125-129 (1973)。

234-235　读者可能留意到了，这个钟表的比喻跟道金斯所著的*The Blind Watchmaker*(New York:Norton, 1986)异曲同工。事实上，这个比喻最早来自威廉·佩利（William Paley）在1802年发表的杰作*Natural Theology*。虽然他的本意是为创世论辩护，但是他举出的许多设计精巧的例子为后人，包括达尔文，提供了自然选择的绝佳范例。其中，特别有趣的是佩利为复杂设计提出的辩护。他将这些看似不必要、但又遵循着严格原则的复杂设计归因于神的显灵。佩利为痛苦提供了合情合理的解释，但又声称死亡、疾病以及不可预知都是完美神意的一部分。正是这种思路启发了伏尔泰在他的小说《憨第德》（*Candide*）中所讽刺的那种盲目的乐观主义。

239　关于抗氧化剂在衰老中的作用，参见Richard G. Cutler's "Antioxidants and Aging," *American Journal of Clinical Nutrition*, 53:373s-379s (1991)。关于目前维生素E的概述，参见C. H. Hennekens, J. E. Buring, and R. Peto's "Antioxidant Vitamins-Benefits Not Yet Proved," *New England Journal of Medicine*, 330:1080-1081 (1994)。

240—241 引 言 出 自 René Dubos ' s *Man Adapting* (New Haven, Conn. :Yale Univ. Press, 1965, revised 1980) , 第 445-446 页 。

241 Ernst Mayr 著 作 的 全 称 是 *The Growth of Biological Thought: Diversity, Evolution, and Inheritance* (Cambridge, Mass. :Belknap Press of Harvard Univ. Press, 1982) 。

241—243 如何用演化的思路来思考生物体的功能，许多好书都谈到了这个问题。我们向所有对演化理论持有怀疑态度，但又打算严肃思考这个问题的人推荐这些书。因为一些简单的误会就耽误了领域的发展，岂不痛心！参见 John Maynard Smith ' s *Did Darwin Get It Right* (New York:Chapman and Hall, 1989); E. Mayr ' s " Teleological and Teleonomic, A New Analysis, " *Boston Studies in the Philosophy of Science*, 14 : 91-117 (1974); John Alcock ' s *Animal Behavior:An Evolutionary Approach*, 4 th ed. (Sunderland, Mass. :Sinauer, 1989); Michael Ruse ' s *The Darwinian Paradigm* (London:Routledge, 1989), George Williams ' *Natural Selection* (New York:Oxford Univ. Press, 1992); 以 及 *Adaptation and Natural Selection:A Critique of Some Current Evolutionary Thought* (Princeton, NJ:Princeton Univ. Press, 1966) 。

243 Flexner 关于美国和加拿大的医学教育的报告，参见 *The Carnegie Foundation for the Advancement of Teaching, Bulletin* No. 4 (1910) 。

248 关 于 现 代 医 学 时 弊 的 中 肯 分 析 ，参 见 Melvin Konner ' s *The Trouble with Medicine* (London:BBC Books, 1993) 。

248 倡 议 预 防 性 医 疗 的 文 章 ，参 见 James F. Fries et al, " Reducing Health Care Costs by Reducing the Need for Medical Services, " *The New England Journal of Medicine*, 329 : 321-325 (1993) 。

再版后记

　　本书第一次版权引进，是1998年的时候，是作为湖南科学技术出版社的著名科普丛书——《第一推动丛书》中的一本。该书在美国的第一版见刊于1994年，4年之后，因其内容的新颖性、前沿性和高瞻性被我们发掘出版，推荐给国内读者。出版后不久，版权有效期一过，即被国内另外一家出版社签走了版权重新出版。时隔19年后，湖南科学技术出版社重新获得版权，再版该书。是什么原因使我们出版社以及同行对此书如此珍视，一而再，再而三地抢购版权争相出版？

　　书名《我们为什么会生病？》实在是通俗得不能再通俗了。很容易让人联想到国内曾经泛滥成灾、东抄西凑的一大批保健类图书，出版管理部门曾为这些"保健书"伤透脑筋，专门发文限制此类图书的出版。在即将推出新版《我们为什么会生病》之前，我们拿1999年版《我们为什么会生病》给一些老年人、中年人读（其中有些人曾读过诸如《不生病的智慧》等图书），算是"前期市场调研"。然而读者反应平平，纷纷表示缺少阅读"获得感"。一位老奶奶告诉我们，这书写了些什么她没看明白，没告诉她糖尿病的日常起居要注意什么？要怎么吃药和治疗？作为编辑，我们的心里真是有一种说不出的难过和焦虑。这种难过与焦虑并不是因为这本书可能会不受读者欢迎不好销售，而是因为这本书所介绍的一些新的医学科学理念和成果与传统诊病治病模式思维相差太大，容易被误解，甚至被排斥。这些接受阅读试验和调查的读者的拒斥性反应，反而更加坚定了我们要推出这本书的想法和信心。

《我们为什么会生病》以演化生物学的观点来理解人类疾病的起因。演化源自于达尔文的生物演化论，再版书将1999年版本中的"进化"一词换成"演化"，其涵义更为中肯。实际上，达尔文向我们揭示的物种演变并不是朝一个理想的概念或模型前进，而是不断修补自己来适应周围的环境。生物演化论的核心观念之一是"自然选择"，而"适应"则是自然选择的核心机制。本书的基础理论依据就是"自然选择 —— 适应"，其中心思想有三。

一是人体对于病毒病菌的入侵即使不用医治也是可以逐渐适应并产生免疫力的。早期的蛮荒时代，医学不发达时，人类对于疾病束手无策，只能听天由命。一次大的瘟疫流行过后，存活下来的人就是产生了抗体的适应者，他们繁衍的后代也同样具有抗体 —— 免疫力，相同的瘟疫便不再能伤害到这些人。这就是现代预防医学的基本概念，接种疫苗就是由此衍生出的革命突破，比如种牛痘，比如预防小儿麻痹症注射等等。本书同时提出了一个重要的概念 —— 适应性反应。即在与病毒病菌的对抗与适应过程中，人体会有一些症状反应，最常见的如身体某些部位的疼痛，发热、咳嗽、流涕等等。有人错误地认为，只要给药或注射以止痛、退热、止咳、止涕等，病就治好了。而事实上，这些得病后的体征很多情况下是人体的免疫反应，是减轻和击退病毒病菌的过程，如果给药让这些症状消失，对人体会产生副作用，延长得病时间，抑制人体免疫机制的反应且对药物产生依赖。因此，演化医学的视角可以帮助理解疾病发生的过程，更审慎的用药，关键是准确诊断病情，精准治疗。

二是病毒病菌也可以适应人体产生的免疫力以及新环境而变异出新的品种来攻击人类。最常见的例子是感冒病毒，人的一生总要感冒很多次，而每一次感冒都是新的变种病毒作孽。此外，抗生素的滥用"选择"出了更强的耐药菌。据2017年的一则新闻报道，已经有一种超级耐药菌，目前任何抗生素对它都不起作用。更为严重的问题是，滥用药物对于人体的免疫机制具有抑制甚至是掐断的破坏性作用。

三是人体对于生存环境的快速变化的适应滞后。人类的身体设计与构造是为了适应蛮荒时代，那种危机四伏，终日奔波劳作，吃了上顿找下顿的艰难生存环境。

而我们的聪明才智、科学技术、创造发明快速改变自身的生存环境，使我们丰衣足食，安逸疏懒。在这种优渥环境中，人体过去常用的一些基本功能停用了，而新的，像乌龟、树懒一样生活的适应性功能却不能即时唤醒和生成。这种状况导致了人类许多现代疾病的产生，如肥胖、高血压、糖尿病、痛风、过敏性疾病等等。生于忧患，死于安乐 —— 中国的先贤们似乎早就看到了问题所在。

演化医学是一门新的交叉科学，本书作者也承认，它的许多理论和概念都还处于初级阶段，有待继续验证、完善与成熟。对传统医学诊断模式提出异议与反思，并非是要否定其庞大完整的理论体系，误导患者拒绝用药或治疗，而是一种探讨，是以新的视野和思路，开创出一种有别于传统医学诊治模式的新型医疗方法与体系，也是对传统医疗模式的补充、发展与创新。比如前文提到的老奶奶所关心的糖尿病，传统医学诊断至今都不能给出其病因，而依据演化医学理论，则很有可能找到糖尿病的病因，从而制订出治愈此病的完整方案。

一种新型的医疗保健思路和具有广阔应用前景的前沿医学科学，是我国读者最需要了解的新知识和图景展望。这就是我们要再版这本书的原因和信心所在。

在本书再版重印之际，我们要感谢四位译者易凡，禹宽平，傅贺，叶凯雄。特别是傅贺，叶凯雄两位老师的加入，他们以颇高的学术造诣，完好中英文修养及非常敬业的劳作，才使得本书保持原汁原味，近乎完美地呈现给汉语读者。

图书在版编目（CIP）数据

我们为什么会生病 / （美）伦道夫·M. 尼斯，（美）乔治·C. 威廉斯著；易凡，禹宽平译，傅贺，叶凯雄译校 . — 长沙：湖南科学技术出版社，2018.1（2024.5 重印）
（第一推动丛书 . 生命系列）
ISBN 978-7-5357-9503-8

Ⅰ . ①我… Ⅱ . ①伦… ②乔… ③易… ④禹… ⑤傅… ⑥叶… Ⅲ . ①进化论—应用—病因学—研究
Ⅳ . ① R363.1
中国版本图书馆 CIP 数据核字（2017）第 226182 号

Why We Get Sick
Copyright © 1994 by Randolph M. Nesse, M. D., and George C. Williams, Ph. D.
All Rights Reserved

湖南科学技术出版社通过 Brockman, Inc. 独家获得本书中文简体版中国大陆出版发行权
著作权合同登记号 18-2015-138

WOMEN WEISHENME HUI SHENGBING
我们为什么会生病

著者
[美] 伦道夫·M. 尼斯
[美] 乔治·C. 威廉斯
译者
易凡 禹宽平 译 傅贺 叶凯雄 译校
出版人
潘晓山
责任编辑
孙桂均 李蓓
装帧设计
邵年 李叶 李星霖 赵宛青
出版发行
湖南科学技术出版社
社址
长沙市芙蓉中路一段416号泊富国际金融中心
http://www.hnstp.com
湖南科学技术出版社
天猫旗舰店网址
http://hnkjcbs.tmall.com
邮购联系
本社直销科 0731-84375808

印刷
湖南省汇昌印务有限公司
厂址
长沙市望城区丁字湾街道兴城社区
邮编
410299
版次
2018 年 1 月第 1 版
印次
2024 年 5 月第 11 次印刷
开本
880mm×1230mm 1/32
印张
10.75
字数
224 千字
书号
ISBN 978-7-5357-9503-8
定价
49.00 元

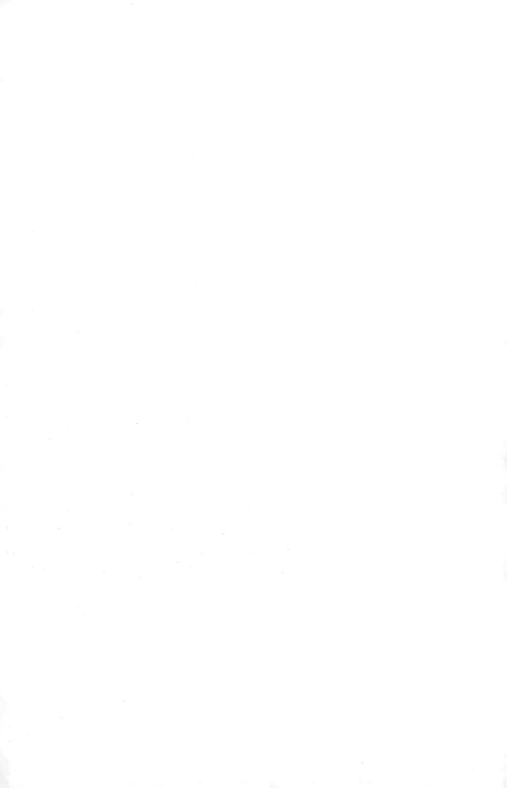